食管裂孔疝和胃食管反流病 外科治疗

▼

主　编
陈　双

编　者
（以姓氏笔画为序）
马　宁　甘文昌　江志鹏　李英儒
周太成　侯泽辉　曾　兵

人民卫生出版社
·北京·

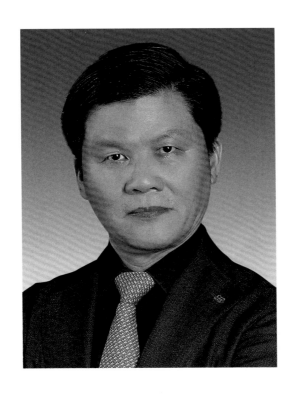

　　陈双，主任医师、教授，博士研究生导师、留美博士后。1982 年大学本科毕业，获学士学位。1989 年获硕士学位，1993 年获博士学位，师从著名外科学家林言箴教授。1999—2001 年在美国南加州大学和加州大学洛杉矶分校完成博士后研究。中山大学附属第六医院外科学教研室主任、外科医师住院医师规范化培训基地主任、中山大学疝病研究所主任、中国医师协会外科医师分会疝和腹壁外科医师委员会首任主任委员、中华医学会外科学分会疝和腹壁外科学组副组长、广东省医师协会疝和腹壁外科医师分会主任委员。

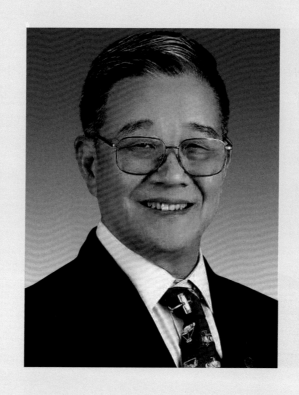

汪建平

中山大学附属第六医院荣誉院长

前海人寿广州总医院名誉院长

中山大学附属第六医院 结直肠肛门首席专家

中华医学会结直肠肛门外科学组名誉组长

美国外科学院院士

美国结直肠肛门外科学会荣誉会员

英格兰皇家外科学院院士

全国教材理事会副会长

《中国结直肠癌诊治规范》专家组组长

国家卫生健康委员会"十三五"规划教材《外科学》

（第 8 版、第 9 版）主编

《中华胃肠外科杂志》主编

Gastroenterology Report 主编

近日办公室的案头上又增加一叠打印好的书稿——《食管裂孔疝和胃食管反流病外科治疗》，出于职业习惯，先睹为快，洋洋洒洒，此书共有16章，对食管裂孔疝（hiatal hernia，HH）和胃食管反流病（gastroesophageal reflux disease，GERD）进行了全面的梳理。从组织胚胎到解剖，从生理到病理，从临床表现到诊断程序，特别是外科治疗，分析了手术原理并介绍了详尽的操作步骤、注意事项等，图文并茂还配以手术视频参考，在书的版面编排都做足了功夫。

HH和GERD是常见病和老年病，以我国14亿人口为基数，有人估算临床上需要治疗的患者数量可多达1亿/年。书中还提到"GERD→糜烂性食管炎（EE）→Barrett食管（巴雷特食管）→食管癌"直通车的观念，足以引起从事消化道医学的内、外科医师的重视。

与陈双教授相识二十余载，陈双教授喜欢"刨根问底"，特别是作为学科带头人，引进至中山大学附属第六医院已有7年，其间笔耕不辍，连续出版了三本专著，行笔也至少超过100万字。同时，他在临床踏实苦干，带领团队，开创局面，建立了专科特色，在业界有口皆碑。

"问渠那得清如许？为有源头活水来。"

这是一本非常详尽的专病参考书，临床上经常遇到这类患者，作为普外科医师、胃肠外科医师应经常翻阅。尤其是在术前，若能细读，对术中掌握手术关键要领一定会少走弯路，获得更好效果。

我热忱地向各位医学界的朋友、医师、医学生推荐此书，并乐以此文为序。

汪建平

2022年9月

前　言

食管裂孔疝和胃食管反流病均是临床上多发病和常见病。同时,这两者也是老年病和与衰老有关的疾病。以往对此类病的认识不足,改革开放以来,人们的生活发生了明显的改善,医院设备也日趋完善,前来就诊的相关患者也越来越多,老龄化社会特点也渐渐显现。目前,食管裂孔疝和胃食管反流病在美国和发达国家表现为排名第一的临床消化道良性疾病,虽为良性疾病,但严重地影响患者的生活质量。对我国医师而言,对此病的认识还缺乏经验,缺乏相应的知识储备。

"落其实者思其树,饮其流者怀其源"。由此,两年前就萌发了写一本有关的专业书籍的想法。在完成编写大纲后,真正发现我国医师对此类疾病的认识和处理尚需要更多的投入和积累,而且写书之过程也是一个不断学习与提高的过程。作为外科医师,学好一种手术必须要明白手术原理,否则手术多多少少处于照葫芦画瓢的一种状态,所谓"抗反流外科"其强调的是功能,这能否真正的实现?多年的随访资料显示,抗反流外科疗效在85%左右,与腹股沟疝疗效不能同日而语。如何解决这一问题?我们先要去弄清楚、搞明白手术原理是什么,进而用文字表达清楚,尽最大努力使手术技术不要停留在靠外科医生去想、去猜的层面,这也是本书力图要做到的。

本书重点介绍食管裂孔疝和胃食管反流病手术的方法学以及术中的相关技巧和注意事项,更汇总了近年来国内外已经发表的相关临床共识与指南。希望本书有助于读者了解此专业的发展脉络,也可作为专业实践中指导性文件的参考。

本书编写得到了本科室同道们的鼎力支持及医院相关科室的协助,在此特别表达感谢。还需要感谢的是胃肠疝外科主任助理何恺美女士对本书的辛勤付出。

在本书的编排上,为了更突出主题、重点及逻辑性,作者也做出了新的尝试,希望读者能有体会。

由于时间仓促,编写中难免有疏漏,恳请读者批评指正,以期再版时修改使之更加完善。

2022 年 8 月

目　录

食管裂孔疝和胃食管反流病外科治疗

食管裂孔疝和胃食管反流病外科治疗

食管裂孔疝和胃食管反流病外科治疗

視頻目录

扫二维码观看网络增值服务：

1. 首次观看需要激活,方法如下：①刮开带有涂层的二维码,用手机微信"扫一扫",按界面提示输入手机号及验证码登录,或点击"微信用户一键登录"；②登录后点击"立即领取",再点击"查看"即可观看网络增值服务。

2. 激活后再次观看的方法有两种：①手机微信扫描书中任意二维码；②关注"人卫助手"微信公众号,选择"知识服务",进入"我的图书",即可查看已激活的网络增值服务。

第一章 概 论

第一节 食管裂孔疝概述

导读 食管裂孔疝(HH)不像腹股沟疝那样浅表,腹股沟疝既可看见又可触及;而 HH 疝环缺损在胸腔与腹腔之间的膈上食管裂孔,位置深隐,肉眼无法见到,双手更无法触及。HH 表现和症状也不一,有明显的差异化。

食管裂孔疝(hiatal hernia,HH)是由于膈肌上的食管裂孔(esophageal hiatus)(图 1-1-1)存在缺损所致的疾病,依疝环与疝内容物的关系,可分为Ⅰ、Ⅱ、Ⅲ和Ⅳ型,其中,以Ⅰ型滑动疝最常见。HH 的病因包括先天性、外伤性、退化性等多种生理病理情况与条件参与。

■ 食管裂孔位于主动脉裂孔的上方、由膈肌脚(crus of diaphragm,CD)包绕形成,容纳食管、迷走神经等器官或组织贯通胸腹腔

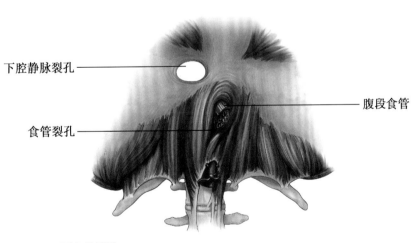

下腔静脉裂孔

腹段食管

食管裂孔

图 1-1-1 膈上的裂孔
图中间的肌性裂孔为食管裂孔。

近年,一项来自中国的临床研究,共纳入 136 例 HH 患者,四种类型发病占比如下图所示(图 1-1-2),其中以Ⅰ型滑动疝最常见。

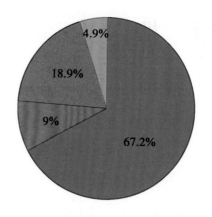

■ Ⅰ型滑动疝　■ Ⅱ型食管旁疝　■ Ⅲ型混合型疝　■ Ⅳ型巨大疝

图 1-1-2　食管裂孔疝的类型与占比

Ⅰ型滑动疝最常见,占 67.2%,Ⅱ型食管旁疝占 9%,Ⅲ型混合型疝占 18.9%,Ⅳ型巨大疝伴有周围组织疝入者占 4.9%。

一、食管裂孔疝的症状

HH 的症状与疝环缺损的大小、食管下端括约肌位置、功能以及有无疝内容等有关。

患者临床表现大多是胃内容物向食管反流的表现,可以是轻微症状,如烧心、反酸、吞咽后疼痛等,也可以是严重的,如哮喘、不能平卧等。在症状上可以是典型的食管反流表现,也可以是非典型的非消化道症状如声嘶、咳嗽,症状是短暂的或阵发的、阶段性的,也可以是慢性的和长期的。可以与胃食管反流引起的食管炎症状相互重叠,还可能由于疝环内消化道受压后出现消化道梗阻等表现。患者症状表现差异巨大,可以说其表现有差异化。

二、食管裂孔疝的病因学

HH 的病因总是复杂的,可以是先天的,也可以是后天的,HH 发病与妊娠、肥胖等腹压增加、老龄化等因素有关,甚至还有专业书籍上说 HH 的发生与人类使用抽水马桶历史有关联。因为使用抽水马桶后,增加了人类如厕时间,比没有使用抽水马桶的如厕时间增加了数倍或数十倍,这种情况间接地引起较长时或阵发性腹压升高,当然,这只是说明此病与人类文明进程、经济发达程度有关。

HH 的发病还与年龄有关,特别是老年人高发。有研究表明,60 岁以上老年人的 HH 发病率约为 50%,而 80 岁老年人的 HH 发病率可达 80%,说明 HH 还是一种退化性疾病。

从食管裂孔与食管的形态结构上分析,HH 的病因主要是由于膈肌食管裂孔脚(CD)形态与食管下端括约肌的位置产生了改变(图 1-1-3)。

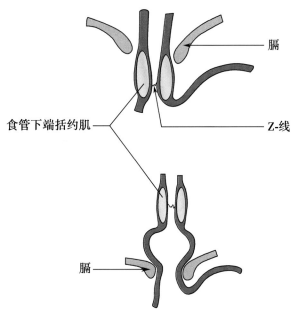

图 1-1-3　食管内括约肌所在位置示意图

食管裂孔疝的发生,与食管下端括约肌(lower esophageal sphincter,LES)关系密切。食管是一肌性管道(纵行肌、环形肌),LES与CD共同作用,防止胃内容物的反流,CD与食管下端通过膈食管韧带联动,CD孔径变大和韧带松弛或退化会导致食管裂孔的松动,导致食管裂孔疝的发生。

三、食管裂孔疝的诊断现状

目前,要获得HH的诊断需要依据胃镜、X线造影、CT、MR等影像学证据。同时还要有对食管功能性检查(如测酸、测压)加以完善。换句话说,HH不能像腹股沟疝那样,仅凭外科医师的物理检查就能明确诊断并确定术式。HH的诊断是更加复杂和不易获得的,复杂性还在于胃食管结合部(esophagogastric junction,EGJ),其是一个有功能的通道。

换个角度讲,HH作为一良性疾病,其发病率与一个国家或地区的医疗水平密切相关。

理念与观点:仅凭症状无法获得HH的诊断,其诊断与分型需要有影像学和功能检查的证据支持。

四、食管裂孔疝的治疗

HH的治疗包括保守治疗和外科手术治疗。保守治疗包括改变生活方式、使用质子泵抑制剂(proton pump inhibitor,PPI),对症状轻微的患者有效。但从理念上来讲,保守治疗只是一种治标方法,不能达到治本的效果(食管裂孔改变结构)。

手术可以改变CD的形态与结构,是治疗HH的根本方法,特别是包括辅助机器

■ 食管裂孔疝诊断需要有形态学、解剖学上的证据。因此,HH的诊断率与医学发展水平有关。

人系统的腹腔镜微创技术的出现,为这一良性疾病的治疗带来了全新的效果,也给患者带来了前所未有的微创体验。

手术治疗的前提是外科医师要深入了解并掌握手术原理、关键技术,正确处理可能并发症的发生。

第二节　胃食管反流病概述

导读　人的一生中,或多或少都会有"反酸"的体验。实质就是胃内容物向食管反流,这种反流可以到达会咽或口腔,甚至污染咽鼓管。食管反流能否成为疾病,取决于机体的抗反流和清除食管酸性成分的机制。胃食管反流病(GERD)是一种功能障碍或衰竭、丧失的结果。治病强调治本,所以,GERD 的治疗需要去思索和寻找疾病的程度和解决问题的方法。

胃食管反流病(gastroesophageal reflux disease,GERD)是临床上一种常见的慢性疾病,占西方发达国家良性消化道疾病的首位。GERD 由于抗反流机制不全,其屏障功能失效,使得胃液回流到食管及更高的位置,从而引起临床症状和在病理学上可见的食管咽部等其他部位的损害(图 1-2-1)。

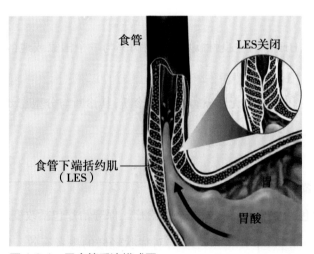

图 1-2-1　胃食管反流模式图
绿色的胃内液体,通过松弛的食管下端括约肌倒流入食管,从而发生一系列的食管内、外症状。

一、食管下端的抗反流机制

简单来说,GERD 是胃内的酸性液体反流到食管,继而引起食管黏膜的病变。在正常健康状态下,胃和食管之间存在着一系列的机制,只允许食管内的食物或液体进入胃内,却不会让胃内容物倒流至食管,这一系列的抗反流机制起着"单向阀门"的作用。抗反流机制包括以下三种:

1. 食管下端括约肌(LES)为食管末端的环形平滑肌。

2. 膈食管裂孔膈肌脚(crural diaphragm,CD)与胃食管连接处的筋膜,类似外括约肌功能。

3. His 角及食管进入胃的角度。

如果上述这些机制的某些环节出现问题,即出现食管和胃交界处的正常抗反流机制不能完全发挥其功能时,就会导致胃食管反流。例如暂时性食管下端括约肌功能下降等。

■ 古语说:"雁过留声",食管内酸暴露过多、过久也会有不同表现,如非糜烂性食管(nonerosive reflux diseasw,NERD)、糜烂性食管(erosive esophagitis,EE)、Barrett 食管(Barrett esophagus,BE)。

二、胃食管反流病症状及多样性

典型的 GERD 临床上存在胃酸有规律或无规律地从胃内反流入食管,常常表现为烧心感(图 1-2-2),同时还可以表现为咽喉炎、声音嘶哑、慢性咳嗽、哮喘等呼吸道症状。可能的解释就是,有些组织对胃酸的高敏感性。如反流引起的哮喘可能就是反流引起的微吸入所致的气管、支气管过敏反应。甚至还有在中耳炎患者的脓液中培养出幽门螺杆菌,这些患者的临床表现就增加了 GERD 表现的多样性和复杂性。

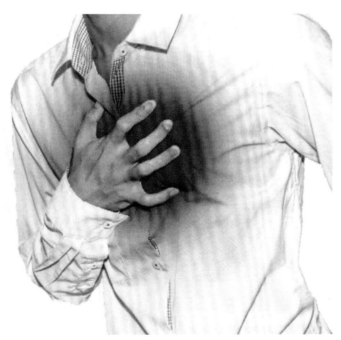

图 1-2-2　GERD 患者的烧心感
烧心感(heart burn)是一临床上心前区的烧灼不适感或疼感。

目前临床的进步已经使得医师可根据各种功能检查对此患者状态做出精准的判断,如《胃食管反流病里昂共识》。该共识借鉴了近几年的最新研究进展和该领域的专家经验,着重更新了 GERD 诊断方法,并明确了 GERD 的诊断标准。其中主要包括:

1. 病史、相关问卷和对 PPI 治疗的反应均不足以确诊 GERD。

2. 病理性反流的诊断标准　满足内镜表现为重度食管炎(LA-C 和 LA-D 级)、Barrett 食管病变黏膜长度>1cm、食管狭窄三者任一条件,或食管动态反流监测提示酸暴露时间(acid exposure time,AET)>6%。

3. 内镜和 pH 值监测或阻抗 -pH 值监测结果无法确诊 GERD(包括 LA-A 和 LA-B 级、AET 为 4%~6%、反流事件为 40~80 次 /24h)时,"反流 - 症状相关性"可提供支持性证据。

4. 食管黏膜活组织检查(病理学评分)、食管蠕动功能评估(包括 EGJ 低压、食管裂孔疝、食管动力低)和新阻抗指标均可为诊断 GERD 提供辅助性证据。

5. AET<4% 或反流事件<40 次 /24h 可排除 GERD。

GERD 的进展也可能引发一些严重的并发症,如食管狭窄、溃疡、出血、食管黏膜出现上皮化生、Barrett 食管甚至癌变。有研究提示约有近 50% 的食管癌是源于 Barrett 食管。

三、胃食管反流病症状与食管裂孔疝的关联

探究 GERD 的病因,其与 HH 有一定的关系。

有研究表明 GERD 的反流可使得食管与胃交界的 Z 线发生改变:上移、缺损以及上皮下组织的改变会使黏膜下的环形平滑肌、膈食管韧带发生改变,从而造成食管下端的形态学改变,最终发展成为滑动性 HH(图 1-2-3)。这类研究提示 GERD 与 HH 可能只是疾病发展的不同阶段。

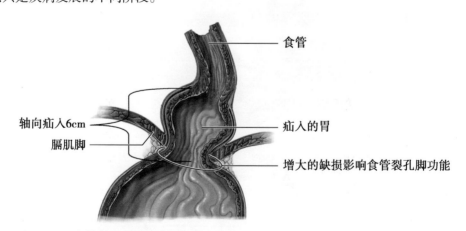

图 1-2-3　食管裂孔疝与食管反流病
Ⅰ型疝也称轴向疝,是后天形成的(获得性)HH,图中可见宽大的食管裂孔与食管下端括约肌分离,疝的轴向长度约 6cm,此类患者常有典型的 GERD 症状。

四、胃食管反流病的治疗

关于 GERD 的治疗医学经历了半个世纪发展,目前 GERD 的治疗包括以下三个方面。

1. 生活方式的改变　现在认为生活方式的改变是干预和治疗 GERD 的基石,但通常在这一方面会被医师忽略,患者也不会认真去做。

改变生活方式包括控制饮食、戒烟、减肥等,已经有研究表明:烟草、巧克力、碳酸饮料、乙醇、柑橘汁等辛辣和高脂食物会加剧或加重 GERD 患者已有的症状。美国的一项包括 10 545 名女性的大型队列研究表明,身高、体重指数(body mass index, BMI)的任何增加都与 GERD 相关联,因此减重,BMI 降低了 $3.5kg/m^2$ 或更多的女性,GERD 的症状频率降低可达 40%。改变生活方式还包括睡前 3 小时避免进食,轻微抬高床头,右侧卧位等。

2. 药物治疗　服用黏膜保护剂、中和胃酸药物等,如 H_2 受体拮抗剂和 PPI,特别是 PPI 的使用可使 GERD 患者获得明显的疗效,被称为 GERD 治疗首选有效的一线药物。但 PPI 药物是治标不能治本,长期服用 PPI 药物也会出现问题,如欧洲的一项大型开放队列的多中心临床研究显示,在 5 年的随访中约有 9% 的 GERD 患者服药后疾病仍有进展,会发展成 Barrett 食管。

另外,长期的 PPI 治疗也存在一些潜在的风险,如维生素 B_{12} 缺乏,增加难治性梭形杆菌感染、社区获得性肺炎、臀部骨折和骨质疏松症等的风险。

3. 外科手术治疗　外科在 GERD 治疗上有两个重要趋势。首先,在 20 世纪 80 年代后期,PPI 进入市场,西方国家 GERD 手术量确有明显的下降。其次,1997 年以后 GERD 手术量的增加可能与腹腔镜技术的普及和广泛使用有关。特别是过去 10 年加速康复外科的理念广泛获得认可和使用,患者和医师都认为腹腔镜 GERD 手术是对传统开放手术的改进,是 GERD 长期依赖药物治疗的有效替代方案。

尽管手术治疗 GERD 有所增加,但外科医师和胃肠病专家之间关于手术疗效和并发症中的作用仍存在分歧。主要的外科观点认为手术比药物治疗更有效,即使对 PPI 反应良好的患者也是如此。

缺乏共识并不是缺乏前瞻性随机试验的结果;在过去的几年里,随着医学和外科疗法的发展,已经进行了一些研究。证明常规抗反流手术远比抗酸药和 PPI 对生活方式改变有效,在理想的情况下,现代外科和医学管理在减轻 GERD 症状或根治方面都非常有效。

4. 其他微创方法　如磁珠抗反流术(LINX)、经口的胃底折叠术(transoral incisionless fundoplication,TIF)等,这些仅有少量病例数据,目前缺乏大宗和长期的随访数据。

参考文献　　　　[1] JACOBSON B C, SOMERS S C, FUCHS C S, et al. Body-mass index and symptoms of gastroesopha-
geal reflux in women [J]. N Engl J Med, 2006, 354 (22): 2340-2348.

[2] FASS R. The relationship between gastroesophageal reflux disease and sleep [J]. Curr Gastroenterol
Rep, 2009, 11 (3): 202-208.

[3] FUJIWARA Y, ARAKAWA T, FASS R. Gastroesophageal reflux disease and sleep disturbances [J]. J
Gastroenterol, 2012, 47 (7): 760-769.

第三节　流行病学研究与提示

> **导读**　随着年龄的增加,HH 和 GERD 逐步成为多发病、常见病,目前之
> 所以在我国的诊断率不高,与医师认识、患者和家属的了解不够及许多
> 医院尚不具条件与设备诊断和发现各种类型的 HH、GERD 有关。

流行病学是以研究疾病在不同人群中发生的频率以及原因方面的学科。流行病
学所得到的信息可供国家政府或地区参考以制定预防疾病的策略,也可成为疾病诊疗
处理与患者管理指南的一部分。

与疾病的临床表现和病理特征一样,疾病的流行病学也是其基本描述的组成部
分。具有数据收集和解释的特殊意义。本节通过流行病学方法的一些鲜明特征帮助
读者来认识和理解 HH 和 GERD。

一、GERD 的流行病学

一些地区的 GERD 患病率较高,在北美估计范围为 18.1%~27.8%,在欧洲为
8.8%~25.9%,在东亚为 2.5%~7.8%,在中东为 8.7%~33.1%,在澳大利亚为 11.6%、在南
美洲为 23.0%(图 1-3-1)。

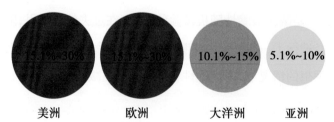

| 美洲 | 欧洲 | 大洋洲 | 亚洲 |

图 1-3-1　世界主要国家、地区胃食管反流病的患病率占比
以肉食为主的发达国家患病率高于发展中国家。我国的患病率
也在逐年升高。

在主要的发达国家英国和美国,两国总体人群中每年 GERD 的发病率约为0.5%,在英国 1~17 岁的儿科患者中为 84%。美国奥姆斯特德县的人口主要是白种人,2005 年一篇论文报告称该县至少每周发生烧心和 / 或反流的患病率为 27.8%。将报告 GERD 患病率的四项研究荟萃一起,更新搜索显示美国 GERD 的患病率为18%~28%。且有证据表明自 1995 年以来 GERD 患病率有所增加($P<0.000\ 1$),尤其是在北美和东亚(图 1-3-2)。

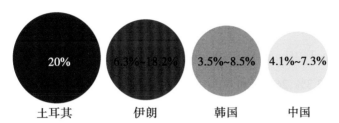

图 1-3-2　东亚、中亚地区胃食管反流病的患病率占比示意图

东亚、南亚地区发病率,以中国台湾地区和新加坡最高,中亚地区的发病率接近发达国家的发病率,GERD 疾病的发生与经济和饮食关系密切。

目前 HH 和 GERD 为什么变成了一种偏冷门的疾病? 这和我们的认知和重视程度有关。有文献统计,在美国,军事人员中 HH 的发病率为每年 19.2/10 000 人,从2005 年到 2014 年,共有 27 276 名军事人员被诊断为 HH,总体上,随着年龄的增长而单调增加。在所有这些 HH 患者中,只有 235 例(0.86%)在此期间进行了修补手术,疾病发现率和手术率都远低于美国的平均水平。这与美国军队的医疗条件和重视程度较低是有关系的。

二、GERD 及 HH 的危害

GERD 是美国最常见的消化道疾病,据 2005 年的统计,慢性 GERD 患者在发达国家人口中占 10%~80%,其差异性可能源于年龄的分层、社会阶级分层,是内科患者就诊的最常见原因。十多年前美国(2009 年)有近 900 万人次因 GERD 就诊。同时,GERD 给医保系统和经济带来了巨大的资源和成本负担,美国每年的直接诊治成本超过 90 亿美元,是在所有良性消化系统疾病中花费最高的。虽然 GERD 导致的严重的出血性食管炎或食管狭窄等并发症越来越少见,但有 GERD 症状的患者生活质量下降,与炎性肠病患者相似。

HH 和 GERD 不仅对社会造成重大负担,也会对患者的生活质量造成深远影响。在使用 PPI 治疗的过程中,对于反流症状缓解不明显的患者,其躯体和精神层面的生活质量显著降低。此类患者的健康相关生活质量(health-related quality of life,HRQL)

■ 随着健康水平的提高,我国正步入老龄化社会,HH 和 GERD 也会对社会和医学产生挑战。

评分在躯体层面较治疗反应好的患者低 8%~16%、在精神层面低 2%~12%。即使在 PPI 治疗反应良好的患者里面,其罹患腹泻、大便习惯改变等肠道菌群紊乱的比例,也较正常人高。

对 HH 和 GERD 的认识,最重要的是要识别 GERD 的流行病学危险因素、症状的多样性及病理性反流的相对可能性。

发生 GERD 的危险因素包括老年、男性、肥胖和烟酒嗜好等。马勒研究证实了肥胖和 GERD 之间的联系,调查研究了 453 名医院员工,发现 26% 的人每周有烧心或反流症状,同时发现肥胖水平的增加与 GERD 和食管炎的相关性更大。对于不同的 BMI 组别(小于 $25kg/m^2$、$25~30kg/m^2$ 和大于 $30kg/m^2$),有 GERD 症状的受试者的比例分别是 23.3%、26.7% 和 50%,食管炎患病率为 12.5%、29.8% 和 26.9%。来自 Olmstead 的两组研究也评估了肥胖和 GERD 之间的关系。第一项研究确定肥胖是 GERD 最初发育以及症状持续存在的危险因素;第二项研究发现,BMI 与 GERD 相关(OR=1.9),与饮食和运动无关。

三、GERD、HH 的诊治形势严峻

现阶段对于 GERD 的诊断,以《胃食管反流病里昂共识》为主要标准。但在我国,许多单位缺少 pH 值 /pH 值阻抗测定、高分辨率压力测定设备,尚达不到《胃食管反流病里昂共识》的基本诊断要求。

英国的 Diamond 研究尝试在社区医疗、家庭医师系统中通过症状来发现、诊断 GERD。Diamond 研究发现,基于胃镜下的食管炎和 / 或异常酸暴露或 24 小时 pH 值监测阳性症状的患者中,最终诊断为 GERD 的为 66%(203/308),其中只有 49% 的患者认为烧心和反流是最困扰他们的症状,其次是消化不良、腹胀、腹痛或不适等不典型症状。基于该疾病诊断的敏感性和特异性,家庭医师为 63% 和 63%,胃肠专科医师为 67% 和 70%;关于反流症状的调查量表、问卷结果,通过症状识别的 GERD 患者只有 62% 的敏感度和 67% 的特异度;对 PPI(埃索美拉唑,40mg,2 周疗程)治疗的症状的反应也不能明显提高诊断的精度:在使用 PPI 有效的患者中,只有 69% 的患者最终确诊为 GERD,而 31% 不是 GERD 的患者,对 PPI 试验也呈阳性反应;同样,一个大样本的荟萃分析也对 PPI 试验的诊断准确性表示怀疑,发现它真的只具有 78% 的敏感度和 54% 的特异度。

更有甚者,部分 GERD 患者无明显症状。这在老年患者中尤其突出,可能与弱酸反流或患者疼痛感知降低有关。这些老年患者长期反流、症状轻微,因首先出现的 GERD 并发症的明显症状而就诊。一项欧洲研究发现,44%~46% 的患者并没有典型的 GERD 症状。

GERD 还会与其他疾病的表现重叠,更加增加了其诊断的困难,比如,嗜酸性食管炎、功能性消化不良、胃瘫等。

四、如何看待 GERD 和 HH 的诊疗现状

从上面的数据可以看出,HH 和 GERD 的诊治,仍然任重道远。如何看待以上有关 HH 和 GERD 的流行病学研究结果,这是一项需要动脑的工作。

最后,我们 Italo Calvimo 所著的《看不见的城市》中的一个故事来作为此章的结束。在这个故事中,马可·波罗向忽必烈大汗描述一座拱桥,他就一块一块石头仔细地诉说。"到底哪一块是支撑拱桥桥梁的石头呢? "忽必烈大汗问到。

"这座桥不是由这块或那块石头支撑的",马可·波罗回答,"而是由它们所形成的桥拱支撑的。"

忽必烈大汗静默不语。沉思良久,然后他又说:"为什么你跟我说这些石头呢?我所关心的只有拱桥。"

马可·波罗回答:"没有石头,就没有拱桥了。"

(周太成　江志鹏　李英儒　马　宁　陈　双)

参考文献

[1] YU H X, HAN C S, XUE J R, et al. Esophageal hiatal hernia: risk, diagnosis and management [J]. Expert Rev Gastroenterol Hepatol, 2018, 12 (4): 319-329.

[2] SIEGAL S R, DOLAN J P, HUNTER J G. Modern diagnosis and treatment of hiatal hernias [J]. Langenbecks Arch Surg, 2017, 402 (8): 1145-1151.

[3] MASUDA A, FUJITA T, MURAKAMI M, et al. Influence of hiatal hernia and male sex on the relationship between alcohol intake and occurrence of Barrett's esophagus [J]. PLoS One, 2018, 13 (2): e0192951.

[4] YEOM J S, PARK H J, CHO J S, et al. Reflux esophagitis and its relationship to hiatal hernia [J]. J Korean Med Sci, 1999, 14 (3): 253-256.

[5] SEO H S, CHOI M, SON S Y, et al. Evidence-based practice guideline for surgical treatment of gastroesophageal reflux disease 2018 [J]. J Gastric Cancer, 2018, 18 (4): 313-327.

[6] HANSDOTTER I, BJÖR O, ANDREASSON A, et al. Hill classification is superior to the axial length of a hiatal hernia for assessment of the mechanical anti-reflux barrier at the gastroesophageal junction [J]. Endosc Int Open, 2016, 4 (3): E311-317.

[7] JUNG H K. Epidemiology of gastroesophageal reflux disease in Asia: a systematic review [J]. J Neurogastroenterol Motil, 2011, 17 (1): 14-27.

[8] WEBER C, DAVIS C S, SHANKARAN V, et al. Hiatal hernias: a review of the pathophysiologic theories and implication for research [J]. Surg Endosc, 2011, 25 (10): 3149-3153.

[9] EL-SERAG H B, SWEET S, WINCHESTER C C, et al. Update on the epidemiology of gastro-oesophageal reflux disease: a systematic review [J]. Gut, 2014, 63 (6): 871-880.

[10] KAHRILAS P J. The role of hiatus hernia in GERD [J]. Yale J Biol Med, 1999, 72 (2-3): 101-111.

[11] HOJO M, NAGAHARA A, HAHM K B, et al. The international gastroenterology consensus sympo-

sium study group. management of gastroesophageal reflux disease in Asian Countries: results of a questionnaire survey.[J] Digestion, 2020, 101 (1): 66-79.

［12］RICHTER J E, RUBENSTEIN J H. Presentation and epidemiology of gastroesophageal reflux disease [J]. Gastroenterology, 2018, 154 (2): 267-276.

［13］GYAWALI C P, KAHRILAS P J, SAVARINO E, et al. Modern diagnosis of GERD: the Lyon Consensus [J]. Gut, 2018, 67 (7): 1351-1362.

［14］GHISA M, BARBERIO B, SAVARINO V, et al. The Lyon Consensus: does it differ from the previous ones？ [J]. J Neurogastroenterol Motil, 2020, 26 (3): 311-321.

第二章　胃食管结合部周围的解剖

第一节　食管与胃的发育

> **导读**　解剖是外科之源。外科医师学习和研究胚胎学的意义在于思索器官组织来源、发展轨迹与运动方向,有利于今后更合理设计好手术入路、解剖层面。通过全面分析,明确外科手术的目的:如何将组织结构与功能作用达到和谐统一。

一、食管与胃的胚胎发育

(一) 胚胎时期的食管

人胚胎第 3~4 周时,形成原始消化管,头段为前肠,尾段为后肠,与卵黄囊相连的中段称中肠。前肠主要分化为咽、食管、胃、十二指肠的上段、肝、胆、胰以及喉以下的呼吸系统,中肠分化为从十二指肠中段至横结肠右侧 2/3 的肠管,后肠主要分化为从横结肠左侧 1/3 至肛管齿状线以上的肠管。

前肠为胚胎中原始消化管的头侧部分。从它的内胚层产生咽、气管、肺、食管和胃的上皮衬里,十二指肠的第一部分和第二部分的头半部分,以及肝脏、胆囊和胰腺的实质。

食管在妊娠的第 4 周左右开始发育。头尾和侧向折叠形成原始肠管,在头尾方向上细分为前肠、中肠和后肠。食管从前肠发育,开始于前肠腹壁上的呼吸憩室(肺芽)的发育。食管最初的长度很短,随着心脏和肺的下降逐渐被拉长。在第 6 周,固有肌层开始从发育中的前肠和食管周围的体胸膜中胚层发育,最终形成圆形和纵向肌肉层。源自神经嵴细胞的神经节细胞产生肌层内的肌间神经丛(奥尔巴赫神经丛)。肌肉层在妊娠第 9 周完成。胚胎发育依赖于许多重要的基因,最重要的是 *SOX2*,它驱动食管分化,以及 Wnt 信号通路,还驱动食管 / 气管分裂(图 2-1-1)。

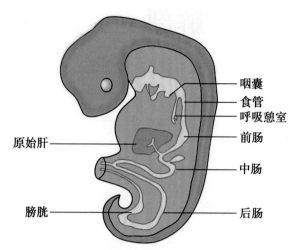

图 2-1-1　胚胎的发育
消化管由内胚层发育过来,分前肠、中肠和后肠。食管和胃主要是由前肠发育而来,其血供跟中肠、后肠的血供不一样。

（二）胚胎时期的胃

在妊娠的第 4 周,胃左动脉长入,原始胃呈远端梭形扩张。刚开始,原始胃紧贴原始横膈下方,其背侧系膜短,腹侧系膜长。随着咽和食管的伸长,胃也向尾侧移动,背侧生长迅速,形成胃大弯,腹侧系膜生长缓慢,形成胃小弯,胃的生长出现非对称的特征(图 2-1-2)。胃大弯头端膨起,形成胃底。胃背侧系膜发育为突向左侧的网膜囊,牵拉胃大弯从背侧转向左侧,胃小弯由腹侧转向右侧,相当于围绕其纵轴顺时针旋转 90°。

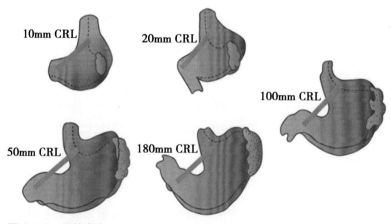

图 2-1-2　胃的发育
胚胎第 4 周开始,胃开始发育,贲门幽门的距离逐渐拉长,胃大弯生长速度远远超过胃小弯。贲门和幽门固定在脊柱的前方。CRL. 胚胎冠臀长度。

由于胃的旋转,带动连接胃贲门的食管下端出现旋转,所以食管的环状平滑肌也呈 90° 螺旋,加强了 LES 的关闭作用。

二、发育过程中的胃旋转

在妊娠第4周,胃的后壁细胞增殖比前壁细胞快得多,表现为胃的非对称,胃大弯侧增加大于胃小弯侧,同时胃开始出现顺时针旋转90°。随着肝脏的增大,胃的头端被推向左侧;随着十二指肠的固定,胃的尾端被固定于腹后壁,至此胃大弯与胃小弯也基本发育定型。由于原本在食管两侧伴行的迷走神经受到胃旋转的影响,变成了左迷走神经和右迷走神经,前者走行于胃的前壁,称为左前支,而后者走行于胃的后壁,称为右后支(图2-1-3)。

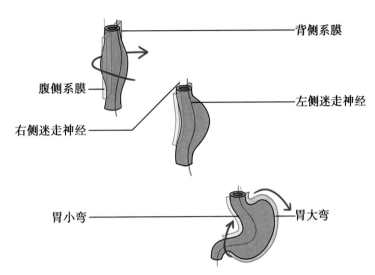

图 2-1-3　胚胎时期胃的旋转
胃旋转后,迷走神经的位置也发生相应的变化,变成左前右后的分布。
由于胃发育过程中出现了旋转,这个转动还带动了食管下端的旋转。

胃的旋转带动食管下段的旋转,就像"拧毛巾"一样,使得胃食管结合部形成独特的结构——环状肌的厚度增加和扣状纤维。两者相加就是 LES 的主体(图2-1-4)。

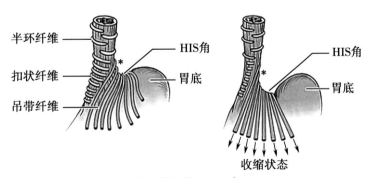

图 2-1-4　胃食管结合部的扣状纤维及 His 角
扣状纤维使胃食管结合部出现了 His 角,其功能与作用就是协同环状肌收缩,产生抗反流的作用。

三、食管与胃发育的特点

从食管的发育可以看出,随着心肺下降、食管的延长,食管黏膜上皮生长迅速,管腔一度狭窄,甚至闭锁,如果此时食管发育停止或基因突变,可能引起先天性的食管闭锁。随后胚胎进一步发育,过度增生的上皮组织被重吸收,食管复通。

食管上 1/4,是由横纹肌逐渐过渡到平滑肌,横纹肌主要由体神经支配,因此食管上端括约肌静息状态下压力很高。

食管的大部分在纵隔内,没有明显的浆膜层,因此也有很多学者认为,食管由于浆膜淡化,其系膜不明显,因此食管的血供只是沿食管外层纵行的平滑肌分布。

胃经过非对称性生长,最终形成一个非对称性的存在大弯侧和小弯侧的器官。胚胎时期胃大弯生长明显比胃小弯迅速,导致胃底凸出,胃大弯的长度比小弯侧长。

除了胃旋转之外,其他消化道管腔也会多层面旋转。胚胎时期的肠最初为一条直管,背侧系膜连于腹后壁,腹侧系膜全部退化消失。由于中肠生长的速度远比胚体快,致使肠管形成向腹部弯曲的 U 形中肠袢,顶端连于卵黄蒂。胚胎第 6 周开始,肠袢生长迅速,以卵黄蒂为轴作逆时针旋转 90°。胚胎第 10 周,肠袢进一步旋转 180°。此时盲肠突位于肝下,随着肝的增大和胚胎进一步发育,盲肠突逐渐下移至右髂窝。

这里需要强调的是前肠是顺时针旋转 90°,中肠和后肠则逆时针旋转 270°(图 2-1-5)。

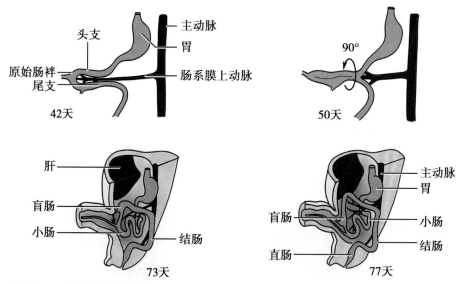

图 2-1-5 中肠袢的旋转
中肠、后肠在第 5 周开始旋转,中肠、后肠以卵黄蒂为轴心逆时针旋转 270°,形成出生后的小肠、结肠解剖结构。

同时,腹胰和背胰会随着胃的顺时针旋转而变化,腹胰转向右侧,背胰转向左侧。腹胰进一步旋转至背胰的下方,形成胰腺的钩突(中肠袢的旋转,图 2-1-6)。如果旋转得不完全,可能会形成环状胰腺。

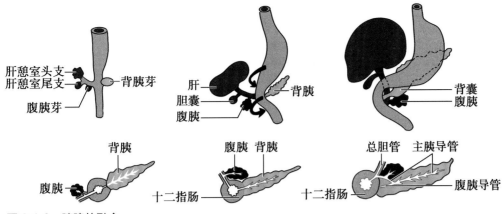

图 2-1-6　胰腺的融合

第 5 周开始,顺时针旋转,腹胰、背胰一起融合。

[1] TILANUS H W., ATTWOOD S E. A. Barrett's Esophagus [M]. Dordrecht: Springer, 2001.

[2] Till H, Thomson M, Foker J, et al. Esophageal and Gastric Disorders in Infancy and Childhood [M]. Berlin, Heidelberg: Springer, 2017.

[3] MCCRACKEN K W, WELLS J M. Mechanisms of embryonic stomach development [J]. Semin Cell Dev Biol, 2017, 66: 36-42.

参考文献

第二节　食管的解剖

 食管是长 25cm 左右的肌性管道,没有浆膜,贯穿胸腔入腹,在食管与胃的交界处由于膈肌裂孔存在使其出现了一些精细的变化。

一、食管的构成

食管是一肌性管道,起源于内胚层的原始消化管,长 25cm,直径约 2cm,位于喉和贲门之间。食管的起点和终点分别对应于第 6 颈椎和第 11 胸椎。一般来说,门齿到贲门的距离为 40cm。

食管穿越身体三个部位:颈部、胸部、腹部。食管全长有三个生理性狭窄,也分别在颈部、胸部、腹部。第一狭窄在食管起始部,距离门齿 15cm,第二狭窄位于左主支气管跨过前方处,相当于胸骨角或第 4、5 胸椎之间的椎间盘平面,距门齿 25cm,第三狭窄位于食管穿膈肌处,即食管裂孔,平第 10 胸椎,距门齿约 40cm(图 2-2-1)。

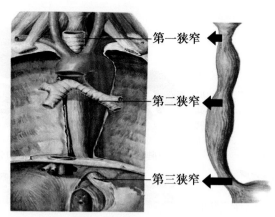

图 2-2-1 食管三个狭窄

食管三个生理性狭窄是食管癌的高发部位,第一狭窄在食管起始部,第二狭窄位于左主支气管跨过前方处,相当于胸骨角或第 4、5 胸椎之间的椎间盘平面,第三狭窄位于食管穿膈肌处,即食管裂孔,平第 10 胸椎。

食管还有三个弯曲,即在颈部稍偏左,在气管隆嵴平面下偏右,在心包后再次偏左,穿出膈肌。用椎体平面来表示就是,食管在第 1 胸椎平面偏向中线的左侧,第 6 胸椎平面偏向右侧,第 10 胸椎再度偏向左侧。食管进入胃是有一定的斜度的。

食管壁组织结构分 4 层,分别是黏膜层、黏膜下层、肌层、外膜层。食管黏膜层主要是由未角化的复层扁平上皮构成。黏膜下层则是疏松的结缔组织,含有腺体和一些淋巴细胞。肌层是由内环、外纵两层肌肉构成,上 1/4 段食管为骨骼肌,下 1/2 段为平滑肌,中 1/4 段二者兼备。因此,食管上端括约肌(upper esophageal sphincter,UES)可受人为控制,而且压力较高,LES 为体内自主神经控制。食管外膜层是环绕在食管周围的纵隔结缔组织,松弛且有弹性,有利于食管吞咽时做相对运动。食管的环形平滑肌是 LES 的主要功能单位,这一环形肌由于受到胃旋转的影响,解剖上看呈螺旋状。

二、食管的划分

食管分颈、胸、腹 3 段(图 2-2-2)。

1. 颈段 自食管入口或环状软骨下缘起至胸骨柄上缘平面(上距门齿约 18cm)。

2. 胸段 分上、中、下 3 段。

(1)胸上段:自胸骨柄上缘平面至气管分叉平面(上距门齿约 24cm)。

(2)胸中段:自气管分叉平面至胃食管结合部全长的上半部(其下界上距门齿约 32cm)。

(3)胸下段:自气管分叉平面至胃食管结合部全长的下半部(其下界距上门齿约 40cm)。

3. 腹段 此段食管最短,居于膈肌下方的腹部最上部。

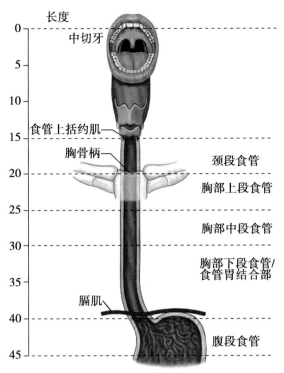

图 2-2-2　从咽至胃的食管的分段

食管可划分为颈段、胸段和腹段。自食管入口或环状
软骨下缘起至胸骨柄上缘平面为颈段,胸骨柄上缘至
膈肌上方食管为胸段,膈肌下方至贲门段食管叫腹段。

三、食管的特点

1. 内膜　食管的管腔并非圆形,而是不规则的。这样的结构有利于食管的扩张。

2. 肌层　食管的肌肉分布是内环、外纵。在食管的起始部,有更多的横纹肌参
与,保证 UES 的压力为 30~40mmHg。食管下端括约肌(主要就是螺旋状的环形肌),
同时受胃的斜行肌的影响,压力一般维持在 15mmHg 左右。

[1] LARSEN W. Development of the gastrointestinal tract. In: Sherman LS, Potter SS, Scott WJ, eds. Human Embryology, 3rd ed [M]. Philadelphia: Churchill Livingstone, 2001: 235–264.

[2] SKANDALAKIS J E, ELLIS H. Embryologic and anatomic basis of esophageal surgery [J]. Surg Clin North Am, 2000, 80 (1): 85–155, x.

[3] OEZCELIK A, DEMEESTER S R. General anatomy of the esophagus [J]. Thoracic Surgery Clinics. 2011, 21 (2): 289-297, x.

[4] WEIJS T J, RUURDA J P, LUYER M D P, et al. New insights into the surgical anatomy of the esophagus [J]. J Thorac Dis, 2017, 9 (Suppl 8): S675-S680.

[5] GAVAGHAN M. Anatomy and physiology of the esophagus [J]. AORN J, 1999, 69 (2): 372-386.

参考文献

第三节 膈

 膈不是一个平面,而是类似穹顶、帽状的结构,是躯干中胸腔与腹腔的自然分界。

膈是许多爬行动物及所有鸟类和哺乳动物中分隔胸腔和腹腔的结构,呈穹窿形突向胸腔,右高左低,最高点分别位于右侧第 4 肋间隙和左侧第 5 肋间隙。

膈是重要的呼吸肌,收缩时整体下移,胸腔负压,完成吸气动作;放松时,膈自动复位,胸廓回弹,完成呼气动作。膈还协助腹肌收缩,完成咳嗽、呕吐、排尿、排便等动作,膈还对食管下端形成压力,防止胃酸反流。

一、膈肌的形态

膈肌为一穹顶样结构,四周低中间高。膈肌的中央部为腱膜,称中心腱,周围部为肌纤维。根据周围部肌纤维来源不同,分为胸骨部、肋部和腰部(图 2-3-1)。

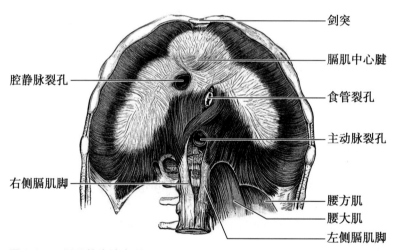

图 2-3-1　膈肌的腹腔内观
膈的形状如穹窿,并非一个平面结构。根据周围部肌纤维来源不同,分为胸骨部、肋部和腰部。

■ 关注:膈上的食管裂孔与食管间的固定。

膈肌四周为肌肉附着,中间为腱膜的结构。胸骨部为起自胸骨剑突后面的一对小肌束,肋部起自两侧下 6 个肋软骨的内面及毗邻的肋骨,并与腹横肌交织。腰部分别以腱性的膈肌脚起自腰椎体和内外侧弓状韧带。一般右侧膈肌脚较粗而长,起自第 3 腰椎椎体的右前方,左侧膈肌脚短小,起自第 2 腰椎椎体左前方。

在肋部和胸骨部之间有个三角区,无肌纤维覆盖,叫胸肋三角,在肋部和腰部之间也有个无肌纤维覆盖的三角区,叫腰肋三角。这两个三角都是膈肌的薄弱区,发育不良时可出现先天性膈疝,也就是 Morgagni 疝(胸骨后疝)和 Bochdalek 疝。

二、膈肌的构成

(一)裂孔

膈肌不是一个平面的结构,而是一个有"深度"的、圆穹状结构,从膈顶到膈底,分别有三大裂孔(图 2-3-2)。

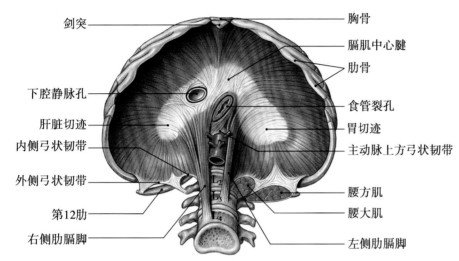

剑突 — 胸骨

膈肌中心腱

肋骨

下腔静脉孔 — 食管裂孔

肝脏切迹 — 胃切迹

内侧弓状韧带 — 主动脉上方弓状韧带

外侧弓状韧带 —

第12肋 — 腰方肌

腰大肌

右侧肋膈脚 — 左侧肋膈脚

图 2-3-2　膈肌的三个裂孔
腔静脉孔,位于第 8 胸椎水平;食管裂孔,位于第 10 胸椎水平;主动脉裂孔,位于第 12 胸椎水平。

腔静脉孔,位于第 8 胸椎水平,下腔静脉经过此裂孔回流至心脏。由于有肝脏的阻挡和保护,此裂孔一般不容易发生裂孔疝。

食管裂孔是肌纤维组成的斜形裂孔,可分为左右裂孔脚(crus of diaphragm,CD),在主动脉裂孔的左前上方,位于第 10 胸椎水平,食管和迷走神经经此裂孔与腹腔相通。此裂孔刚好暴露于腹腔内,直接受腹腔内压力影响,加上食管和胃经常蠕动,以及生活、休息等体位变化,固定食管胃交界处的韧带容易松弛,所以此裂孔容易发生裂孔疝。

主动脉裂孔,位于第 12 胸椎水平,腹主动脉和胸导管经过此裂孔。此裂孔位于脊柱旁、腹膜后,因此也不容易发生裂孔疝。

(二)膈肌脚

膈肌脚两侧的长度不一,膈肌周围附着点有三个:腰椎、第 7~10 肋软骨、胸骨下剑突。其中附着于腰椎左右两侧的腱膜样结构称为左右侧脚(图 2-3-3)。

右侧脚较长,其纤维还分左右环绕食管形成食管下端括约肌的一部分,防止胃食管反流。左侧脚较右侧脚小。

膈肌脚纤维共同组成中心腱,中心腱与心包底面融合。在心包的两侧,分别形成左侧、右侧穹顶。一般静息状态下,由于肝脏的作用,右侧穹顶比左侧高。

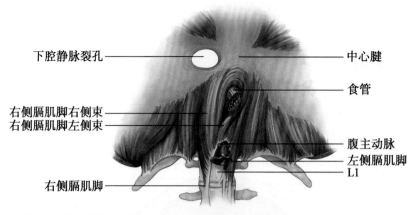

下腔静脉裂孔 —— 中心腱

—— 食管

右侧膈肌脚右侧束

右侧膈肌脚左侧束

—— 腹主动脉

—— 左侧膈肌脚
—— L1

右侧膈肌脚

图 2-3-3　膈肌的两个脚

膈肌右侧脚纤维附着于第 1 腰椎～第 3 腰椎及相应的椎间盘上，左侧脚较右侧
脚小，附着于第 1 腰椎～第 2 腰椎及相应的椎间盘上。

　　消化道的一头一尾两种结构比较特殊，有控制开放与关闭的机制，例如胃食管结合部、肛管。就像肛管一样，胃食管结合部周围同样由内外括约肌组成。内括约肌就是 LES，外括约肌对应的就是双侧的膈肌脚，尤其是包绕食管裂孔的两条肌肉。当然，此处的外括约肌功能远不如肛门外括约肌强大。

参考文献

[1] NASON L K, WALKER C M, MCNEELEY M F, et al. Imaging of the diaphragm: anatomy and function [J]. Radiographics, 2012, 32 (2): E51-E70.

[2] DOWNEY R. Anatomy of the normal diaphragm [J]. Thoracic Surgery Clinics, 2011, 21 (2): 273-279.

[3] COLLIS J L, KELLY T D, WILEY A M. Anatomy of the crura of the diaphragm and the surgery of hiatus hernia [J]. Thorax, 1954, 9 (3): 175-189.

[4] NAIDICH D P, MEGIBOW A J, ROSS C R, et al. Computed tomography of the diaphragm: normal anatomy and variants [J]. J Comput Assist Tomogr, 1983, 7 (4): 633-640.

[5] SKANDALAKIS L J, SKANDALAKIS J E.. Surgical anatomy and technique [M]. New York: Springer, 2014.

第四节　食管下段、膈及胃底交界

导读　人一生有一半是在睡眠中度过的，睡眠就是平（侧）卧，对食管和胃而言，就是改变了 90°，由于地球引力的存在和胸腔、腹腔的压力梯度存在，阻止胃的反流对胃食管结合部也是一种考验。

一、胃食管结合部

(一) 认识的变迁

食管下端括约肌与胃贲门连接处又叫胃食管结合部(esophagogastric junction,EGJ),包括食管下端括约肌、胃悬带纤维、膈肌脚、膈食管韧带、胃食管阀瓣(gastroesophageal flap valve,GEFV),以及其形成的 His 角等。EGJ 在传统意义上被认为是"贲门部"。英语的贲门 cardia 起源于古代希腊语,指胃距离心脏最近的部分。而中文"贲门"则来源于我国传统医学著作《难经》:"唇为飞门,齿为户门,会厌为吸门,胃为贲门,太仓下口为幽门,大肠、小肠会为阑门,下极为魄门,故曰七冲门也。"近年来,国外解剖学著作逐步引入 EGJ 的概念,并认为 EGJ 与贲门是不同的解剖区域。解剖学观点认为,EGJ 就是管状食管与囊状胃的结合部,位于 His 角水平,是一个非常短的解剖学区域。生理学观点认为,EGJ 是通过食管压力测定食管下端括约肌最远端的边界。病理学观点则认为,只有组织学检查确认的鳞状上皮和柱状上皮交界处才是 EGJ。

第 14 版日本《胃癌处理规约》中认为 EGJ 的定义在临床上可以采用下列任何一条:①内镜检查中食管下端纵行栅栏状样血管末梢;②消化道钡餐检查中 His 角的水平延长线;③内镜或消化道钡餐检查中胃大弯黏膜皱襞近侧的终末端;④切除的标本在大体检查时周径出现变化的部位。同时也指出,组织学上的鳞柱交界处与实际的 EGJ 并不一定完全吻合。第 15 版日本《胃癌处理规约》则进一步细化 EGJ 的定义,诊断标准虽无太大变化,但上消化道造影中 EGJ 的定义为食管下段最狭窄的部位,如果存在食管裂孔疝等情况,才以胃大弯纵行皱襞的头侧缘为标志。

(二) 结构

食管裂孔大约位于第 10 胸椎水平,其内走行食管及左右迷走神经。食管裂孔大多数由右侧膈肌脚的左右肌束组成。左右肌束包绕食管裂孔后,重新汇合成右侧膈肌脚,终止于第 1 腰椎～第 3 腰椎椎体处(图 2-4-1)。

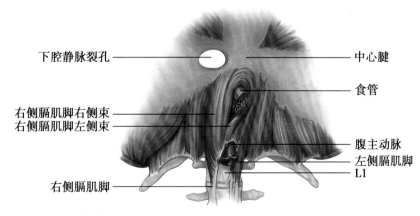

下腔静脉裂孔 —— 　　　　　—— 中心腱

　　　　　　　　　　　　　　—— 食管

右侧膈肌脚右侧束 ——
右侧膈肌脚左侧束 ——

　　　　　　　　　　　　　　—— 腹主动脉
　　　　　　　　　　　　　　—— 左侧膈肌脚
　　　　　　　　　　　　　　—— L1

右侧膈肌脚 ——

图 2-4-1　食管裂孔
食管裂孔两侧的膈肌纤维重新汇合成右侧膈肌脚,这些膈肌纤维也是食管下段抗反流的成分之一。

食管裂孔的左右侧肌纤维束是食管下端括约肌的组成成分之一,共同构建食管下段的抗反流机制(图2-4-2)。当吸气时,膈肌收缩,食管裂孔左右侧肌纤维束收缩,形成食管下端高压,阻止食物反流至食管。

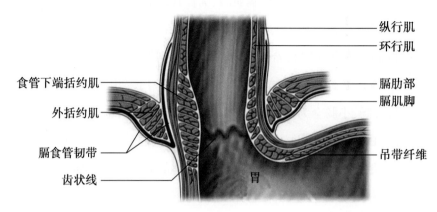

图2-4-2 食管下端括约肌
食管裂孔的左右侧肌纤维束是食管下端括约肌的组成成分之一,共同构建食管下段的抗反流机制。

二、胃底、胃小弯解剖特点

胃可分上下两口,大小两弯。上口为胃食管结合部,下口为幽门。胃小弯相当于胃右侧缘,胃大弯则相当于胃的左侧缘。胃大弯与食管左侧缘的自然凹陷叫贲门切迹。贲门切迹平面以上胃膨出,称为胃底。胃底通常含气,用以调节食管下端括约肌的压力(图2-4-3)。

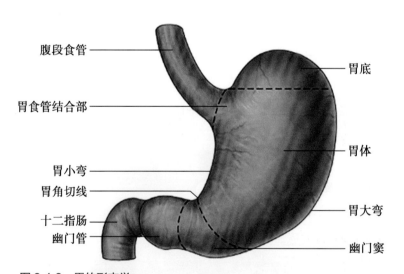

图2-4-3 胃的形态学
胃大弯与食管左侧缘的自然凹陷叫贲门切迹,是由胃的斜行纤维束收缩形成的自然凹陷。

胃小弯和胃食管结合部的血供主要来源于胃左动脉,胃底的主要血供则来源于脾动脉发出的胃短动脉。由于胃短动脉长度较短,与脾密切相连,一旦撕裂后缩回脾内,难以止血。因此游离胃底的时候一定要小心,预先处理胃短动脉(图2-4-4)。

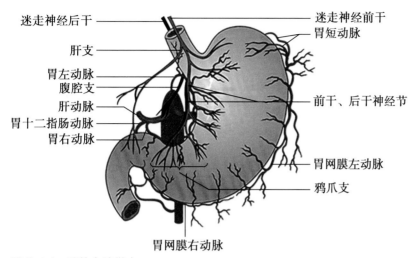

图 2-4-4　胃的血液供应
胃小弯和贲门的血供主要来源于胃左动脉,胃底的主要血供则来源于脾动脉发出的胃短动脉。

His 角是抗反流的重要结构之一,一旦变钝,就会容易导致反流。在婴儿期,His角发育不完全,食管与胃垂直连接,因此婴儿呕奶、反流等现象很常见(图2-4-5)。

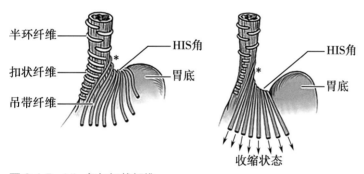

图 2-4-5　His 角与扣状纤维
His 角由胃外层平滑肌的扣状纤维和斜行的吊索纤维共同组成,当胃肌肉收缩时,可共同关闭胃食管结合部,形成抗反流机制。

三、膈、食管、胃底的三维结构

(一) 食管进入胃的角度

在胚胎发育时期,胃大弯的细胞生长速度超过胃小弯,加上胃顺时针旋转 90° 后,其纵轴跟食管纵轴存在一个锐性夹角。食管犹如斜插进胃里,这样的结构构成了食管下段抗反流机制的解剖基础。

(二) 膈与脊柱形成的斜度

膈左右脚与脊柱之间有个疏松的间隙,叫膈肌脚后间隙。膈肌后平面向上与纵隔相连接,并走行着贯穿胸腔与腹腔的一些结构:主动脉、奇静脉、半奇静脉以及淋巴、神经等。

　　膈与脊柱是存在一定的斜度的。在主动脉裂孔处,膈与脊柱基本平行,离开主动脉裂孔向上到食管裂孔时,膈与脊柱的夹角增大。发生食管裂孔疝的患者,大多数是膈与脊柱之间的斜度消失。因此,在行食管裂孔疝修补的时候,也要尽量恢复食管裂孔的斜度(图2-4-6)。

　　(三) 食管下端括约肌(LES)的结构

　　从三维立体的角度看,食管下端括约肌主要由这四部分组成:第一,食管下段的肌肉(包括环行肌、纵行肌、扣状纤维等),通常处于强直收缩状态。第二,胃悬带纤维,维持着食管下端括约肌的高压。第三,膈肌脚,在食管膈肌裂孔处环绕食管。第四,胃食管结合部,应位于腹腔内,以利于腹压作用于食管下段抗反流。

　　(四) LES 的位置及食管入口的"阀瓣"

　　LES 是食管末端、EGJ 入口的环形肌束,维持食管下端高压,防止胃酸反流。(图2-4-7)。

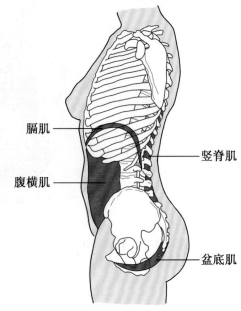

图 2-4-6　膈与脊柱形成一定的角度
膈肌脚附着于第 1 腰椎 ~ 第 3 腰椎,斜行向上,在食管裂孔处与脊柱有一定的夹角。

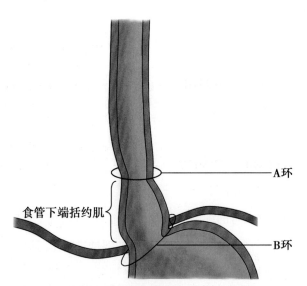

图 2-4-7　食管下段抗反流机制:食管下端括约肌
LES 没有明确的解剖边界,无法通过内镜、CT 扫描等手段观察,只能通过食管测压检测到。在 A 环与 B 环之间有一段静息状态下的高压区,为食管下端括约肌所在位置。

　食管裂孔疝和胃食管反流病外科治疗

在贲门与胃底连接处，还有个抗反流屏障，那就是胃食管阀瓣（GEFV）。胃食管阀瓣是 His 角在胃腔内的一个大皱褶，它是食管下段抗反流机制的补充。胃底折叠术的目的也是通过重建胃食管阀瓣来达到抗反流的目的（图 2-4-8）。

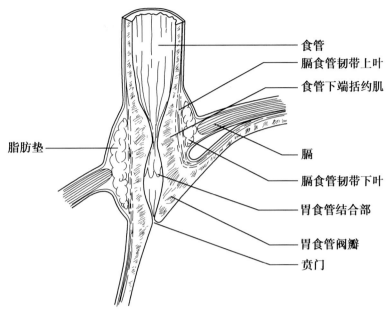

食管
膈食管韧带上叶
食管下端括约肌
膈
膈食管韧带下叶
胃食管结合部
胃食管阀瓣
贲门
脂肪垫

图 2-4-8　胃食管阀瓣
胃食管阀瓣是胃斜行纤维收缩 His 角形成的皱褶，其作用就像气门芯一样，食物可以从食管进入胃腔，却不能从胃腔反流至食管。

对于食管裂孔疝患者，胃底滑动进纵隔内，食管下端括约肌以及胃食管阀瓣的作用消失，抗反流机制也严重受损（图 2-4-9）。

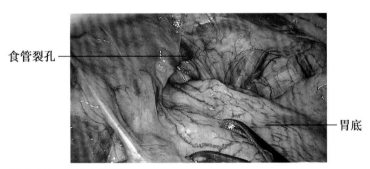

食管裂孔
胃底

图 2-4-9　腔镜内面观
食管裂孔疝患者胃底进入纵隔，抗反流机制大大受损。

（五）CT、MRI 矢状面、冠状面、横断面

由于食管裂孔是立体结构，并非平面结构，因此仅在 CT 一个层面很难看清食管裂孔及其附属结构的全貌，必须结合多个层面动态观察。同时，也要结合横断面（图 2-4-10）、冠状面（图 2-4-11）、矢状面（图 2-4-12）同步分析。

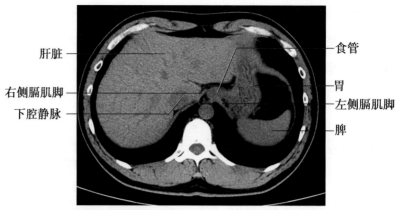

图 2-4-10　食管裂孔横断面

可以看到食管裂孔右侧的膈肌纤维位于食管的右前方,左侧膈肌纤维位于食管裂孔的左下方。

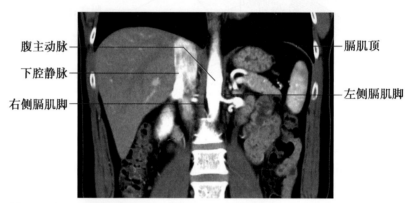

图 2-4-11　膈肌脚冠状面

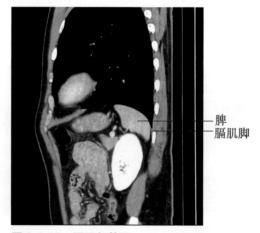

图 2-4-12　膈肌矢状面

四、coincide 的结构

(一) 什么是结构

从《中国大百科全书》中可见如此描述:事物系统的诸要素所固有的相对稳定的组织方式或联结方式。这些物质系统的结构可分为空间结构与时间结构。一般来说,称之为"结构"一词,具有以下特征:

1. 稳定性　诸多要素间有确定联系,相对不变。

2. 有序性　系统内部的诸要素有规则的相互作用。

3. 形式特征　结构是一种形态关系,一种有意义的重叠。

(二) 食管裂孔存在什么样的结构

从空间上看,食管裂孔附近的结构包括有 LES、膈肌脚、膈食管筋膜、胃食管阀瓣、吊带纤维等。这些结构组成了食管下段抗反流的解剖基础。

从形态上看,食管裂孔大多数情况下是由膈肌右侧脚分叉形成,这个类似"拱门"一样的结构在抗反流中起到重要作用。"拱门"的纵轴与食管的纵轴是有一定的角度的,也就是食管是斜行穿过"拱门"的。另外,食管裂孔与脊柱之间也存在着一定角度,腹腔的压力并非垂直作用于食管裂孔。正是以上结构,共同构成了食管裂孔抗反流的解剖基础(图2-4-13)。

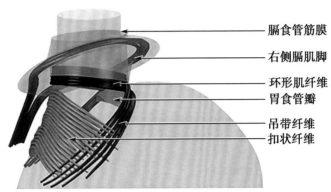

图 2-4-13　食管裂孔附近的结构
主要包括膈食管筋膜、右侧膈肌脚、环形肌纤维、胃食管阀瓣、悬带纤维、扣状纤维。

(三) 什么是 coincide (协同作用)

coincide,若用英文来注释(*The Merriam-Webster Dictionary*)其意义是(不及物动词)"to occupy the same place in space or time.The base of the triangle coincides with one side of the square."。

译:在空间或时间上占据相同的位置,即通常称为"构成"的一种结构存在。关于食管裂孔、膈肌及胃食管结合部(GEJ)可以用 coincide 这一观念来理解。

在著名的 *Shackelford's Surgery of the Alimentary Tract* 一书,第 7 版中就是这样描述的:

"……the diaphragm might coincide with what is called the 'lower esophageal sphincter(LES)'",即膈肌脚与食管下端括约肌 coincide 的存在。

coincide (协同作用)强调了这一结构的精细、精准及稳定。

进一步从膜结构角度看看这一结构的 coincide，膈食管韧带（phrenoesophageal ligament）或称为膈食管裂孔筋膜（phrenoesophageal membrane）是食管裂孔的复杂、精细封闭系统的一部分，食管裂孔是膈肌中间的一个裂孔，其上下还分别有腔静脉孔和主动脉裂孔，在正常的食管裂孔中存在着一套有效阻止腹腔器官或组织结构突向纵隔的结构。这一结构的骨架就是膈食管韧带。

膈食管韧带（或筋膜）在食管裂孔处又分为上叶和下叶。在上叶和下叶又长出一些纤维爪子，伸进 GEJ 肌层形成一立体的锚状结构，其中有脂肪填充，加入脂肪后形成了一种"塞子"样物，加强了食管裂孔的稳定性（图 2-4-14）。

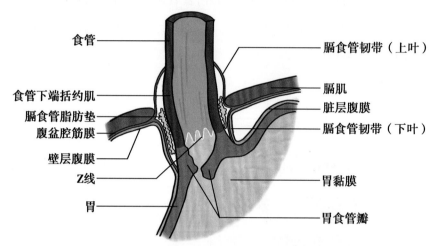

图 2-4-14　食管下段的 coincide
coincide 包括食管裂孔膜、LES 等结构，一起达到抗酸的效果。

（四）coincide 的共同作用（食物的运动轨迹）

coincide 的作用，在于管理胃食管结合部。当进行吞咽动作时，胃食管结合部会松弛，等食物进入胃之后，胃食管结合部重新关闭。在静息状态下，胃食管结合部在 coincide 作用下，处于关闭状态。尤其是在平卧的时候，coincide 的作用显得更加重要。平卧时，腹压上移至膈顶，贲门口也遭受较大的压力。食管下端括约肌、膈肌脚、膈食管筋膜、胃食管阀瓣、吊带纤维等结构共同增加食管下端压力，抵抗胃酸反流。食管斜行穿过食管裂孔，与胃的纵轴形成一定的角度进入胃腔，形成胃食管阀瓣（GEFV）。这些结构共同限制了胃内食物反向流动或运动。

（五）膈肌脚与食管下端括约肌的位置关系

膈肌脚分左右两侧，包绕主动脉裂孔。而通常所说的食管裂孔两侧的膈肌脚，严格来说是右侧膈肌脚左右束支，英文叫 right bundle of the right crus、left bundle of the right crus。因此，接下来说的 CD，主要也是指右侧膈肌脚的左右束支。

CD 与 LES 之间存在一定的角度（图 2-4-15），这个角度使得 CD 与 LES 协同工作,共同抗反流,正如肛门内外括约肌。实际临床工作中发现,CD 也可能与 LES 分离,如一些巨大食管裂孔疝,LES 及胃底进入胸腔。但食管测酸、测压水平正常,患者也无反流症状。这就类似肛门的内外括约肌,CD 看作外括约肌,LES 看作内括约肌,LES 也可以单独提供高压区,阻挡胃酸反流。

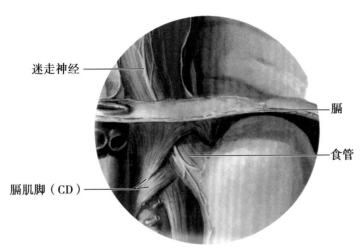

迷走神经

膈

食管

膈肌脚（CD）

图 2-4-15　CD 与 LES 的纵轴存在一定的角度
这个角度使得 CD 与 LES 协同工作,共同抗反流。图中去除了肝脏对视野的影响。

［1］ KAHRILAS P J. Anatomy and physiology of the gastroesophageal junction [J]. Gastroenterol Clin North Am, 1997, 3 (26), 467-486.

［2］ SOYBEL D I. Anatomy and physiology of the stomach [J]. Surg Clin North Am, 2005, 85 (5): 875-894.

［3］ HERSHCOVICI T, MASHIMO H, FASS R. The lower esophageal sphincter [J]. Neurogastroenterol Motil, 2011, 23 (9): 819-830.

［4］ HORNBY P J, ABRAHAMS T P. Central control of lower esophageal sphincter relaxation [J]. Am J Med, 2000, 108 (Suppl 4a): S90-S98.

第五节　手术解剖

一、腹膜、网膜、韧带

（一）腹膜

腹膜（peritoneum）,是人体内面积最大、分布最复杂的浆膜。根据覆盖的部位,可分为壁腹膜和脏腹膜。壁腹膜覆盖于腹壁、盆壁和膈的内表面,脏腹膜覆盖于腹腔、盆腔脏器的表面,构成器官壁的浆膜层。

在这里,要说一个概念,腹腔和腹膜腔。腹腔上到膈肌,下到小骨盆底,后方和前外侧由脊柱、腹后壁和腹前壁围成内腔。腹膜腔是脏腹膜与壁腹膜相互移行,构成的一个完整的浆膜腔。腹膜腔不等于腹腔,属于腹腔的一部分(图2-5-1)。

所有腹腔器官,都是在腹膜腔之外,根据腹膜覆盖的情况,腹腔脏器可分三类(图2-5-2)。

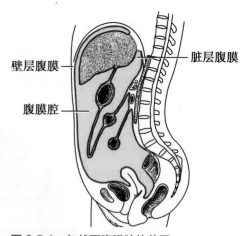

图 2-5-1　矢状面腹膜腔的范围
红线边界为壁腹膜,蓝线边界为脏腹膜,黄色范围为腹膜腔范围。

1. 腹膜内位器官　器官表面三面覆盖腹膜,仅后面通过系膜或韧带与腹后壁相固定。如:胃、十二指肠上部、小肠、横结肠、乙状结肠、脾等。

2. 腹膜外位器官　器官仅有一面有腹膜覆盖,如:十二指肠的降部、水平部和升部,胰、肾、肾上腺、输尿管和直肠中下部等。

3. 腹膜间位器官　腹膜覆盖介于上述两种器官之间。如肝、升结肠、降结肠、子宫、膀胱,以及腹段食管。

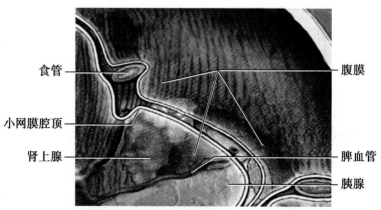

图 2-5-2　食管与胃底结合部腹膜覆盖范围
腹腔内脏器大部分为腹膜所覆盖,但有部分脏器有一面以上无腹膜覆盖,叫腹膜间位器官。

(二) 小网膜

从胚胎学来说,网膜,其实是胃的腹侧和背侧系膜演化而来的。小网膜(lesser omentum)是连接膈肌、肝脏面、肝门、十二指肠球部、胃小弯、腹段食管各器官之间的双层腹膜结构。

小网膜是双层结构,前层覆盖腹段食管的前方,并紧贴膈肌,形成膈食管韧带,越过食管后,覆盖胃底紧贴于膈肌,形成胃膈韧带。后层在食管的右侧转折形成了网膜囊后壁腹膜。

小网膜左侧部主要从膈肌、肝静脉韧带裂连于胃小弯,称为肝胃韧带。小网膜右侧部从肝门连至十二指肠上部,称肝十二指肠韧带,其内走行肝固有动脉、门静脉、胆总管、胆囊管以及淋巴管、神经等结构。小网膜右缘有一游离缘,形成网膜孔,是网膜囊与腹膜腔的天然通道(图2-5-3)。

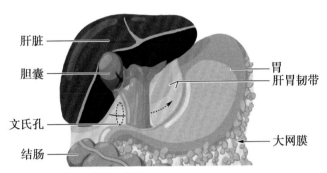

图 2-5-3　小网膜的示意图
小网膜右缘有一游离缘,形成网膜孔,是网膜囊与腹膜腔的天然通道。

（三）大网膜

大网膜(greater omentum)是连于胃大弯与横结肠之间的腹膜结构,犹如围裙样覆盖在小肠和横结肠的前方。大网膜分四层,前两层是从胃大弯向下横跨过横结肠的前方,平铺于小肠前方,然后向上反折,形成大网膜后两层,后两层连于横结肠,其中第4层与横结肠背侧系膜相互融合,终于胰腺后方。第3层则与胰腺被膜融合,覆盖于胰腺表面。

大网膜这四层不是绝对分开的,更多的是相互粘连融合着的,理论上网膜囊应该延伸至横结肠平面以下,但更多时候,横结肠平面以下的四层大网膜都粘连融合在一起。大网膜前两层直接与横结肠连接在一起,形成胃结肠韧带(图2-5-4)。

（四）韧带

腹膜连于相邻器官,或者器官与腹壁之间,其移行部形成韧带,不仅可以固定器官,还可以提供神经、血管等走行的通道。下面就介绍胃食

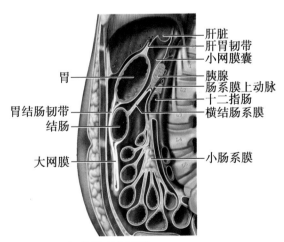

图 2-5-4　矢状面观大网膜
大网膜前两层是从胃大弯向下横跨过横结肠的前方,平铺于小肠前方,然后向上反折,形成后两层,后两层连于横结肠。

管结合部周围相关的重要韧带(图2-5-5)。

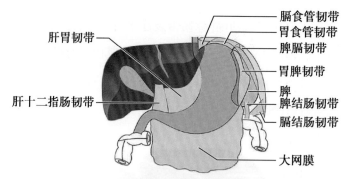

图2-5-5　胃食管结合部周围韧带
胃食管结合部周围韧带大部分由胃的腹侧系膜和胃的背侧系膜演变而来,有时候仅表现为筋膜。

1. 膈食管韧带(phrenoesophageal ligament)　是食管与膈肌相连的韧带。是膈肌下筋膜的延续,分为上叶和下叶,分别连接食管裂孔与膈肌的上表面和下表面。上叶是连接食管和膈肌上表面,下叶是连接胃食管结合部和膈肌下表面,上叶在腹腔镜下不好观察,下叶则在腹腔内可观察到。该韧带允许膈肌和食管在呼吸和吞咽过程中分别独立运动。

2. 胃膈韧带(gastrophrenic ligament)　贲门左侧和食管腹段连于膈肌下的双层腹膜。游离食管时要先断此韧带。

3. 胃脾韧带(gastrosplenic ligament)　是连接胃底、胃大弯上部和脾门之间的双层腹膜结构,其内有若干支胃短血管、胃网膜左血管、淋巴管和淋巴结。胃脾韧带向下与大网膜相连续,韧带上部很短,把胃大弯与脾门紧紧连在一起,其内往往走行一支胃短血管。因此,游离胃底时,要谨慎处理胃脾韧带。

4. 肝胃韧带(hepatogastric ligament)　是小网膜的左侧大部分,连接于胃小弯与肝静脉韧带裂。近贲门处较致密,称小网膜致密部,近胃小弯部分很薄,称之为小网膜松弛部,也就是所谓的透明窗,不管胖瘦,这里都有一个椭圆形的透明区域,由此进入网膜囊可避免损伤周围器官。肝胃韧带内走行胃左动、静脉,有23%的人从胃左动脉发出副肝左动脉经肝胃韧带入肝。肝胃韧带的近贲门处,还有迷走神经的肝支经过,在行食管裂孔疝修补时,可保留此神经。

二、血管

(一)胃左动脉(left gastric artery)

变异较少,大多起于腹腔干,向左上方走行于左胃胰襞内,有迷走神经后干的腹腔支并行,达贲门处再折向前下,进入小网膜两层之间,沿胃小弯向幽门走行,最终在胃小弯中部与胃右动脉吻合形成动脉弓。

胃左动脉是胃动脉中直径最大者,是胃的主要供血动脉之一,其中在贲门处发出食管营养支。偶尔发出副肝左动脉或者发出肝固有动脉。

(二) 左膈下动脉(left inferior phrenic artery)

可单独或与右膈下动脉共干起于腹主动脉或者腹腔干,少见起于肾动脉、胃左动脉、肝动脉,罕见起于脾动脉。该动脉向左外侧走行,发数支供应贲门和食管下端,经过胃底再发胃底支,后走向膈肌左外侧(视频1)。

正常胃底由胃左动脉、脾动脉(经胃后和胃短动脉)和左膈下动脉3支动脉供血(图2-5-6)。因此,游离食管下端与胃底时,只要保护好这些血供,一般不会引起胃底缺血坏死。

视频1
左膈下动脉

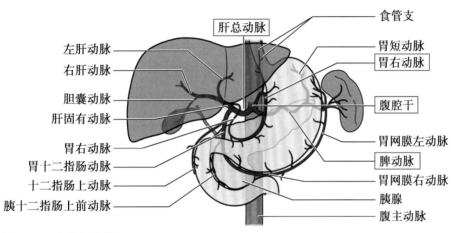

图2-5-6　胃周围血管

胃周围的血管非常丰富,其中胃左动脉是主要的供血动脉之一,左膈下动脉一般高于胃左动脉发出。

三、迷走神经

支配食管和胃的神经有交感神经和副交感神经。交感神经纤维是起源于脊髓灰质侧角,主要作用是抑制食管、胃的分泌及蠕动,增加贲门和幽门括约肌的张力,使食管、胃的血管收缩。

副交感神经纤维来自迷走神经背核,也就是我们说的迷走神经,是支配腹部内脏器官的重要自主神经,主要分前干和后干(图2-5-7)。

(一) 前干

迷走神经前干在食管进入腹腔后,走行于食管的前方,埋在食管中线附近浆膜的深面。前干在胃贲门处分为肝支与胃前支。胃前支伴胃左动脉在小网膜内距离胃小弯1cm处右行,沿途发出4~6支小支与胃左动脉的胃壁支相伴行而分布至胃前壁,最后在胃角处以"鸦爪"分支分布于幽门窦和幽门管前壁。

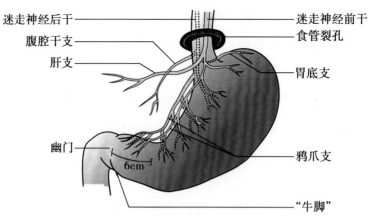

图 2-5-7　迷走神经的前干和后干

迷走神经前干发出肝支和胃支,迷走神经后干则紧贴食管后方走行,与腹腔丛汇合。

视频 2
迷走神经
肝支

视频 3
迷走神经
后干

肝支自迷走神经前干在胃贲门处发出,行走于肝胃韧带上部,支配肝脏和胆囊。迷走神经肝支的功能目前研究还不是太清楚,有研究认为可能跟肝脏的糖代谢及糖原合成有关,与胆汁合成、运输、分泌有关,还可能影响肝组织的再生(视频 2)。

（二）后干

迷走神经后干紧贴食管腹侧右后方下行,至贲门处分腹腔支和胃后支。腹腔支循胃左动脉起始段进入腹腔丛,胃后支沿胃小弯深面右行,沿途分出小支伴随胃左动脉的胃壁支至胃后壁,最后也以"鸦爪"分布于幽门窦和幽门管前壁(视频 3)。

四、胃系膜

在胚胎的早期,胃分别由背侧和腹侧系膜固定于前、后腹壁的中线平面。在胚胎 5~6 周,随着胃的扩大旋转,胃腹侧系膜演变为肝胃韧带、肝十二指肠韧带、小网膜囊,胃背侧系膜前后两层广泛覆盖胃、脾和胰腺,进而衍化成为胃脾韧带、胃胰皱襞、肝胰皱襞、胰腺被膜、脾肾韧带等结构。至于大网膜是不是胃背侧系膜的一部分,目前尚有争议。

临床意义上,胃系膜是指连接胃与周围脏器和腹壁的胃周围韧带和融合筋膜,其内包含胃的血管、淋巴结、淋巴管、神经和脂肪组织。

有学者提出,在胃癌 D2 + 全胃系膜切除术(complete mesogastric excision,CME)中将胃系膜分 6 个:①胃短系膜(胃脾韧带);②胃后系膜(胃后动脉、脾动脉及其脾上极属支与胃底背侧三角区域边界的胃胰皱襞);③胃网膜左系膜(胰腺尾部、横结肠脾曲前层及脾下极部交会部的胃脾韧带);④胃左系膜(胃后动脉、脾动脉起始段与胃左动脉为边界的胃胰皱襞及继续向右延续的肝胰皱襞);⑤胃网膜右系膜(位于中结肠血管附近横结肠系膜前叶向左折返部、中结肠血管右侧横结肠固有系膜前方与十二指肠胰头及钩突区交会部前方);⑥胃右系膜(肝胃韧带的小网膜前层)。

其中与食管裂孔疝修补密切相关的是胃后系膜:系膜解剖手术中,胃后系膜区域指胰腺上缘的胃背侧系膜。Toldt筋膜与后方肾前筋膜之间的疏松间隙是正确的分离层面。这个系膜层面一直延伸至腹段食管的后方,正确游离胃后系膜是进行无张力胃底折叠的解剖基础。

(李英儒　曾　兵　江志鹏　周太成　陈　双)

参考文献

[1] 丁自海, 刘树伟. 格氏解剖学——临床实践的解剖学基础 [M]. 41 版. 山东: 山东科学技术出版社, 2019.

[2] THOMSON M. Embryology of the stomach [M].//TILL H, THOMSON M, FOKER J, et al. Esophageal and gastric disorders in infancy and childhood. Berlin, Heidelberg: Springer, 2017.

[3] OEZCELIK A, DEMEESTER S R. General anatomy of the esophagus [J]. Thorac Surg Clin, 2011, 21 (2): 289-297, x.

[4] MILLER L, VEGESNA A, RUGGIERI M, et al. Normal and abnormal physiology, pharmacology, and anatomy of the gastroesophageal junction high-pressure zone [J]. Ann N Y Acad Sci, 2016, 1380 (1): 48-57.

[5] DOWNEY R. Anatomy of the normal diaphragm [J]. Thorac Surg Clin, 2011, 21 (2): 273-279, ix.

[6] PETROV R V, SU S, BAKHOS C T, et al. Surgical anatomy of paraesophageal hernias [J]. Thorac Surg Clin, 2019, 29 (4): 359-368.

[7] NASON L K, WALKER C M, MCNEELEY M F, et al. Imaging of the diaphragm: anatomy and function [J]. Radiographics, 2012, 32 (2): E51-70.

第三章　食管、膈及近端胃的生理

导读　研究生理、弄清机制是深刻认识疾病的前提。

第一节　食管的生理特点

导读　食管与胃连接处,不但与膈肌裂孔有形态结构上的关系,而且还有自身的内在关系,如 dLESR 和 tLESR。

　　前面的章节,对食管的解剖形态进行了描述,这里主要阐述其功能及特点。食管的主要作用是运送食物(食团、水或空气)到胃中。食管是连接口腔和胃的消化系统的一部分,从颈部环状软骨的下缘开始(大约在第 6 颈椎处),通过膈肌的食管裂孔在后纵隔下降,并与胃(第 11 胸椎水平)终止,长 23~25cm。

　　食管不是一个机械性的管道,咀嚼吞咽是一个需要大脑参与的过程,也是周围各器官协调一致的动作,例如其声门的关闭与吞咽动作是协调一致的,在时间和空间水平是精准控制的,不然就会出现"误咽"或"呛咳"。正常情况下,食管并不是开放的空心的机械管腔,而是有肌肉包绕的肌性管道,其内衬纵行的柱状黏膜(鳞状上皮细胞),它们折叠挤压在一起。在食管的上部和下部分别有两组括约肌维持一定的压力,并允许气体从胃中排出。

一、食管是一肌性管道

　　食管是一条细长而肌肉发达的管腔,食物和饮料由口腔进入通过它到胃这一过程是许多肌群参与的。为了防止食物反流,特别是当食物没有向前推进时,食管两端的肌肉会闭合。这些收缩的环形肌肉称为括约肌。

　　食管的肌肉主要由平滑肌构成,在食管的起始部还有部分骨骼肌参与。口腔到

> ■ 生理学是研究机体的生物功能与其产生机制的一门科学。

UES 肌肉主要成分为横纹肌,也有平滑肌参与,受运动神经支配;LES 为平滑肌,受自主神经支配;胸段食管为横纹肌和平滑肌的混合。因此,吞咽动作是可以人为控制的,而反流(呕吐)则多数不受人为控制,或不易被控制,人对膈肌的影响是有限的。

吞咽是一个需要主动参与的动作,由食管的横纹肌参与,食管上端括约肌压力最高。认识食管肌肉结构的这种差异对于理解吞咽和了解食管疾病的病理生理很重要。

吞咽的三个动作包括口腔期、咽期,以及食管期。

1. 口腔期　这是唯一受大脑控制的阶段;口腔期开始于食物进入口腔,结束于舌头开始将食物推入口咽部。在这个阶段,咀嚼会减小食物颗粒的大小,加上唾液混合成为食团,一般还在唾液润滑下以促进吞咽。

2. 咽期　这个阶段将食物输送到食管并避免吸入气道。咽期开始于食团到达腭舌弓时,结束于通过 UES 进入食管。气道受到声门关闭和喉部抬高的保护,使呼吸暂时受到抑制(吞咽性呼吸暂停)。各种肌群在这一时期可以精准地协调,蠕动开始于咽部,以上、中和下咽缩肌的顺序收缩将食物以 20~40cm/s 的速度推向 UES。吞咽反射从此开始,反射弧导致 UES 松弛,允许食团进入食管。

3. 食管期　这个阶段依靠食管肌肉的蠕动收缩来推动食团通过食管进入胃。初级蠕动以 3~4cm/s 的速度发生,需要环状肌和纵向肌之间的精确协调。另外,还有二次蠕动波充当"后备",由食管膨胀和刺激触发,并起到清除任何剩余食物的作用。

二、食管内腔的压力

食管有两个功能性括约肌,即食管上端括约肌(UES)和食管下端括约肌(LES)。

正常情况下,口腔与大气相通压力为 0mmHg(1mmHg=0.133kPa),UES 压力为 100mmHg,食管腔内压力为 –5mmHg,胃内压力为 +5mmHg。在食管与胃之间 EGJ 部位有 LES 存在,正常静息状态下,LES 压力为 10~30mmHg,比胃内压高 5~10mmHg。当静止状态下 LES 压力<6mmHg,或 LES 压力与胃内压的比值<1 时,则提示 LES 功能不全,或可能有胃食管反流存在(图 3-1-1)。

三、食管下端括约肌

LES 对正确吞咽至关重要,首先它位于食管末端,其次,有 2~4cm 的高压区(图 3-1-2)。其结构与整个食管相似,LES 由环形和纵向肌肉层组成。强直性收缩可导致 LES 外观增厚。尽管如此,文献中对尸检标本的解剖表明,肌肉层并不比食管的其余部分厚多少。LES 在解剖学上是不对称的,因其具有环形肌肉层。右侧环形层不完整,形成半圆形 C 形环,称为扣状纤维。在左侧,环形层也不完整,半圆形环与胃吊带纤维连接,导致 LES 形态的不对称。扣环和吊带纤维之间也存在功能差异,这导致 LES 压力不对称。

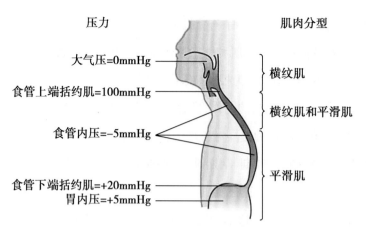

压力　　　　　　　　　　　　　　肌肉分型

大气压=0mmHg —— 横纹肌

食管上端括约肌=100mmHg —— 横纹肌和平滑肌

食管内压=−5mmHg ——

食管下端括约肌=+20mmHg —— 平滑肌
胃内压=+5mmHg ——

图 3-1-1　食管上端括约肌、食管、食管下端括约肌以及胃的压力示意图

肌肉组织的类型从咽部和食管近端的横纹肌，到横纹肌和平滑肌混合的过渡区，再到仅位于食管远端的平滑肌。

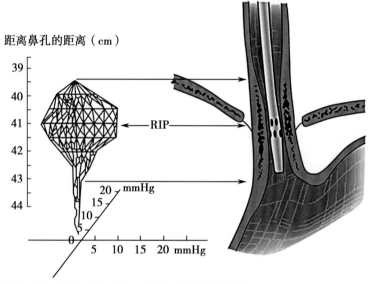

距离鼻孔的距离（cm）

图 3-1-2　LES 压力分布计算机三维成像示意图

带有四到八个径向侧孔的导管通过胃食管连接处被抽出。对于每个回拉水平，径向测量的压力围绕代表胃基线压力的轴绘制。当使用逐步回拉技术时，可以识别呼吸反转点（respiratory inversion point，RIP）。

■ 人类的自主神经控制着 LES 的开放与关闭，或者说，LES 的功能与支配它的自主神经存在内在的联系。

　　　　LES 的强度通过膈肌脚（CD）、膈食管韧带等组织进一步增强。CD 可以被认为是 LES 的 "外括约肌"，其功能是增加末端食管的压力。在吸气期间（胸膜腔内压降低时）或腹压升高期间（容易发生胃反流的情况）CD 尤其重要。膈肌裂孔上，CD 的右侧脚比左侧更广泛、更厚、更有力。它分为浅部和深部。浅部位于食管裂孔的右侧，而深部位于裂孔的左侧，左侧小腿的外侧。左侧 CD 较小，起源于第 1 腰椎～第 2 腰椎，位于食管裂孔的左侧。膈食管韧带是腹膜下筋膜在膈筋膜的延续，充当腹内食管的保护套。膈食管韧带分为上、下两支，上支将食管远端与膈肌上部连接，下支将胃贲门与膈肌下部连接，使膈肌和食管能够独立运动，防止胃内容物的反流和食管裂孔疝。

LES 的正常功能通过两种机制发生,即肌原控制和神经控制。肌原控制是胃肠道平滑收缩/松弛的内在节律。神经控制是通过自主神经(与肠神经系统类似)实现的。LES 的平均收缩压力为 15~30mmHg。

LES 并不是一直处于收缩状态,因为食管作为一肌性的管道,要松紧有度,食管要让食物、水、空气等通过。由平滑肌神经所介导的松弛在以下三个场景下可以发生:

1. 吞咽性 LES 松弛(deglutitive LES relaxation,dLESR) 其中咽部刺激可能是感觉触发,也就是吞咽反射所引发的(图 3-1-3)。

2. 继发性蠕动的松弛(secondary peristalsis) 实际上是 dLESR 之后食管继发性蠕动的一个组成部分。

3. 短暂的 LES 松弛 短暂的 LES 松弛(transient LES relaxation,tLESR)主要由胃扩张和食管扩张为这个蠕动提供了触发。

短暂的 LES 松弛引发,譬如"呃逆"。tLESR 与前两种 LES 松弛形式的不同之处在于:①神经介导的松弛信号来自远端的感觉触发位点,② tLESR 的同时,还抑制了膈肌脚(CD)肌肉的收缩,而且 LES 松弛的持续时间更长且变化更大(图 3-1-4)。

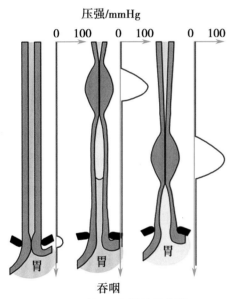

图 3-1-3 吞咽性 LES 松弛示意图
吞咽情况下,食物进入食管上段,LES 就先开放了(即出现短暂的松弛),以利于食物的通过。dLESR 是一个主动的表现。

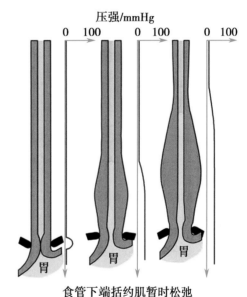

图 3-1-4 短暂的 LES 松弛示意图
tLESR 启动是从下往上,当胃底因气体、液体或食物而膨胀时,可使 LES 松弛,高压区暂时性丧失,从而发生反流。

所以,多数学者的观点认为,GERD 是 tLESR 所引发的。

dLESR 是在吞咽开始后不到 2 秒开始的反射性放松。液体、食团,尤其是在直立位置的重力辅助下,可能会在 LES 放松之前到达 LES。因此,在它们进入胃的过程中可能会稍有延迟。松弛通常持续 8~10 秒,然后是 LES 近端部分的后收缩。后收缩是食管蠕动的延续,持续 7~10 秒。因此,吞咽后 15~20 秒后 LES 达到吞咽前稳定状态。

LES 放松不同于 LES 开放。LES 打开需要 LES 松弛,但在 dLESR 和 tLESR 期间,LES 的打开都有轻微的延迟。最近,组合多通道管腔内阻抗和测压法已用于评估这两种现象之间的关系。

LES 功能失常会发生两种病,一类是 GERD,另一类是贲门失弛症。

四、食管受胸腔压和腹压的影响

食管行走于颈、纵隔之中达到腹腔。

在平静呼吸时,胸腔内为负压。在关闭声门用力吸气时,可降至 -90mmHg,关闭声门用力呼气时,可升至 110mmHg。生理情况下,腹腔内为正压,仰卧位腹压通常 <10mmHg,世界腹腔间隔室综合征联合会(World Society of the Abdominal Compartment Syndrome,WSACS)定义正常腹压为 5~7mmHg。

胸腔与腹腔的压力差在于协助 LES 维持收缩的状态,防止反流的出现。一旦出现滑动疝(轴向疝),即 LES 离开了在腹腔的位置,进入了胸腔,LES 的作用就会大大减弱,最终产生反流。

五、膈对食管的影响

膈是由横纹肌和腱膜组成的,参与呼吸运动和腹腔、腹腔内压的形成。下段食管,特别是 LES 与膈存在 coincide 重叠的关系,但是食管壁与食管裂孔周围的纤维之间没有直接延续。那么膈是如何影响食管的运动功能呢? 这里必须要提到一个结构——膈食管韧带。膈下面的筋膜与腹横筋膜相延续,富有弹性纤维,它向上呈扁锥形延伸入裂孔,并在 EGJ 上方 2~3cm 处与食管壁融合,其中弹性纤维穿入食管黏膜下层,把食管灵活地连接在膈上,使其在吞咽和呼吸时做一定的自由活动,同时限制其向上移位。这种 coincide 的结构关系正是抗反流的机制之一。

六、腹段食管及长度的意义

食管下端括约肌简称 LES,胃食管下端括约肌长度为 3~4cm,腹段为 1~3cm,但功能上却是非常重要。正常情况下 LES 的位置与腹段食管构成屏障机制。腹段食管的长度对这一机制的形成具有重要意义。

在食管下段和胃连接处,即 EGJ 处,并不存在明显的括约肌,但在这一区域有 3~5cm 长的高压区,是阻止胃内容物逆流入食管的一道屏障,起到生理性括约肌的作用。腹段食管过短,下段食管扩张,容易出现反流性疾病和食管裂孔疝。腹段食管过长,容易出现胃扭转等。

七、腹段食管过长所致胃扭转病例

患者,男性,13 岁,身高 175cm,体重 58kg,BMI 18.94kg/m²。因急饮碳酸饮料后出现上腹痛,呈胀痛感,其疼痛呈进行性加重,伴恶心、呕吐、反酸,在当地某三甲医院检查 CT 提示膈疝,并行急诊手术,但开胸探查未见膈肌缺损,再转开腹见胃扭转,予胃肠减压治疗。数月后又喝碳酸饮料后再次发生腹痛,并于当地医院检查提示脾胃扭转,并插胃管,予抑酸护胃、解痉止痛等对症处理之后转诊我院,胸腹 CT 提示疑似膈疝,左膈上抬,并胃扭转待排除;脾大,位于左膈下(图 3-1-5、图 3-1-6)。上消化道造影(X 线)提示胃胸腔疝并扭转改变(图 3-1-7)。胃镜提示胃腔扭曲;食管及贲门充血粗糙。住院期间患者腹痛、呕吐反复发作。

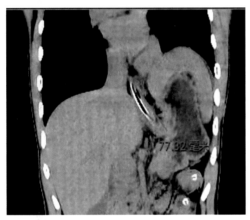

图 3-1-5　CT 平扫冠状位
测量腹段食管长度 **7.7cm**。

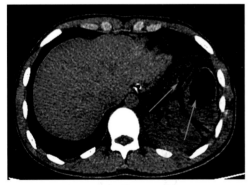

图 3-1-6　为 CT 平扫横断面
见折叠的胃形成两个腔(蓝色箭头)。

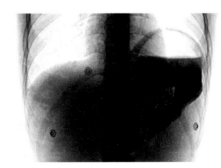

图 3-1-7　造影
可见胃折叠扭转,胃食管结合部与幽门几乎重叠。

经科室反复讨论,认为此患者腹段食管过长是导致胃扭转的主要原因。腹段食管长度可以影响胃的反流,包括气体(呃逆、嗳气)可以调节胃内压和张力。此患者的胃扭转是因为突然大量的气体产生改变了胃的体积和比重,加之由于体位的关系造成了胃的轴向转动进而诱发胃扭转。胃扭转可以有两种情况,一种是胃的一部分沿胃大小弯连线（A 轴）围绕另一部分的旋转，另一种是沿胃底与幽门连线（B 轴）旋转（图 3-1-8）。此病例中有几个特点需要注意，首先患者数次发病的诱因都是喝碳酸饮料，碳酸饮料是胃产气发泡的食材，喝完之后出现腹胀、腹痛，其次 CT 检查测量腹段食管长度为 7~8cm，腹段食管过长（正常值 3~4cm），影响胃的气体反流（图 3-1-8）。因此我们认为本病例提示腹段食管的长度与食管 LES 关系是影响气体能否正常从胃食管结合部向上排出的重要因素。

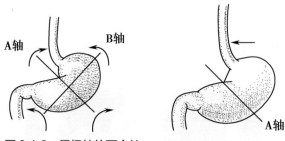

图 3-1-8　胃扭转的两个轴
A 轴即大、小弯相连的线，B 轴即胃底与幽门相连的线。幽门绕着 A 轴向上折叠至胃食管结合部，过长的食管（将近 8cm）使胃内气体难以排出，进一步加重胃扭曲。

参考文献

［1］ MITTAL R K, CHIARELI C, LIU J, et al. Characteristics of lower esophageal sphincter relaxation induced by pharyngeal stimulation with minute amounts of water [J]. Gastroenterology, 1996, 111 (2): 378-384.

［2］ PATERSON W G, RATTAN S, GOYAL R K. Experimental induction of isolated lower esophageal sphincter relaxation in anesthetized opossums [J]. J Clin Invest, 1986, 77 (4): 1187-1193.

［3］ TRIFAN A, SHAKER R, REN J, et al. Inhibition of resting lower esophageal sphincter pressure by pharyngeal water stimulation in humans [J]. Gastroenterology, 1995, 108 (2): 441-446.

［4］ MARTIN C J, DODDS W J, LIEM H H, et al. Diaphragmatic contribution to gastroesophageal competence and reflux in dogs [J]. Am J Physiol, 1992, 263 (4 Pt 1): G551-557.

［5］ KURIBAYASHI S, MASSEY B T, HAFEEZULLAH M, et al. Terminating motor events for TLESR are influenced by the presence and distribution of refluxate [J]. Am J Physiol Gastrointest Liver Physiol, 2009, 297 (1): G71-75.

［6］ KURIBAYASHI S, MASSEY B T, HAFEEZULLAH M, et al. Upper esophageal sphincter and gastro-esophageal junction pressure changes act to prevent gastroesophageal and esophagopharyngeal reflux during apneic episodes in patients with obstructive sleep apnea [J]. Chest, 2010, 137 (4): 769-776.

［7］ PEHLIVANOV N, LIU J, KASSAB G S, et al. Relationship between esophageal muscle thickness and intraluminal pressure: an ultrasonographic study [J]. Am J Physiol Gastrointest Liver Physiol, 2001, 280 (6): G1093-1098.

［8］ DAI Q, KORIMILLI A, THANGADA V K, et al. Muscle shortening along the normal esophagus during swallowing [J]. Dig Dis Sci, 2006, 51 (1): 105-109.

［9］ VEGESNA A K, CHUANG K Y, BESETTY R, et al. Circular smooth muscle contributes to esophageal shortening during peristalsis [J]. World J Gastroenterol, 2012, 18 (32): 4317-4322.

［10］ EDMUNDOWICZ S A, CLOUSE R E. Shortening of the esophagus in response to swallowing [J].

Am J Physiol, 1991, 260 (3 Pt 1): G512-516.

［11］ DIAMANT N E. Physiology of esophageal motor function [J]. Gastroenterol Clin North Am, 1989, 18 (2): 179-194.

［12］ DIAMANT N E, EL-SHARKAWY T Y. Neural control of esophageal peristalsis [J]. A conceptual analysis. Gastroenterology, 1977, 72 (3): 546-556.

［13］ WEINSTOCK L B, CLOUSE R E. Esophageal physiology: normal and abnormal motor function [J]. Am J Gastroenterol, 1987, 82 (5): 399-405.

［14］ GOYAL R K, CHAUDHURY A. Physiology of normal esophageal motility [J]. J Clin Gastroenterol, 2008, 42 (5): 610-619.

［15］ MASUDA T, SINGHAL S, AKIMOTO S, et al. Swallow-induced esophageal shortening in patients without hiatal hernia is associated with gastroesophageal reflux [J]. Dis Esophagus, 2018, 31 (5): 1-7.

［16］ MEYER J P, JONES C A, WALCZAK C C, et al. Three-dimensional manometry of the upper esophageal sphincter in swallowing and nonswallowing tasks [J]. Laryngoscope, 2016, 126 (11): 2539-2545.

第二节 LES 与 CD

 导读 LES 与 CD 就是结构与功能相互统一的有机体。

一、LES 的功能

LES 的位置非常重要,刚好处于 EGJ 处。食管裂孔疝(HH)的分型中的关键一点是 LES 的位置有无上移,像 Ⅱ 型与 Ⅲ 型食管裂孔疝在 LES 的位置上是有差别的。Ⅰ 型食管裂孔疝是获得性的,是轴向疝。什么是"轴向"的疝? "轴"从英文的字意上看,它可以是空间多个同心圆组成。早期可能没有反流,只要时间够长,一定出现反流。

LES 是食管远端的一个区域,其功能是防止胃液反流到食管中。它在发育的第 4 周由原肠的内胚层和中胚层形成。随着食管拉长和胃底增长,逐渐出现 His 角和 GEJ 等结构。

LES 没有清晰的解剖边界,并且无法通过内镜、CT 扫描或内镜超声看到。取而代之的是 LES 的位置和功能是通过高分辨率食管测压(High-resolution manometry, HRM)或内镜下功能性腔道成像探针(Endolumenal Functional Lumen Imaging Probe, EndoFLIP)测压确定的。在食管测压中,LES 被定义为远端压力增加超过胃基线的部位,持续到突然下降到胃基线以下,代表胸内食管的负压和 LES 的近端范围。LES 的

■ "轴向疝"就是 LES 与 CD 在位置上发生了改变。

三个重要特征可以通过以下几点来定义：LES 总长度、腹内长度和静息压力。

LES 的"括约肌"作用被认为是由环形食管肌肉和来自 GEJ 水平的胃的较小和较大曲线的扣状纤维共同产生的。

构成 LES 的肌性成分主要是平滑肌，呈内环外纵方式分布。平滑肌为不随意肌，不受意识的控制，由自主神经支配，同时也受内分泌系统的调节。平滑肌的运动来自神经或激素的刺激。比如食物到达食管的某一部位与 LES 形成某一反射使其自动开放。平滑肌作用使得 LES 这一位置的张力维持长期的存在，这是构成抗反流的最重要部分。

LES 压力还是唯一受饮食摄入影响，LES 维持的张力取决于三种因素的影响：自主神经、激素和旁分泌。支配神经主要来源于肠系膜神经丛的肌间神经丛，其具有兴奋性和抑制性神经元成分。其中，兴奋性神经元释放乙酰胆碱和 P 物质，而抑制性神经元释放血管活性肠肽和一氧化氮。激活抑制性神经元释放一氧化氮导致括约肌松弛。神经激素的释放还受口服摄入量的影响，且根据摄入食物的热量密度和化学成分进行改变。吞咽时，在食管蠕动波到达前张力是降低的，在食物通过后肌张力又增高。吸气时，胸腔内负压增大，增加了胃食管连接处的压力梯度，但这可以被来自由膈肌脚食管旁纤维收缩产生的压力所抵抗。在膈肌休息前稍微激活的膈肌脚纤维加强了这种抗反流机制。

二、CD 的功能

膈肌中央部为中心腱，周围部为肌纤维。根据周围部肌纤维来源不同，分为胸骨部、肋部和腰部。有学者根据对呼吸功能的影响，将其分为肋膈肌和脚膈肌，脚膈肌也就是通常所说的膈肌脚（CD）。肋膈肌收缩时胸廓下部扩张，起吸气作用。CD 相反，收缩时胸廓下部缩小，起呼气作用。构成 CD 的肌纤维属于骨骼肌，起到类似肛门外括约肌的功能。

CD 最重要的功能在于通过向 EGJ 施加外部压力，维持 GEJ 的闭合，从而起到抗反流的作用。正常的远端食管高压区是由 CD 和 LES 的直接贡献组成，LES 和 CD 高压区是叠加重叠的。HH 患者的测压检查显示由 LES 和 CD 独立贡献的双高压区。许多研究显示，HH 患者的 LES 压力与正常对照和没有 HH 的 GERD 患者相比是降低的。EGJ 向胸腔负压环境的轴向位移降低了其作为腹部正压环境的反流屏障的有效性。

CD 还有助于保持 His 角的锐角。在这方面，CD 在预防 GERD 方面与耻骨直肠肌在控制大便方面起着类似的作用。当 CD 放松时，His 角可以打开并允许呃逆、反流和呕吐发生。在 His 角的食管腔内部分，形成胃食管阀瓣帮助预防 GERD。

三、LES 与 CD 组成 coincide 结构

LES 的平滑肌和 CD 的骨骼肌是共同构成抗反流屏障的重要结构。LES 和 CD 的位置决定了其功能。LES 和 CD 构成了 coincide 结构,在空间位置上是相互重叠的(图 3-2-1)。CD 位于 LES 的上方,类似于外括约肌包绕 LES。从尾侧向头侧看,CD 位于 LES 的头侧、LES 位于 CD 的尾侧,胃食管瓣膜位于 LES 和胃底之间。如果 CD 和 LES 在解剖位置上出现分离,便失去 coincide 结构,LES 的压力分布则随之改变,势必发生食管裂孔疝或胃食管反流病。HH 患者绝大多数都有反流的表现就是一个证据。在抗反流手术重建肌瓣时,要充分考虑折叠肌瓣的位置,在适当的位置进行重建,这样才能恢复结构和功能。

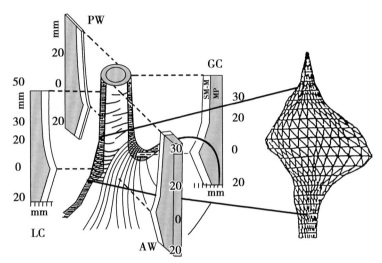

图 3-2-1　食管下端括约肌的计算机三维成像
通过胃食管连接处抽出具有四至八个径向侧孔的导管。对于每个回撤水平,围绕代表胃底压力的轴绘制径向测量的压力。使用逐步拉回技术时,可以确定呼吸时压力反转点(RIP)。

经过临床实践反复验证环状平滑肌所构成的 LES 在食管下端的内压力并非对称性分布(图 3-2-2)。LES 压力分布显示出圆形和轴向压力不对称,目前关于 LES 和 CD 压力分布的许多问题仍然不清楚。例如①正常情况下 LES 在前后方向压力大约为 100mmHg,在侧大约为 50mmHg,LES 在左侧压力明显大于右侧压力。LES 压力分布为何周向不对称? ②膈肌的收缩为何周向不对称? ③LES 和 CD 在胃食管结合部不同部位的压力分布谱如何? ④食管进入胃的角度是多少?

圆满的解答可能还需要进一步的研究。但从形态学上看,至少腹段食管是一腹腔的间位器官,间位器官受到腹压的作用是不一致的。再有是否由于胚胎发育旋转后,现在的左侧和右侧实际是原始胚胎期的前方和后方,其本质上就不是对称的?

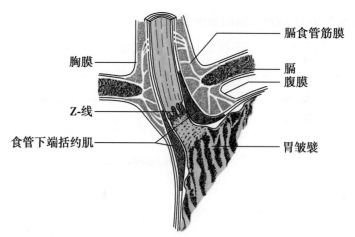

图 3-2-2　胃食管结合部的截面图

显示了腹膜与膈食管膜的关系。膈食管膜继续作为独立的结构进
入后纵隔。壁腹膜继续作为脏腹膜反折到胃上。

参考文献

[1] PEHLIVANOV N, LIU J, KASSAB G S, et al. Relationship between esophageal muscle thickness and intraluminal pressure: an ultrasonographic study [J]. Am J Physiol Gastrointest Liver Physiol, 2001, 280 (6): G1093-1098.

[2] DAI Q, KORIMILLI A, THANGADA V K, et al. Muscle shortening along the normal esophagus during swallowing [J]. Dig Dis Sci, 2006, 51 (1): 105-109.

[3] VEGESNA A K, CHUANG K Y, BESETTY R, et al. Circular smooth muscle contributes to esophageal shortening during peristalsis [J]. World J Gastroenterol, 2012, 18 (32): 4317-4322.

[4] EDMUNDOWICZ S A, CLOUSE R E. Shortening of the esophagus in response to swallowing [J]. Am J Physiol, 1991, 260 (3 Pt 1): G512-516.

[5] DIAMANT N E. Physiology of esophageal motor function [J]. Gastroenterol Clin North Am, 1989, 18 (2): 179-194.

[6] DIAMANT N E, EL-SHARKAWY T Y. Neural control of esophageal peristalsis. A conceptual analysis [J]. Gastroenterology, 1977, 72 (3): 546-556.

[7] WEINSTOCK L B, CLOUSE R E. Esophageal physiology: normal and abnormal motor function [J]. Am J Gastroenterol, 1987, 82 (5): 399-405.

[8] GOYAL R K, CHAUDHURY A. Physiology of normal esophageal motility [J]. J Clin Gastroenterol, 2008, 42 (5): 610-619.

[9] MASUDA T, SINGHAL S, AKIMOTO S, et al. Swallow-induced esophageal shortening in patients without hiatal hernia is associated with gastroesophageal reflux [J]. Dis Esophagus, 2018, 31 (5): 1-7.

[10] NICODÈME F, LIN Z, PANDOLFINO J E, et al. Esophagogastric Junction pressure morphology: comparison between a station pull-through and real-time 3D-HRM representation [J]. Neurogastroenterol Motil, 2013, 25 (9): e591-598.

[11] KAHRILAS P J, PETERS J H. Evaluation of the esophagogastric junction using high resolution manometry and esophageal pressure topography [J]. Neurogastroenterol Motil, 2012, 24 (Suppl 1): 11-19.

[12] UMEKI H, TAKASAKI K, ENATSU K, et al. Effects of a tongue-holding maneuver during swallowing evaluated by high-resolution manometry [J]. Otolaryngol Head Neck Surg, 2009, 141 (1): 119-122.

[13] TAKASAKI K, UMEKI H, ENATSU K, et al. Investigation of pharyngeal swallowing function using

high-resolution manometry [J]. Laryngoscope, 2008, 118 (10): 1729-1732.

[14] DESPREZ C, ROMAN S, LEROI A M, et al. The use of impedance planimetry (Endoscopic Functional Lumen Imaging Probe, EndoFLIP®) in the gastrointestinal tract: A systematic review [J]. Neurogastroenterol Motil, 2020, 32 (9): e13980.

[15] LEE J M, YOO I K, KIM E, et al. The usefulness of the measurement of esophagogastric junction distensibility by EndoFLIP in the diagnosis of gastroesophageal reflux disease [J]. Gut Liver, 2021, 15 (4): 546-552.

第三节 食管功能的测定

 导读 HH 和 GERD 都是一种食管功能出现问题的疾病,能否将功能量化是认识和治疗疾病的基础。

食管功能的测定方法主要包括食管压力的测定和 24 小时食管 pH 值 - 阻抗监测,本节主要介绍食管功能测定的主要方法以及相关原理,并通过临床病例的分享帮助我们更加深入地认识和理解 HH 和 GERD 的病理生理。

一、食管压力常用的测定方法

(一) 液体灌注导管体外传感器法(传统的常规测压)

液体灌注法测压是传统的常规测压方法,是在食管腔内放置测压导管,灌注泵以一定的速度通过传感器向测压导管内灌注液体,液体经测压导管的侧孔流出时所要克服的阻力即为食管腔内压力,压力由体外压力换能器感受,将压力转变为电信号传至记录仪,用线性图形的形式记录下来(图 3-3-1)。测压导管通常由 4~8 根聚乙烯化合物管组成,长度 12~50cm。相邻侧孔间距 3~5cm,空间方位 45° 或 90°。

(二) 高分辨率食管测压

高分辨率食管测压(HRM)是利用更加密集的压力感受器的测压导管,采集从咽到胃部的连续高保真压力数据,通过计算机软件对上述数据进行转换分析,输出实时同步的食管运动三维空间图像,可以更加客观、准确、便捷地了解食管传送清除能力及胃食管结合部(EGJ)的屏障功能。用于定位 LES、抗反流手术的术前及术后评估及难治性 GERD 的鉴别诊断。

● 高分辨率食管测压(HRM)是解读食管功能的锁匙。

HRM 相较于传统测压方法采用分布更加密集的压力传感器测压导管,能够采集从咽到胃部的连续高保真压力数据,并输出实时同步的食管运动三维空间图像

（图3-3-2）。因此,HRM是评估食管运动性的首选测压技术。HRM包括固态系统和水灌注系统两种,由于固态系统较水灌注系统对压力变化的响应相对较广泛且快,因此固态系统适用于记录任何腔内压力活动,包括咽部活动,并且其基线不受身体位置的影响,已经成为GERD的重要辅助检查手段。

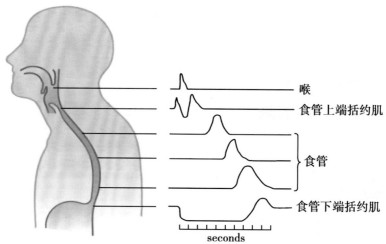

图3-3-1　食管、食管下端括约肌及胃内的压力情况

咽部和食管近端,从横纹肌到横纹肌和平滑肌混合过渡区,再到仅为平滑肌的食管远端,各部位肌肉组织的组成类型有所不同。

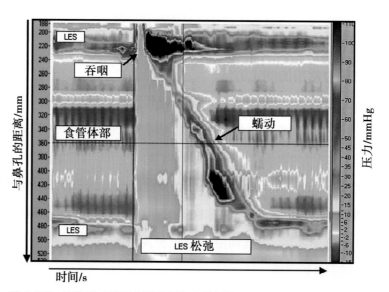

图3-3-2　高分辨食管压力测定图和参数测量

HRM的常用参数包括整合松弛压、远端收缩积分、收缩减速点、收缩前沿速度、远端潜伏期及蠕动中断。

（三）内镜下功能性腔道成像探针技术

内镜下功能性腔道成像探针（Endolumenal Functional Lumen Imaging Probe,EndoFLIP）技术是一种可测量人体空腔脏器功能状态的技术。主要是通过内镜将一个可以充入导电液体的袋状电极置于所需要评估其功能状态的组织器官处,袋内的阻抗测量电极会自动测量其所在位置的截面积,袋内的压力感受器会同时测量压力。电脑将采集到的数据进行分析后以生动的圆柱样图形显示在观察屏上,有利于更好地分析空腔脏器括约肌的张力功能。

EndoFLIP 除了可以用于评估反流情况,还可用于评估非阻塞性吞咽困难。可通过 EndoFLIP 对食管蠕动进行分类,评估食管胃交界处的可扩张性和扩张引起的收缩性。在绝大多数食管运动异常的患者中,包括 100% 的贲门失弛症患者,EndoFLIP 均可发现。EndoFLIP 可通过精确模拟食管测压,识别食管测压未发现的异常,来提高对非阻塞性吞咽困难的诊断评估(图 3-3-3)。

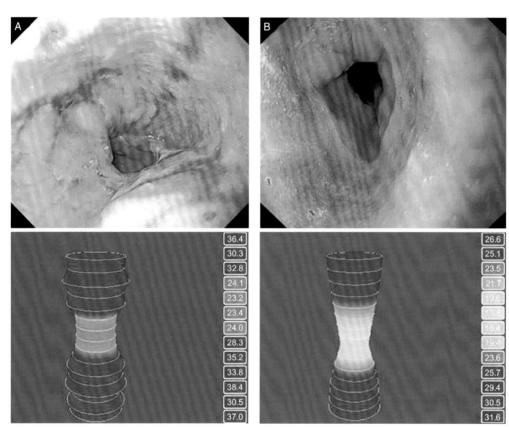

图 3-3-3　EndoFLIP 典型图像
A. 反流性疾病患者;**B.** 对照患者。
图中颜色代表压力,压力越大颜色越红,压力越小,颜色越黄;图中三个圆柱从上至下由 16 个圆环组成,每个圆环的截面积代表管腔不同位置的扩张性。

二、HRM 压力测定基本概念和意义

自 2015 年发布《芝加哥分类》第 3.0 版以来,高分辨率测压(HRM)已被广泛适用于临床。与先前的迭代相比,芝加哥分类第 4.0 版(CCv4.0)有四个主要修改。①要进一步进行测压和非测压评估,以得出结论性的胃食管结合部(EGJ)流出阻塞(EGJOO)诊断。②EGJOO、远端食管痉挛和高收缩性食管是三种压力模式,必须伴有

吞咽困难和/或非心脏性胸痛的食管阻塞症状,才能被认为与临床相关。③理想的标准化测压规程应包括仰卧位和直立位以及其他测压动作,例如多次快速吞咽和快速饮水。对于特殊情况下,也可以考虑进行固剂吞咽,餐后检测和药理刺激。④无效食管运动的定义更为严格,现在涵盖了零散的蠕动。因此,CCv4.0不再区分主要和次要运动障碍,而仅将EGJ流出障碍与蠕动障碍区分开。

外科医师需要看懂和充分理解HRM的结果,了解食管动力情况,才能做到精确的手术设计。读懂HRM需要首先了解以下基本概念和其意义。

(一)压力测定基本概念

1. 吞咽松弛窗(deglutitive relaxation window) 指吞咽时UES开放后10秒内LES出现松弛开始,10秒后结束或在蠕动波到达EGJ后结束的一段时间为吞咽松弛窗。因为吞咽时食管缩短,LES轻微上移,因此松弛窗有一定的宽度,通常为6cm。

2. 完整松弛压力(integrated relaxation pressure,IRP) 指LES松弛窗中压力最低的连续或不连续时间内电子"袖套"的平均压力,反映EGJ吞咽时的松弛功能。通常IRP>15mmHg被认为LES松弛功能障碍。

3. 远端收缩积分(distal contractile integral,DCI) 指食管平滑肌中收缩的压力持续时间长度,用于判断收缩力度。其计算区域是指从压力移行带至LES上端边缘、收缩压超过20mmHg的区域,即S2、S3收缩节段所在的时空范围,但是若出现包含LES区域的高幅收缩则计算框范围要包含LES区。

4. 收缩前沿速度(contractile front velocity,CFV) 指食管平滑肌段蠕动波在30mmHg等压线上近段骨骼肌和中远段平滑肌之间的压力谷(P点)与CDP连线的斜率,单位为cm/s,用来判断快速收缩传导。

5. 收缩减速点(contractile deceleration point,CDP) 指30mmHg等压线上CFV的减缓处,该处由食管的蠕动转为膈壶腹的排空。

6. 远端潜伏期(distal latency,DL) 指食管上端括约肌开始松弛处至CDP的传送时间,正常值≥4.5秒。

7. 压力反转点(pressure inversion point,PIP) 指呼吸时膈肌移动产生了压力转折点。食管内压力和胸腔内压力变化一致,吸气时压力降低,颜色变为深蓝色,呼气时压力升高,颜色变为浅蓝色,而腹腔内的压力变化和胸腔内的压力变化相反,即吸气时压力升高,呼气时压力降低,这一特征可帮助判断膈肌的位置。LES的压力吸气时升高,呼气时降低,提示LES在横膈下。

8. 典型HRM图解读 在HRM图中,冷色代表低压,暖色代表高压。WS代表正常吞咽开始,上下两条水平高压带分别代表UES和LES(或EGJ)。UES与LES之间的暖色斜行条带代表蠕动压力波。蠕动压力的变化由不同的食管收缩节段组成:

S1 为食管上段骨骼肌,TZ 为食管骨骼肌转变为平滑肌的移行带,S2 和 S3 分别为食管平滑肌部分的近端和远端,S4 为 LES 重新定位的位置(吞咽过程食管缩短)。正常吞咽开始时,UES 先出现松弛,压力降低接近食管内压(颜色变为蓝色)。几秒后可见 LES 松弛,残余压力和胃内压力接近(图 3-3-4)。

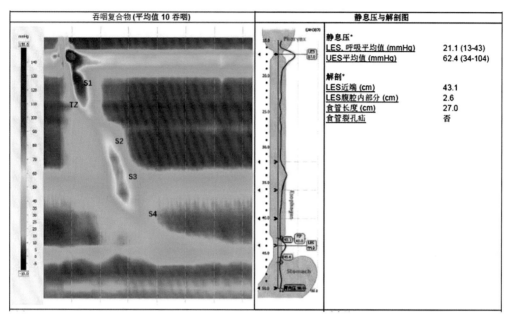

图 3-3-4 标准 HRM 图的解读

在 HRM 图中,冷色代表低压,暖色代表高压。WS 代表正常吞咽开始,上下两条水平高压带分别代表 UES 和 LES(或 EGJ)。UES 与 LES 之间的暖色斜行条带代表蠕动压力波。

(二) EGJ 形态分型

EGJ 主要包含 2 个收缩部分,即 LES 和膈肌,表现在 HRM 图上,可分为三型。

1. Ⅰ型为 LES- 膈肌完全重叠,吸气时,空间压力表现为单峰(图 3-3-5A);

2. Ⅱ型为 LES- 膈肌空间部分分离,分离间隔为 1~2cm。吸气时,空间压力变化表现为双峰,但两峰之间最低点压力并未降至胃内压(图 3-3-5B);

3. Ⅲ型为 LES- 膈肌完全分离,分离间隔>2cm。吸气时,空间压力图表现为双峰,且两峰之间最低点压力等于或小于胃内压。

Ⅲ型又分为Ⅲa 型和Ⅲb 型。Ⅲa 型的 RIP 在膈肌水平(图 3-3-5C),Ⅲb 型在 LES 水平(图 3-3-5D)。其中,食管裂孔疝表现为 LES- 膈肌部分或完全分离,诊断敏感度为 92%,特异度为 95%,高于单独使用胃镜或影像学诊断的敏感度。EGJ 形态可能是 EGJ 屏障功能的重要决定因素,LES- 膈肌空间分离可能促进 GERD 发生。

对于每个面板,与压力地形图上的红线相对应的瞬时空间压力变化图由右侧的黑线表示。两个主要的 EGJ 组件是 LES 和 CD,当它们与 Ⅰ 型 EGJ 叠加时,它们无法独立量化。白色水平虚线所示的呼吸倒转点(RIP)位于 EGJ 近端边缘附近。在吸气(Ⅰ)期间,EGJ 压力增加,而在呼气(E)期间降低。对于 Ⅱ 型 EGJ 压力形态,注意瞬时空间压力变化图上的 2 个峰值;峰间的最低点压力大于胃内压力。RIP 位于 CD 级别。图 3-3-5C 和 D 对应于Ⅲ型 EGJ 压力形态,定义为瞬时空间压力变化图的 2 个峰值,峰值之间的最低压力等于或小于胃内压力。

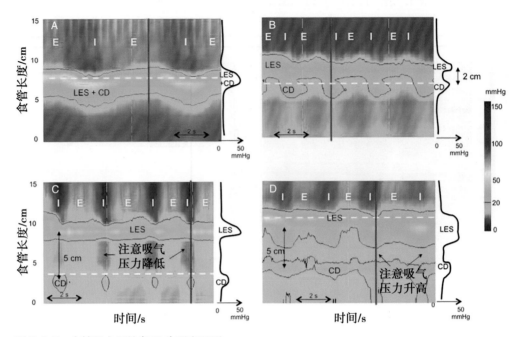

图 3-3-5　食管胃交界处(EGJ)形态亚型
A. Ⅰ型;B. Ⅱ型;C. Ⅲa 型;D. Ⅲb 型。Ⅲa 型的 RIP 在膈肌水平,Ⅲb 型在 LES 水平。

（三）收缩强度分类

使用 DCI 评估收缩力:①正常收缩 450mmHg·s·cm<DCI<8 000mmHg·s·cm;②无效收缩包括失收缩和弱收缩;③失收缩 DCI<100mmHg·s·cm(图 3-3-6A);④弱收缩 100mmHg·s·cm<DCI<450mmHg·s·cm(图 3-3-6B);⑤高幅收缩 DCI≥8 000mmHg·s·cm(图 3-3-6C)。

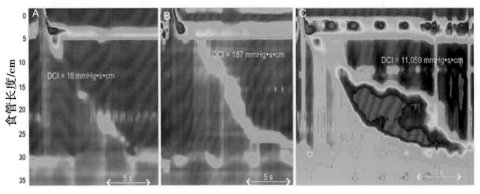

图 3-3-6　收缩强度
A. 失收缩;B. 弱收缩;C. 过度收缩吞咽,DCI≥8 000mmHg·s·cm。

（四）收缩类型分类

①过早收缩型：DL<4.5秒的收缩（DCI>450mmHg·s·cm）（图3-3-7A）；②失败收缩型：弱收缩和远端潜伏期减少被认为是失败的收缩（图3-3-7B）；③片段收缩型：DCI正常（450mmHg·s·cm<DCI<8 000mmHg·s·cm，但收缩中断>5cm的收缩是片段性收缩（图3-3-7C）；④完整收缩型：不符合以上标准的收缩。

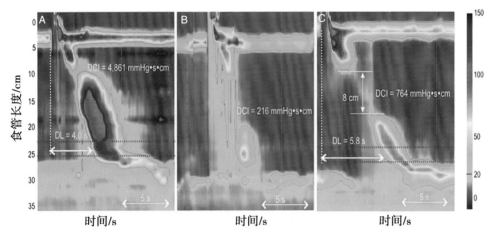

图3-3-7　收缩类型
A.过早收缩型；B.失败收缩型；C.片段性收缩。

三、食管动力障碍的判定

（一）贲门失弛症

1. Ⅰ型（经典型）：中位IRP>正常值上限，100%吞咽为无效蠕动（图3-3-8A）；

2. Ⅱ型（变异型）：中位IRP>正常值上限，100%吞咽为无效蠕动，食管增压吞咽≥20%（图3-3-8B）；

3. Ⅲ型（痉挛型）：中位IRP>正常值上限，100%吞咽为无效蠕动，DCI>450mmHg·s·cm的过早收缩吞咽≥20%（图3-3-8C）。

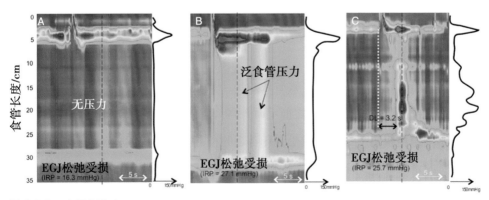

图3-3-8　贲门失弛症
在Ⅰ型贲门失弛症中，没有食管收缩和食管加压（A）。Ⅱ型贲门失弛症的特征是全食管加压和无蠕动收缩（B）。在Ⅲ型贲门失弛症中，至少有20%的过早收缩，定义为DL<4.5秒（C）。

（二）EGJ 出口梗阻

定义为中位 IRP>15mmHg，可见完整蠕动或伴有小型蠕动中断的蠕动减弱，但未达到贲门失弛症的诊断标准。EGJ 流出道梗阻可能代表贲门失弛症（图 3-3-9A）；它也可能是机械性阻塞（图 3-3-9B）的结果，例如远端食管狭窄。

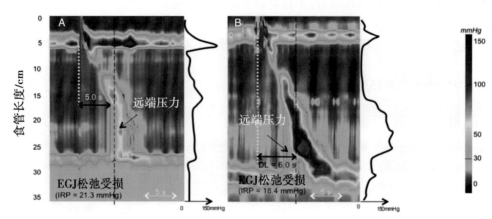

图 3-3-9　流出道阻塞相关疾病

请注意与沿空间压力变化图的收缩相对应的多个峰值。EGJ 流出道梗阻可能代表贲门失弛症（A）；它也可能是机械性阻塞（B）的结果，例如远端食管狭窄。

（三）主要蠕动异常

主要蠕动异常是指除贲门失弛症或 EGJ 出口梗阻以外的健康人中不可见的动力异常。主要分为 3 种：①无收缩：中位 IRP 正常，100% 无效蠕动；②远端食管痉挛：中位 IRP 正常，DCI>450mmHg·s·cm 的早熟收缩吞咽 ≥20%，部分存在正常蠕动；③高压收缩食管（Jackhammer 食管）：≥20% 的吞咽 DCI>8 000mmHg·s·cm 且 DL 正常，高收缩可包含 LES 区域，甚至仅限于 LES 区域。

（四）轻微蠕动异常

第 3.0 版《芝加哥分类》将蠕动异常的分类大大简化，仅包含两类：无效食管运动和片段蠕动。其中无效食管运动定义为 ≥50% 的无效吞咽（失收缩或弱收缩，即 DCI<450mmHg·s·cm），片段蠕动定义为片段收缩比例 ≥50% 且 DCI>450mmHg·s·cm。

（五）环咽肌功能障碍

正常情况下，吞咽时 UES 开放后残余压下降至食管内压力，颜色变为蓝色。若 UES 以上咽部的压力在吞咽过程之前反而升高，表明在 UES 水平出现了功能性梗阻。

（六）一过性食管下端括约肌松弛和吞咽时食管下端括约肌松弛

前面的章节中已经讨论了一过性食管下端括约肌松弛（transit LES relaxation，tLESR）和吞咽时食管下端括约肌松弛（deglutitive LES relaxation，dLESR），尽管两种情况下的 LES 都是松弛而且是短暂性的。

tLESR 是食管远端胃来源的或非吞咽情况下食管下端括约肌发生自发性松弛，其

■ 弄懂认清 dLESR 与 tLESR 作用是认识 GRED 的基础。

松弛时间明显长于吞咽时食管下端括约肌松弛,可持续 8~10 秒,与胃食管反流有关。有研究发现健康人中 35% 的 tLESR 伴随胃食管反流,而 GERD 患者则有 65% tLESR 伴随胃食管反流,GERD 患者 tLESR 出现的频率较健康人明显增多。dLESR 具有方向性,是完全生理性的。而 tLESR 往往伴随着胃食管反流,两者是不同的现象。

tLESR 发生在对近端胃底扩张的反应中,并允许胃食管反流、嗳气、干呕和呕吐。然而并非所有 tLESR 都伴有胃食管反流,与反流相关的 tLESR 比例从 10% 到 93% 不等。控制 tLESR 的中枢结构与控制吞咽引起 LES 松弛的中枢结构是相同的。影响延髓中枢的迷走神经通路可影响 tLESR 的频率,迷走神经切断术或迷走神经冷却可阻断 tLESR。非胆碱能、非肾上腺素能介质例如一氧化氮(nitric oxide,NO)和血管活性肠肽(vasoactive intestinal peptide,VIP)可以促进 tLESR。

dLESR 是用来描述允许物质从食管进入胃的松弛这一生理过程。dLESR 是吞咽开始后不到 2 秒开始的反射性放松,此时液体、食物,特别是在直立位置的重力辅助下,可能会在 LES 放松之前到达 LES,所以在它们进入胃的过程中可能会稍有延迟。松弛的过程通常持续 8~10 秒,接下来是 LES 近端部分的后收缩。后收缩是食管蠕动的延续,持续 7~10 秒。所以吞咽后至少需要 15~20 秒 LES 才能达到吞咽前稳定状态。LES 的松弛是吞咽反射最敏感的组成部分。

孤立的 dLESR 可以由处于亚阈值或产生完全吞咽反应的咽部触觉刺激引起。由初级蠕动或咽部触觉刺激引起的 LES 松弛是通过迷走神经介导的,可以通过双侧迷走神经离断或消融来解决。LES 松弛也可以由食管扩张产生。食管横纹部分的扩张导致中枢介导的 LES 松弛,迷走神经离断以消除这种松弛。相比之下,迷走神经离断会消除由平滑肌部分扩张引发的 LES 松弛,这表明这种反射是通过壁内神经介导的。

LES 压力还受饮食摄入的影响,LES 所维持的张力取决于三种因素的影响:内在自主神经、激素和旁分泌因素。神经支配由肌间神经丛提供,其具有兴奋性和抑制性神经元成分。其中,兴奋性神经元由乙酰胆碱和 P 物质控制,而抑制性神经元使用 VIP 和 NO。神经激素的释放还受口服摄入量的影响,并根据摄入食物的热量密度和化学成分进行改变。

LES 松弛允许食物从食管进入胃或允许来自胃的物质从胃回到食管。尽管两种情况下的松弛都是短暂的,但许多临床医师及研究人员将 tLESR 归因于导致嗳气或胃食管反流的不适当的 LES 松弛。

LES 放松不同于 LES 开放。LES 打开需要 LES 松弛,但在 dLESR 和 tLESR 期间,LES 的打开都有轻微的延迟。最近,组合多通道管腔内阻抗和测压法已用于评估这两种现象之间的关系,而无须使用传统辐射性的影像学方法。

四、食管反流常用的检测方法——24 小时食管 pH 值 - 阻抗监测

(一) 食管 pH 值 - 阻抗监测的发展历史

20 世纪 60 年代,食管 pH 值监测首次应用于临床,随着 80 年代便携式食管 pH 值监测的问世,使得胃食管反流疾病的诊断取得重要进展。随着弱酸反流和非酸反流在 GERD 发病机制中的作用越来越引起重视,90 年代代初提出了动态阻抗监测。通过动态阻抗监测探头电子环监测反流物的电阻值来确定反流物的性质,同时联合 pH 值监测探头,可有效判断反流物为酸反流(pH 值<4),弱酸反流(pH 值 4~7)或非酸反流(pH 值>7),这种方法有效地解决了以往只能将食管反流物分为酸反流和非酸反流的问题,并且该方法的有效性和可重复性更好。24 小时食管 pH 值 - 阻抗监测对于胃食管反流病诊断的敏感度和特异度均高于 90%,目前是诊断胃食管反流病的金标准之一。

(二) 食管下端 pH 值监测的主要临床意义

食管下端 pH 值监测的主要目的是研究胃食管反流事件与疾病的关系,评价抗反流药物及抗反流手术的疗效,以及反流与体位、进餐、疼痛等症状的相关性。一般认为正常食管内 pH 值为 5.5~7.0。食管下段 pH 值监测的指标为:总酸暴露时间:24 小时总的、立位和卧位 pH 值<4 的总时间百分率;酸暴露频率:pH 值<4 的次数;酸暴露持续时间:反流持续时间 ≥ 5 分钟的次数和最长反流持续时间,测量反流期间的长度是 pH 值<4 的时间到 pH 值恢复至 4 的时间;Demeester 评分:用于区分生理与病理性酸反流,>14.72 视为病理性酸反流;症状指数(symptom index,SI):为 pH 值<4 的症状数与总症状数的百分比,SI95% 为高 SI,表明症状与反流之间关系密切。

(三) 24 小时食管 pH 值 - 阻抗监测的实施方法

主要操作方法是从患者鼻腔插入 pH 值监测电极,插管时,患者取坐直位,轻柔地将导管插入鼻腔,感觉到导管进入鼻咽部时,使患者头前倾,导管进入鼻咽部后,使患者做吞咽动作,更容易咽下导管,同时保持坐直的姿势,将导管缓缓插入,最终将导管固定在食管下端括约肌上 5cm 处,通过该处的 pH 值变化来了解是否存在胃酸反流。完成后将记录仪所记录的资料输入电脑,然后进行显示、分析、判断和打印。其主要监测指标包括:总酸暴露时间、酸暴露频率以及酸暴露持续时间(图 3-3-10)。检查当日要求患者利用监测仪显示的时间,记录就餐、日常活动、睡眠及症状起始时间。

(四) 24 小时食管 pH 值 - 阻抗监测的影响因素

食管 pH 值 - 阻抗监测结果受多种因素影响,包括患者的年龄、性别、BMI、吸烟、饮酒、高脂饮食、体位以及精神心理因素等。相关统计研究发现 60 岁以上老年人群 pH 值<4 的时间和长反流事件的发生次数明显超过年轻人群;男性人群的总反流次数、酸反流次数、弱酸反流次数、近端酸反流次数、反流物清除时间等指标明显大于女性;

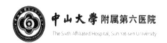

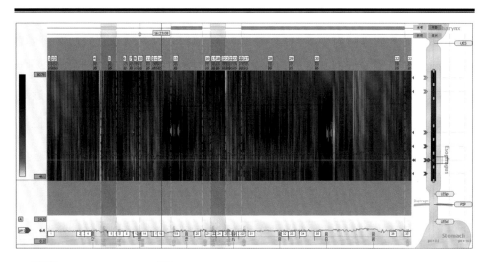

pH分析阈值	通道 1
阈值, pH	4.0

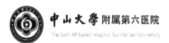

反流动态监测 **(pH)** 检查报告

酸反流分析	通道 1
总计	
总监测时间 (HH:MM)	23:24
反流时间 (HH:MM)	00:11
反流次数	31
酸反流时间 (百分比)	0.8
长反流 (>5分钟) 次数	0
最长反流持续时间 (HH:MM)	00:04
直立	
总监测时间 (HH:MM)	10:54
反流时间 (HH:MM)	00:08
反流次数	22
酸反流时间 (百分比)	1.2
长反流 (>5分钟) 次数	0
最长反流持续时间 (HH:MM)	00:04
仰卧	
总监测时间 (HH:MM)	12:30
反流时间 (HH:MM)	00:04

反流次数	9
酸反流时间 (百分比)	0.5
长反流 (>5分钟) 次数	0
最长反流持续时间 (HH:MM)	00:01

DeMeester评分	通道 1
Normal ≤ 14.72 (95th percentile)	4.8

DeMeester评分组成	通道 1
反流次数	31.8
长反流 (>5分钟) 次数	0.0
最长反流持续时间 (min)	00:04
总计: pH<4时间 (百分比)	0.8
立位: pH<4时间 (百分比)	1.2
卧位: pH<4时间 (百分比)	0.5
DeMeester评分	4.8

检查所见：

24h 食管 pH/阻抗共监测 23 小时 24 分钟，出现酸反流 31 次，总的酸反流时间为 11 分钟，酸反流时间占总监测时间的 0.8%，监测期间未见长反流，最长反流持续时间为 4 分钟， DeMeester 评分 4.8（正常值 ≤ 14.72 (95th percentile)。监测期间患者未诉明显不适。

诊断印象：

食管 PH 监测未提示病理性酸反流

图 3-3-10　pH 值 - 阻抗监测的结果分析

根据反流物的 pH 值可分为酸反流，弱酸反流和非酸反流。酸反流：反流时 pH 值<4 或者反流前 pH 值<4；弱酸反流：反流物的 pH 值为 4~7，且食管 pH 值下降>1 个单位；非酸反流，反流物 pH 值>7。反流分为液体反流，气体反流和液气混合反流。

吸烟、饮酒、高 BMI 以及高脂饮食是胃食管反流病发生的独立危险因素；立位比卧位更容易发生酸反流事件；精神心理因素包括长时间处于应激状态更容易发生酸反流。

（五）食管 pH 值 - 阻抗监测的临床发现——"酸袋"现象

2001 年，Fletcher 等在进行食管下端 pH 值监测时发现餐后食管的反流物比胃内容物的酸性要高，作者将发生在 EGJ 的高酸区域称为"酸袋"。通过临床试验测定健康志愿者在禁食和进食后近端胃、EGJ、食管的 pH 值变化，发现在禁食状态下，胃内 pH 值平均为 1.4，而进食后升至 4.4，但在 EGJ 的 pH 值却仍只有 1.6，餐后反流入食管内的胃内容物的 pH 值低于胃内 pH 值，并发现在餐后胃贲门部的酸性区域向近端延伸甚至达到鳞柱状交界区。虽然在正常人和胃食管反流病患者中均有此现象，但是随后的试验研究认为这种现象在 GERD 患者与食管裂孔疝患者中更明显。

酸袋的形成因素与食物缓冲作用、食管裂孔疝以及所进食的食物种类有关。餐后胃内容物是一个缓冲不均的环境，胃头区内的胃液可逃离食物的缓冲作用，并向近端延伸，穿过 GEJ，使远端食管黏膜暴露于高酸环境中，导致餐后酸袋的形成。在病理情况下，酸袋的位置可发生改变。有研究发现食管裂孔疝患者发生酸反流的风险至少是健康患者的 2 倍，并且食管裂孔疝患者的酸袋通常位于膈上的裂孔内。在 LES 一过性松弛时，食管裂孔疝患者的酸袋常位于膈肌水平以上。上述结果提示，食管裂孔疝的存在决定了酸袋的位置。食管裂孔疝患者酸袋影像学图像的获取可有助于对 GERD 患者酸反流的认识，但是如何准确地确定酸袋的组成成分则需要进一步的研究。酸袋在 GERD 的起病过程中扮演了关键作用。

五、警惕十二指肠远端受阻时的代偿——继发性食管反流

1. 概述　胃食管反流有些是原发性，还有些是在其他病基础上产生的。例如十二指肠的慢性梗阻会引起胃食管的继发性反流，临床表现以反酸、嗳气为主，临床极易误诊为 GERD，如果在不加以鉴别的情况下按 GERD 的治疗原则进行处理，那么给患者带来的后果往往是灾难性的，对于继发性胃食管反流最常见的情况为十二指肠远端受阻时引起的慢性代偿，例如肠系膜上动脉压迫综合征（superior mesenteric artery compression syndrome，SMAS）导致的继发性 GERD。

SMAS 是由肠系膜上动脉和腹主动脉间夹角变窄进而压迫十二指肠第 3 段引起的临床综合征，具有餐后上腹部疼痛、恶心、呕吐、厌食和体重减轻等特征。GERD 是指各种原因导致的胃十二指肠内容物病理性反流至食管从而引起相关临床症状的一种疾病，临床上可表现为烧心、反酸、胸骨后烧灼或疼痛、咳嗽、哮喘、咽喉炎等症状。

因此，我们有必要加以重视，下面就以一例 SMAS 导致的继发性 GERD 的诊治经过为例来说明。

2. 病例　近期我科收治 1 例以胃食管反流为主要表现的 SMAS,患者是由消化内科入院,入院诊断为胃食管反流病(GERD),为提高大家对 SMAS 及 GERD 的认识,现回顾分析其临床经过如下。

病例资料:女性,49 岁,主因贲门失弛症术后 18 年,反酸、乏力伴头晕 2 年,加重半个月入院。患者 18 年前因"贲门失弛症"外院行胃镜下胃底折叠术,术后反酸、烧心、嗳气症状明显改善,2 年前间断开始出现进食后上腹部胀痛、嗳气、早饱感,伴头晕不适,偶有严重反酸,在外院胃镜检查提示"反流性食管炎",口服奥美拉唑、多潘立酮治疗,效果欠佳。半个月前自觉乏力较前加重,伴头晕、疲倦,腹痛、反酸、烧心加重。既往史:18 年前患者因贲门失弛症于外院行胃镜下胃底折叠术,手术过程顺利,术后患者恢复可。入院查体:体温 36.4℃,血压 96/60mmHg。无力瘦长体形,BMI 18.12kg/m²。心肺听诊未闻及异常。腹部平软,未见胃肠型和蠕动波。24 小时食管 pH 值 - 阻抗监测提示存在病理性胃食管反流(反流次数 167 次,反流时间百分比 71.8%),DeMeester评分 256.2(正常参考值<14.72)(图 3-3-11)。高分辨食管测压检查提示:重度食管动力障碍,失蠕动(图 3-3-12)。胃镜检查报告:反流性食管炎,慢性胃炎。距门齿 40cm处可见缩窄环,考虑贲门失弛症术后改变。

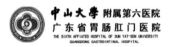
中山大學 附属第六医院
广东省胃肠肛门医院
THE SIXTH AFFIATED HOSPITAL OF SUN YAT-SEN UNIVERSITY
GUANGDONG GASTROINTINAL HOSPITAL
反流动态监测 (pH 阻抗)检查报告

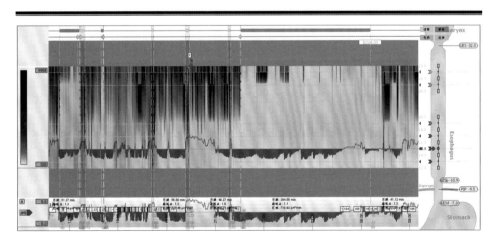

pH分析阈值　　　　Channel 1
阈值.pH　　　　　　　4.0

监测持续时间(HH:MM)　　日期
总计　　　　　　　　22:48
立位　　　　　　　　13:26
卧位　　　　　　　　09:22
餐后　　　　　　　　07:57

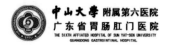
酸反流分析	Channel 1		阻抗事件	Channel 1
总计			总计	
酸反流时间 (HH:MM)	15:45		酸反流	0
反流次数	167		弱酸反流	0
每小时反流次数	7.6		非酸反流	0
酸反流时间（百分比）	71.8		所有酸反流	0
长反流数量	28		立位	
长反流(大于5分钟)	06:35		酸反流	0
立位			弱酸反流	0
酸反流时间 (HH:MM)	07:39		非酸反流	0
反流次数	155		所有酸反流	0
每小时反流次数	12.3		卧位	
酸反流时间（百分比）	60.9		酸反流	0
长反流数量	23		弱酸反流	0
长反流(大于5分钟)	00:57		非酸反流	0
卧位			所有酸反流	0
酸反流时间 (HH:MM)	08:06		餐后	
反流次数	17		酸反流	0
每小时反流次数	1.8		弱酸反流	0
酸反流时间（百分比）	86.5		非酸反流	0
长反流数量	6		所有酸反流	0
长反流(大于5分钟)	06:07			
餐后			食团暴露时间*	
酸反流时间 (HH:MM)	05:37		5.0 cm 之上 LES	
反流次数	46		总计	0.0
每小时反流次数	5.8		立位	0.0
酸反流时间（百分比）	70.7		卧位	0.0
长反流数量	15		餐后	0.0
长反流(大于5分钟)	01:50		反流物接触阻抗通道的时间百分比	

DeMeester评分	Channel 1		反流症状关联	嗳气	胸痛
正常值 ≤ 14.72 (95th percentile)	256.2		症状发生次数	3	2
			与酸反流相关联	3	2
症状分析 (pH)	**嗳气**	**胸痛**	与弱酸反流相关联	0	0
已分析症状数量	3	2	非酸相关	0	0
Channel 1			与所有酸反流相关联	3	2
与反流相关的症状数量	3	3	非关联	0	0
与反流无关的症状数量	0	0			
反流事件数量	167	167	**反流症状指数**	**嗳气**	**胸痛**
反流症状指数 (SI)	100.0	100.0	酸反流	100.0	100.0
症状敏感度指数 (SSI)	1.8	1.2	弱酸反流	0.0	0.0
症状相关概率 (SAP)	48.7	35.9	非酸反流	0.0	0.0
与反流相关的概率 (>95 % 为相关概率)			所有酸反流	100.0	100.0

阻抗事件*	Channel 1	正常值**		反流症状相关概率	嗳气	胸痛
总计				酸反流	50.7	37.6
酸反流	0	55		弱酸反流	0.0	0.0
弱酸反流	0	26		非酸反流	0.0	0.0
非酸反流	0	1		所有酸反流	50.7	37.6
所有酸反流	0	73		与反流相关的概率 (>95 % 为相关概率)		
事件/24 h.						
95th百分位数				**食管近端反流**		
				总计	N/A	
				酸	N/A	
				弱酸	N/A	
				非酸	N/A	
				远端时间百分比	N/A	

图 3-3-11　24 小时动态监测 pH 值阻抗结果

49 岁,女性患者,入院诊断：1. 胃食管反流病 2. 贲门失弛症术后。食管 pH 阻抗监测提示存在病理性胃食管反流(反流次数 167 次,反流时间百分比 71.8%),监测过程中阻抗值一直处于较低状态,考虑食团清除障碍。

49 岁,女性患者,入院诊断：1. 胃食管反流病 2. 贲门失弛症术后。测酸结果显示 DeMeester 评分 256.2 (正常参考值<14.72),提示重度酸反流。

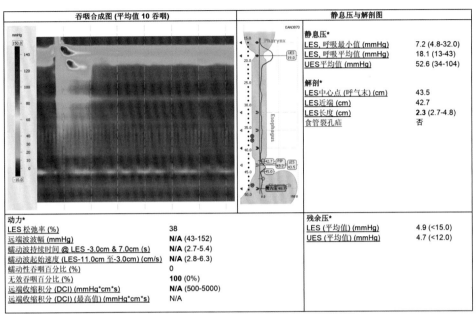

吞咽合成图 (平均值 10 吞咽)	静息压与解剖图	
	静息压*	
	LES, 呼吸最小值 (mmHg)	7.2 (4.8-32.0)
	LES, 呼吸平均值 (mmHg)	18.1 (13-43)
	UES平均值 (mmHg)	52.6 (34-104)
	解剖*	
	LES中心点 (呼气末) (cm)	43.5
	LES近端 (cm)	42.7
	LES长度 (cm)	**2.3** (2.7-4.8)
	食管裂孔疝	否

动力*		残余压*	
LES 松弛率 (%)	38	LES (平均值) (mmHg)	4.9 (<15.0)
远端波幅 (mmHg)	**N/A** (43-152)	UES (平均值) (mmHg)	4.7 (<12.0)
蠕动波持续时间 @ LES -3.0cm & 7.0cm (s)	**N/A** (2.7-5.4)		
蠕动波起始速度 (LES-11.0cm 至-3.0cm) (cm/s)	**N/A** (2.8-6.3)		
蠕动性吞咽百分比 (%)	0		
无效吞咽百分比 (%)	**100** (0%)		
远端收缩积分 (DCI) (mmHg*cm*s)	**N/A** (500-5000)		
远端收缩积分 (DCI) (最高值) (mmHg*cm*s)	N/A		

*注释. 动力数值为吞咽平均值; 正常值为 (xxx.x); 同步收缩: 速度 > 8.0 cm/s; 电子袖套: 电子袖套; 3sN, IRP, DCI, IBP - 定义请查询软件说明

LES区域		正常值	食管动力		正常值
静息			分析吞咽数	10	
LES中心点 (距鼻孔) (cm)	43.5		评估LES以上3.0cm至11.0cm		
LES近端 (距鼻孔) (cm)	42.7		蠕动百分比 (速度 ≤ 6.25cm/s) (%)	0	
LES远端 (距鼻孔) (cm)	45.0		同步收缩百分比 (速度 ≥ 6.25 cm/s) (%)	0	≤10%
LES长度 (cm)	**2.3**	2.7-4.8	无效吞咽百分比	**100**	0%
食管长度 (LES中心点-UES中心点) (cm)	24.5		评估LES以上3.0cm与7.0cm		
PIP (距鼻孔) (cm)	43.2		波幅平均值 (mmHg)	**N/A**	43-152
腹腔内LES长度 (cm)	1.8		持续时间平均值 (s)	**N/A**	2.7-5.4
是否存在食管裂孔疝?	否		双峰波吞咽百分比	**N/A**	≤15%
LES压力			三峰波吞咽百分比	**N/A**	0%
压力计算方式	电子袖套,IRP		速度 (LES上沿以上11.0cm-3.0cm) (cm/s)	**N/A**	2.8-6.3
静息压 (呼吸最小值) (mmHg)	**7.2**	4.8-32.0	速度 (LES上沿以上11.0cm-7.0cm) (cm/s)	**N/A**	2.6-8.4
静息压 (呼吸平均值) (mmHg)	**18.1**	13-43	速度 (LES上沿以上7.0cm-3.0cm) (cm/s)	**N/A**	1.8-6.8
残余压 (平均值) (mmHg)	4.9	<15.0	波幅 (LES上沿以上11.0cm) (mmHg)	**N/A**	36-134
残余压 (最大值) (mmHg)	6.5		波幅 (LES上沿以上7.0cm) (mmHg)	**N/A**	37-166
松弛率 (%)	38		波幅 (LES上沿以上3.0cm) (mmHg)	**N/A**	41-168
			蠕动波持续时间 (LES上沿以上11.0cm) (sec)	**N/A**	2.8-4.1
			蠕动波持续时间 (LES上沿以上7.0cm) (sec)	**N/A**	2.7-5.2
			蠕动波持续时间 (LES上沿以上3.0cm) (sec)	**N/A**	2.4-5.6
			高分辨率测压分析参数		
			远端收缩积分 (DCI) 平均值 (mmHg*cm*s)	**N/A**	500-5000
			远端收缩积分 (DCI) 最高值 (mmHg*cm*s)	N/A	
			收缩前沿速度 (CFV) (cm/s)	**N/A**	<9.0
			食团内部压力 (IBP) (平均最大值) (mmHg)	**N/A**	<17.0
			芝加哥分类分析参数		
			远端收缩延迟 (DL)	N/A	
			无效吞咽百分比 (%) (芝加哥分类)	100	
			全段食管增压百分比 (%)	0	
			提前收缩百分比 (%)	0	
			快速收缩百分比 (%)	0	
			大型蠕动中断百分比 (%)	0	
			小型蠕动中断百分比 (%)	0	

UES区域		正常值	咽部/UES动力		正常值
UES位置 (中心点, 距鼻孔) (cm)	19.0		分析吞咽数	10	
静息压 (平均值) (mmHg)	52.6	34-104	评估UES以上3.0cm与N/Acm		
残余压 (平均值) (mmHg)	4.7	<12.0	压力峰值平均值 (mmHg)	17.6	
松弛至压力最低点时间 (ms)	166	74-365	压力峰值 (UES中心点以上3.0cm) (mmHg)	119.2	
松弛持续时间 (ms)	**299**	480-1020	收缩持续时间 (UES中心点以上3.0) (ms)	605	
恢复时间 (ms)	**133**	259-760			

图 3-3-12 高分辨食管测压结果

49 岁, 女性患者, 入院诊断: 1. 胃食管反流病 2. 贲门失弛症术后。据芝加哥 3.0 分类标准诊断为:
1. 重度食管动力障碍, 失蠕动; 2. LES-CD I 型。

入院诊断：①胃食管反流病；②贲门失弛症术后。入院后反复询问病史，患者诉既往上消化道 X 线钡剂造影检查曾提示十二指肠淤滞。复查上消化道钡剂造影提示：十二指肠水平部见与肠系膜上动脉走行一致的笔杆形压迹，其近端肠管扩张雍积，可见频繁逆蠕动，钡剂通过受阻，改变体位后（侧卧位）对比剂可顺利通过（图3-3-13）。上腹部 CT 血管成像（computed tomography angiography，CTA）示：肠系膜上动脉与腹主动脉夹角为10°（图3-3-14）。修正诊断：SMAS，继发性 GERD。经过全院疑难病例讨论，予患者行内镜下空肠营养管置入术，术后给予持续肠内营养，第2周开始患者即诉烧心及胸背疼痛症状消失，患者于术后第21天出院，出院时体重增加7kg。1个月后随访，患者饮食恢复正常，除偶有轻微烧心和嗳气，术前诸多症状均消失。

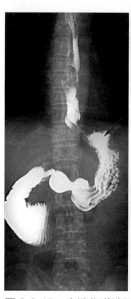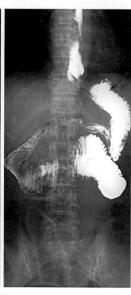

图 3-3-13 上消化道造影

49 岁，女性患者，入院诊断：1. 胃食管反流病 2. 贲门失弛症术后。造影可见十二指肠水平部见与肠系膜上动脉走行一致的笔杆形压迹，其近端肠管扩张雍积，可见频繁逆蠕动，钡剂通过受阻，改变体位后（侧卧位）对比剂可顺利通过。

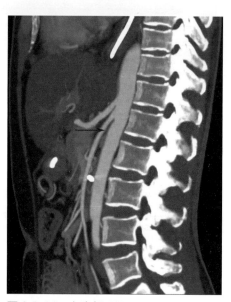

图 3-3-14 上腹部 CTA

49 岁，女性患者，入院诊断：1. 胃食管反流病 2. 贲门失弛症术后。CT 影像学提示肠系膜上动脉与腹主动脉夹角为10°，为典型的 **SMAS** 表现。

SMAS 又称为 Wilkie 综合征，其主要发病原因为肠系膜上动脉和腹主动脉之间的夹角变小，正常夹角一般为30°~40°，但 SMAS 患者该角度通常<10°，而导致该夹角过小的因素包括消瘦、屈氏韧带（十二指肠悬韧带）过短、肠系膜上动脉的起点较低等。腹痛和呕吐是 SMAS 的典型症状，部分患者也可表现为胃食管反流症状。消化道钡餐造影可见典型的"刀切征"或"笔杆征"。CTA 的三维血管重建可准确测量出肠系膜上动脉和腹主动脉之间的夹角。SMAS 的治疗包括非手术方法和手术方法，一般通过休息及体位变换，纠正水电解质平衡及营养支持等保守方法可改善患者症状，而对于反复发作，保守治疗无效以及合并肿瘤性病变的患者通常需采取手术方法，手

术的主要目的是解除梗阻,恢复胃肠道的通畅。

本病例中患者就诊时主要表现为胃食管反流症状,考虑患者既往有贲门失弛症病史以及胃底折叠术史,初始诊断主要考虑食管胃动力障碍引起的胃食管反流病,外院胃镜检查仅提示反流性食管炎及胃底折叠术后改变,患者经过近 2 年的内科口服药物保守治疗,效果一直欠佳。转入我科就诊后行 24 小时食管 pH 值 - 阻抗监测和高分辨食管测压检查提示食管动力障碍导致的胃食管反流,接下来我们又完善上消化道钡餐造影检查,结果图 3-3-13 所示典型的"笔杆征",CTA 检查进一步明确肠系膜上动脉与腹主动脉夹角为 10°,患者的最终诊断为 SMAS 引起的继发性 GERD。SMAS 导致 GERD 的相关机制:①SMAS 导致十二指肠梗阻,其近端肠管扩张壅积,可见频繁逆蠕动,进而引起十二指肠近端以及胃的压力升高,当胃内压力达到一定程度时可顺压力梯度产生逆流,从而使胃内容物反流至食管;②有观点认为十二指肠及胃的持续性扩张可以破坏 LES 的正常结构,从而减弱 LES 的抗反流作用,使其静息压下降,从而导致反流发生;③相关研究发现胃扩张可诱发一过性食管下端括约肌松弛,进而导致 GERD 的发生;④SMAS 引起的反流内容物不仅包括胃酸及胃蛋白酶,还包括胆汁、胰液等多种消化酶,相较于原发性 GERD,会对食管黏膜产生更多不可逆的损害。本病例中患者既往有胃底折叠术史,消化道造影显示胃食管结合部明显狭窄并伴有食管近端扩张,在患者已实施抗反流手术的情况下,解决问题的关键就在于解除十二指肠的梗阻,我们制订的策略为先行保守治疗,根据治疗效果再决定是否行手术治疗。在留置空肠营养管后进行持续性的肠内营养治疗,经过 3 周时间,患者体重增加约7kg,予以清流饮食后无呕吐及反流症状,拔除空肠营养管后予以流质饮食。出院 1 个月后随访,患者饮食恢复正常,除偶有轻微烧心和嗳气,术前诸多症状均消失。

综上所述,结合本例患者的诊疗过程,我们发现对于 GERD 的诊断和治疗不能采用固定的思维,尤其要注意排除由 SMAS 引起的继发性 GERD 可能,因为针对原发性GERD 的治疗措施如胃肠动力药以及食管胃底折叠术反而会加重病情。此外,继发性GERD 的患者应以保守治疗为主,对于保守治疗无效的可考虑手术治疗。因此,对于胃食管反流的患者,术前常规进行高分辨的食管测压是十分必要的。

六、原发性食管动力障碍性疾病——贲门失弛症

1. 概述 贲门失弛症(achalasia,AC)是一种原发性食管运动障碍性疾病,其主要特征为食管下端括约肌松弛障碍和食管体部无蠕动,其发病原因目前尚未明确,可能与遗传因素、病毒感染或自身免疫造成免疫炎症失衡、肌间神经丛的抑制性神经元减少或缺失有关。最终导致食管下端括约肌放松和蠕动功能障碍。

AC 早期症状并无特异性,部分患者可无症状,但随着病情的发展,可表现出典型

的吞咽困难、反流、胸骨后疼痛、夜间咳嗽、嗳气、吞咽疼痛和体重下降等症状,到晚期患者患食管癌的概率将大大增加。吞咽困难和反流是 AC 的两大核心症状。而吞咽困难是最主要也是最常见的临床表现,多数患者呈进行性加重。而以烧心、反流为主要症状的患者早期往往被认为是胃食管反流病而延误诊断。

关于 AC 的反流机制,主要原因是食管下端括约肌松弛障碍和食管体部无蠕动导致患者食物停滞于食管内,同时 LES 压力升高,导致食管缓慢扩张。随着不断地进食,食管内潴留的食物越来越多,反流也越发加重,不管是餐中还是餐后都可能出现反流,甚至睡眠时也出现反流。这时反流物很容易被误吸入呼吸道,引起咳嗽及吸入性肺炎等。同样表现为反流,但是与原发性的胃食管反流的发生机制是完全不同的,因此在治疗原则方面也存在着显著差异。这点也是 GERD 的患者必须要进行食管测压的主要原因。

关于 AC 的诊断方法目前临床上主要包括内镜、X 线钡餐检查、超声内镜、肺部 CT、高分辨食管测压(high-resolutionmanometry,HRM)等多个检查方法。HRM 技术被认为是 AC 诊断的"金标准"。该技术能采集从咽部到胃部多个部位的高保真的平均压力数据,可同时显示食管上端、下端括约肌的动态运动过程,食管蠕动的分段特点和食管、胃连接部位的功能。在 HRM 中,完整松弛压力(integrated relaxation pressure,IRP)、远端收缩积分(DCI)及远端潜伏期是目前芝加哥分类方法针对食管 AC 的主要分型依据,在 IRP 大于 15mmHg 基础上,如可排除机械性梗阻,可诊断为 AC。

AC 的治疗方法包括传统药物治疗、内镜肉毒毒素注射术(botulinum toxin injection,BTI)、内镜球囊扩张术(endoscopic balloon dilatation,EBD)、经口内镜食管下括约肌切开术(peroral endoscopic myotomy,POEM)以及腹腔镜 Heller 肌切开术(aparoscopic heller myotomy,LHM)。

2. 病例 病例资料:男性,35 岁,主因反复吞咽困难 2 年余入院。患者 2 年余前无明显诱因出现吞咽困难,上腹部为主,偶有进食后伴恶心及呕吐,呕吐物为胃内容物,无明显加重及缓解因素,无放射性疼痛,无腹胀,无肛门停止排便排气,无呕血、便血,于外院检查提示贲门失弛症,予以口服药物及对症治疗,效果不佳。既往史:无特殊。入院查体:体温 36.7℃,血压 118/78mmHg。BMI20.48kg/m²。心肺听诊未闻及异常。腹部平软,未见胃肠型和蠕动波。经高分辨食管测压检查(图 3-3-15),根据芝加哥 3.0 分类标准诊断为:①贲门失弛症伴全段食管增压(Ⅱ类);②LES 压力正常;③LES-CD Ⅰ。胃镜检查报告:食管下端可见明显扩张,见食物潴留,下段胃镜通过困难。胸部 CT 示食管全程扩张,于近贲门处逐渐变窄,提示贲门失弛症(图 3-3-16)。上消化道造影提示:贲门失弛症并食管扩张(图 3-3-17)。入院诊断:贲门失弛症。入院

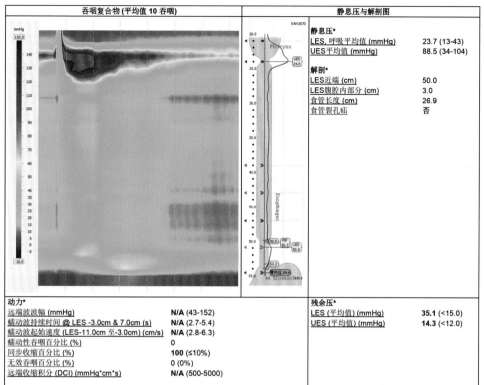

吞咽复合物 (平均值 10 吞咽)		静息压与解剖图	

静息压*
LES, 呼吸平均值 (mmHg)　23.7 (13-43)
UES平均值 (mmHg)　88.5 (34-104)

解剖*
LES近端 (cm)　50.0
LES腹腔内部分 (cm)　3.0
食管长度 (cm)　26.9
食管裂孔疝　否

动力*
远端波幅 (mmHg)	N/A (43-152)
蠕动波持续时间 @ LES -3.0cm & 7.0cm (s)	N/A (2.7-5.4)
蠕动波起始速度 (LES-11.0cm 至-3.0cm) (cm/s)	N/A (2.8-6.3)
蠕动性吞咽百分比 (%)	0
同步收缩百分比 (%)	100 (≤10%)
无效吞咽百分比 (%)	0 (0%)
远端收缩积分 (DCI) (mmHg*cm*s)	N/A (500-5000)

残余压*
LES (平均值) (mmHg)　35.1 (<15.0)
UES (平均值) (mmHg)　14.3 (<12.0)

*注释. 动力数值为吞咽平均值; 正常值为 (xxx.x) ; 同步收缩: 速度 > 8,0 cm/s; 电子袖套: 电子袖套; 3sN, IRP, DCI, IBP - 定义请查询软件说明

LES区域		正常值	食管动力		正常值
静息			分析吞咽数	10	
LES近端 (距鼻孔) (cm)	50.0		评估LES以上3.0cm至11.0cm		
LES长度 (cm)	3.3	2.7-4.8	蠕动百分比 (速度 ≤ 6.25cm/s) (%)	0	
食管长度 (LES中心点-UES中心点) (cm)	26.9		同步收缩百分比 (速度 ≥ 6.25 cm/s) (%)	100	≤10%
腹腔内LES长度 (cm)	3.0		无效吞咽百分比	0	0%
是否存在食管裂孔疝?	否		评估LES以上3.0cm与7.0cm		
LES压力			波幅平均值 (mmHg)	N/A	43-152
压力计算方式	电子袖套,IRP		持续时间平均值 (s)	N/A	2.7-5.4
静息压 (呼吸最小值) (mmHg)	16.3	4.8-32.0	双峰波吞咽百分比	N/A	≤15%
静息压 (呼吸平均值) (mmHg)	23.7	13-43	三峰波吞咽百分比	N/A	0%
残余压 (平均值) (mmHg)	35.1	<15.0	速度 (LES上沿以上11.0cm-3.0cm) (cm/s)	N/A	2.8-6.3
			高分辨率测压分析参数		
			远端收缩积分 (DCI) 平均值 (mmHg*cm*s)	N/A	500-5000
			收缩前沿速度 (CFV) (cm/s)	N/A	<9.0
			食团内部压力 (IBP) (@LESR) (mmHg)	N/A	<8.4
			食团内部压力 (IBP) (平均最大值) (mmHg)	N/A	<17.0
			芝加哥分类分析参数		
			远端收缩延迟 (DL)	N/A	
			无效吞咽百分比 (%) (芝加哥类)	100	
			全段食管增压百分比 (%)	100	
			提前收缩百分比 (%)	0	
			快速收缩百分比 (%)	0	
			大型蠕动中断百分比 (%)	0	
			小型蠕动中断百分比 (%)	0	
UES区域		正常值	咽部/UES动力		正常值
静息压 (平均值) (mmHg)	88.5	34-104	分析吞咽数	10	
残余压 (平均值) (mmHg)	14.3	<12.0	评估UES以上3.0cm与N/Acm		
			压力峰值平均值 (mmHg)	33.5	

图 3-3-15　高分辨食管测压

35 岁, 男性患者, 入院诊断: 贲门失弛症。根据芝加哥 3.0 分类标准诊断为: 1. 贲门失弛症伴随全段食管增压 (Ⅱ类) ; 2. LES 压力正常; 3. LES-CD Ⅰ。

后完善术前准备后,于全身麻醉下行 POEM(图3-3-18),术中所见:食管腔明显扩张,见多处环状隆起,少量白色泡沫及液体潴留,黏膜未见异常。距门齿 43cm 处食管腔紧闭,用力后内镜可通过,黏膜未见异常。贲门距门齿 45cm,紧闭,黏膜未见异常。胃底:未见肿物,黏膜未见异常,黏液湖清,倒镜观察贲门紧贴镜身。应用 T 型 ERBE 海博刀手柄于食管后壁距门齿 35cm 处做黏膜下注射,行黏膜隧道口切口,逐步分离黏膜下层至距门齿 48cm 处。从距门齿 40cm 开始于后壁做食管环肌层切开达贲门下 2cm 处(距门齿 47cm)。术后观察贲门已松弛,无活动性出血,隧道黏膜无破损。冲洗创面后应用 5 枚 090L 型 OLYMPUS 金属夹封闭黏膜隧道口,最后内镜下置入鼻胃管,避开金属夹达胃腔内,于右鼻缘刻度为 60cm,外接引流袋。术中见多条较大血管,应用高频钳电凝预止血处理成功,术中无出血。术后 3 个月随访,患者饮食已恢复正常,复查上消化道造影未见明显异常(图3-3-19)。

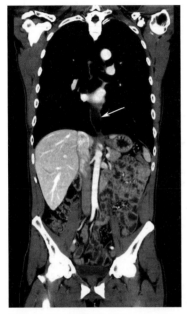
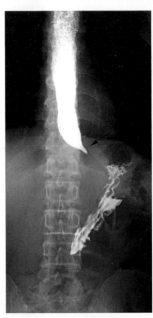
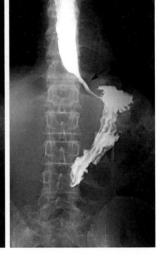

图 3-3-16 胸腹部 CT

35 岁,男性患者,入院诊断:贲门失弛症。CT 结果显示可见胃食管结合部狭窄,同时食管下段明显扩张。

图 3-3-17 上消化道造影

35 岁,男性患者,入院诊断:贲门失弛症。造影可见食管下段明显扩张伴有典型的"鸟嘴征"。

按 2014 年芝加哥食管动力障碍分类标准分为 3 型:Ⅰ型(经典的 AC),中位 IRP 大于 15mmHg,食管 100% 为失蠕动或期前收缩伴 DCI 小于 450mmHg·s·cm;Ⅱ型(伴食管腔内增压),中位 IRP 大于 15mmHg,食管 100% 为失蠕动,伴大于或等于 20% 的吞咽过程为全食管腔内高压;Ⅲ型(痉挛型),IRP 大于 15mmHg,伴大于或等于 20% 的吞咽过程为期前收缩,并有 DCI 大于 450mmHg·s·cm。

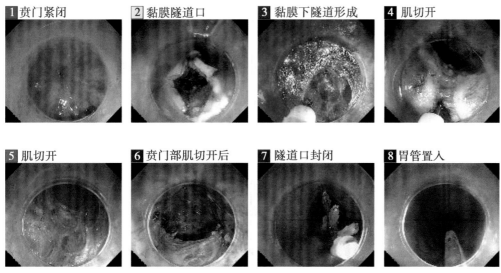

<table>
<tr><td>1 贲门紧闭</td><td>2 黏膜隧道口</td><td>3 黏膜下隧道形成</td><td>4 肌切开</td></tr>
<tr><td>5 肌切开</td><td>6 贲门部肌切开后</td><td>7 隧道口封闭</td><td>8 胃管置入</td></tr>
</table>

图 3-3-18　POEM 术中情况所见

35 岁,男性患者,入院诊断:贲门失弛症。术中胃镜可见管腔明显扩张,见多处环状隆起,少量白色泡沫及液体潴留,黏膜未见异常。距门齿 43cm 处食管腔紧闭,内镜用力后可通过,黏膜未见异常。贲门距门齿 45cm,紧闭,黏膜未见异常。胃底:未见肿物,黏膜未见异常。

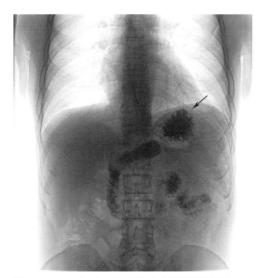

图 3-3-19　术后 3 个月复查上消化道造影

35 岁,男性患者,入院诊断:贲门失弛症。造影可见对比剂通过顺利,食管下段的扩张得到缓解。

　　如前所述,LES 所维持的张力取决于三种因素的影响:内在自主神经、激素和旁分泌因素。神经支配由肌间神经丛提供,其具有兴奋性和抑制性神经元成分。其中,兴奋性神经元由乙酰胆碱和 P 物质控制,而抑制性神经元使用 VIP 和 NO。

　　目前关于 AC 的病因尚未完全探明,普遍认为与 LES 细胞内抑制性神经元变性或功能障碍有关,这些抑制性神经元以 VIP 和 NO 为主要神经递质,AC 患者食管胃交界处抑制性神经递质减少,对 LES 功能的抑制减弱,导致 LES 的兴奋性及抑制性调控失衡,使 LES 松弛功能障碍、食管蠕动减弱、食管远端过度收缩。从贲门失弛症现有治疗方法上来讲，其作用机制主要为改善 LES 松弛功能、降低 LES 压力，而食管动力异常及食管蠕动功能障碍并未得到改善。如果能够在降低 LES 压力的同时恢复食管体部蠕动功能可能有助于恢复食管生理功能，则有利于症状的长期缓解。

参考文献

[1] MEYER J P, JONES C A, WALCZAK C C, et al. Three-dimensional manometry of the upper esophageal sphincter in swallowing and nonswallowing tasks [J]. Laryngoscope, 2016, 126 (11): 2539-2545.

[2] NICODÈME F, LIN Z, PANDOLFINO J E, et al. Esophagogastric Junction pressure morphology: comparison between a station pull-through and real-time 3D-HRM representation [J]. Neurogastroenterol Motil, 2013, 25 (9): e591-598.

[3] KAHRILAS P J, PETERS J H. Evaluation of the esophagogastric junction using high resolution manometry and esophageal pressure topography [J]. Neurogastroenterol Motil, 2012, 24 (Suppl 1): 11-19.

[4] UMEKI H, TAKASAKI K, ENATSU K, et al. Effects of a tongue-holding maneuver during swallowing evaluated by high-resolution manometry [J]. Otolaryngol Head Neck Surg. 2009, 141 (1): 119-122.

[5] TAKASAKI K, UMEKI H, ENATSU K, et al. Investigation of pharyngeal swallowing function using high-resolution manometry [J]. Laryngoscope, 2008, 118 (10): 1729-1732.

[6] MITTAL R K, ZIFAN A, KUMAR D, et al. Functional morphology of the lower esophageal sphincter and crural diaphragm determined by three-dimensional high-resolution esophago-gastric junction pressure profile and CT imaging [J]. Am J Physiol Gastrointest Liver Physiol, 2017, 313 (3): G212-G219.

[7] MITTAL R K, KUMAR D, KLIGERMAN S J, et al. Three-Dimensional Pressure Profile of the Lower Esophageal sphincter and Crural Diaphragm in Patients with Achalasia Esophagus [J]. Gastroenterology, 2020, 159 (3): 864-872.

[8] 何裕隆,陈汉彬,郑章清,等. 肠系膜上动脉压迫综合征的诊断和治疗 [J]. 中国实用外科杂志, 2002, 22 (4): 230-231.

[9] 周丽雅,陈旻湖. 胃食管反流病 [M]. 北京:北京大学医学出版社, 2007: 11-17.

[10] ZHANG L, ZOU D W. Epidemiology and risk factors of gastroesophageal reflux disease [J]. J Clin Med, 2017, 32 (1): 1-4.

[11] SIDHUR, DAVEA. Superior mesenteric artery (Wilkie's) syndrome following expeditious weight loss [J]. Indian J Med Res, 2016, 143 (4): 527.

[12] HORVÁTHÖ P, BOGNÁR L, PAPP A, et al. Esophageal complications of gastroesophageal reflux disease: consequences or defensive reactions？ [J]. Orv Hetil, 2017, 158 (20): 763-769.

[13] KAHRILAS P J, BREDENOORD A J, FOX M, et al. International High Resolution Manometry Working Group. The Chicago Classification of esophageal motility disorders, v3. 0 [J]. Neurogastroenterol Motil, 2015, 27 (2): 160-174.

[14] LAING P, BRESS A P, FANG J, et al. Trends in diagnoses after implementation of the Chicago classification for esophageal motility disorders (V3. 0) for high-resolution manometry studies [J]. Dis Esophagus, 2017, 30 (12): 1-6.

[15] GYAWALI C P, KAHRILAS P J, SAVARINO E, et al. Modern diagnosis of GERD: the Lyon Consensus [J]. Gut, 2018, 67 (7): 1351-1362.

第四节　近端胃的作用

 导读　GERD 和 HH 的症状原动力来自胃。

一、胃的蠕动

胃的蠕动是从中部有节律地沿纵行肌向幽门方向进行的,受胃平滑肌的基本电节律控制。胃的基本电节律起源于胃大弯上部。生理情况下,胃蠕动波频率约 3 次 /min,1 分钟左右可到达幽门。蠕动波在向幽门传播过程中,深度和速度都逐渐增加,接近幽门处时明显加强,可将一部分食糜排入到十二指肠。

胃的收缩通常出现在基本电节律波后 6~9 秒,动作电位后 1~2 秒。神经和体液因素可通过影响胃的基本电节律和动作电位而影响胃的蠕动。迷走神经冲动、胃泌素(促胃液素)和胃动素可使胃的收缩频率和强度增加;交感神经兴奋、促胰液素和抑胃肽则作用相反。

一旦收缩波超越胃内容物,并到达胃窦终末时,由于胃窦终末部的有力收缩,部分胃内容物将被反向地推回到近端胃。

食糜的这种"后退"类似于反刍,有利于食物和消化液的混合,还可机械地磨碎块状固体食物。反刍是指进食经过一段时间以后将在胃中半消化的食物返回嘴里再次咀嚼,反刍动物就是利用这种方式消化食物。通常是一些食草动物,因为植物的纤维是比较难消化的。反刍动物采食一般比较匆忙,特别是粗饲料,大部分未经充分咀嚼就吞咽进入瘤胃,经过瘤胃浸泡和软化一段时间后,食物经逆呕重新回到口腔,经过再咀嚼,再次混入唾液并再吞咽进入瘤胃。反刍是一种生物功能。

二、胃 His 角

前面解剖章节介绍过,His 角是近端胃与食管间形成的锐性夹角,因该处组织游离,故又称 His 瓣。近端胃是具有一定的顺应性和耐受容积的。由于食管末端与胃底之间仅有黏膜和黏膜下层相隔,当胃内容物增多、胃内压增高时,近端胃泡内的气体或食物形成的压力,挤压 His 角处胃黏膜瓣使得食管左右壁并拢关闭,形成阀瓣功能,阻止胃内容物反向进入食管。His 角这一解剖机构在抗反流中发挥至关重要的作用。

■ His 角是人类进化过程的一个产物。

（曾　兵　马　宁　甘文昌　周太成　江志鹏　李英儒　陈　双）

参考文献

[1] VEGESNA A K, CHUANG K Y, BESETTY R, et al. Circular smooth muscle contributes to esophageal shortening during peristalsis [J]. World J Gastroenterol, 2012, 18 (32): 4317-4322.

[2] EDMUNDOWICZ S A, CLOUSE R E. Shortening of the esophagus in response to swallowing [J]. Am J Physiol, 1991, 260 (3Pt1): G512-G516.

[3] WEINSTOCK L B, CLOUSE R E. Esophageal physiology: normal and abnormal motor function [J]. Am J Gastroenterol, 1987, 82 (5): 399-405.

[4] GOYAL R K, CHAUDHURY A. Physiology of normal esophageal motility [J]. J Clin Gastroenterol, 2008, 42 (5): 610-619.

[5] STAMATOPOULOS K, O'FARRELL C, SIMMONS M, et al. In vivo models to evaluate ingestible devices: present status and current trends [J]. Adv Drug Deliv Rev, 2021: 113915.

[6] EASTWOOD M A, MORRIS E R. Physical properties of dietary fiber that influence physiological function: a model for polymers along the gastrointestinal tract [J]. Am J Clin Nutr, 1992, 55 (2): 436-442.

[7] OSMAN A, ALBASHIR M M, NANDIPATI K, et al. Esophagogastric junction morphology on hill's classification predicts gastroesophageal reflux with good accuracy and consistency [J]. Dig Dis Sci, 2021, 66 (1): 151-159.

[8] NGUYEN N T, CHINN J, CHANG K. Collaboration between GI surgery&Gastroenterology improves understanding of the optimal antireflux valve-the omega flap valve [J]. Surg Endosc, 2021, 35 (6): 3214-3220.

[9] XIE C, LI Y, ZHANG N, et al. Gastroesophageal flap valve reflected EGJ morphology and correlated to acid reflux [J]. BMC Gastroenterol, 2017, 17 (1): 118.

[10] GUPTA P, PARSHAD R, BALAKRISHNA P, et al. Angle of His accentuation is a viable alternative to dor fundoplication as an adjunct to laparoscopic heller cardiomyotomy: results of a randomized clinical study [J]. Dig Dis Sci, 2018, 63 (9): 2395-2404.

食管裂孔疝和胃食管反流病外科治疗

第四章　反流病因与抗反流机制

第一节　反流病因

 导读　机体产生食管反流的病因是多方面的,GERD 的发生是反流与抗反流机制平衡被打破的结果。

一、滑动性食管裂孔疝

食管裂孔疝在临床影像学可以分为四种类型,其中最常见的类型是滑动性食管裂孔疝。在检查中,发现滑动性食管裂孔疝(又称轴向性疝,即疝内容物可沿轴向活动)。HH 与反流的核心问题是 LES 与 CD 的位置发生了变化,或者 CD 有增宽、增大,失去了原有的功能。食管裂孔疝是 EGJ 保留在食管裂孔内(或附近),部分或全部胃通过食管裂孔向上并位于食管附近,这会导致腹胀、嵌顿以及梗阻等。这些重要症状在食管旁较大的疝中更为常见。当 EGJ 位于食管裂孔上方且部分胃位于食管附近时,可以认为这些疝基本上是食管裂孔疝,当观察到较大弯曲的上旋时,应将其视为食管旁疝。

二、肥胖

有症状的 GERD 与体重之间存在关系。肥胖可导致腹压升高。因肥胖脂肪的增加使得腹腔内容量增加,而腹腔总体容量缩小,在腹围受限的情况下腹压就增高。研究发现,女性 BMI 与 GERD 症状呈正相关。与体重无变化相比,BMI 增加超过 $3.5kg/m^2$ 会增加 GERD 症状发生的风险。BMI 大于 $30kg/m^2$ 会导致频繁出现反流症状的风险增加近三倍。体重增加与 GERD 症状的风险增加以及体重减轻与风险降低有关。

■ 产生反流的外在因素主要与腹压升高有关。

三、妊娠

妊娠是妇女的一个自然生理过程,但随着胎儿的增大,可导致腹压明显升高。研究报道孕妇 GERD 症状的发生频率各不相同,为45%~80%。这还与内分泌激素水平的变化有关。内分泌激素可导致妊娠呕吐。由于缺乏关于 GERD 疗效的数据,对 GERD 孕妇的管理提出了临床挑战。在妊娠中期内镜检查是安全的。最常推荐的治疗方法是从生活方式和饮食习惯入手,第一步是单独使用抗酸药以缓解症状。如果效果不明显,可以将硫糖铝视为二线药物。与仅改变生活方式和饮食习惯相比,当每天 4 次以 1g 的剂量服用该药物时,烧心(90% vs. 30%)和反流(83% vs. 27%)的缓解更大。荟萃分析发现 PPI 与主要先天性缺陷、自然流产或早产的风险增加无关。然而也有回顾性研究表明,使用 PPI 治疗早孕期胃食管反流的孕妇中有心脏缺陷婴儿的可能性是不使用 PPI 的孕妇的两倍以上。总体而言对 GERD 孕妇的用药必须个性化。

四、饮酒

乙醇是一种平滑肌松弛剂,可降低食管括约肌的下压力。甚至对横纹肌(膈肌)也有作用。有人喝酒可以喝到"现场直播"。在晚餐前 3 小时饮用 120ml 的威士忌会增加健康受试者的夜间反酸。白葡萄酒和红葡萄酒均可增加食管 pH 值<4 的时间。白葡萄酒的作用比红葡萄酒更明显,但引起反流的作用次于啤酒。GERD 患者应谨慎使用乙醇。

五、咖啡

咖啡和巧克力之类的食物可以降低 LES 压力,即此处的括约肌功能,并可能加剧反流。高脂饮食会增加正常人和 GERD 患者的反流频率。脂肪可能会通过延迟胃排空而增加反流的风险。缓慢进食会减少反流,而进餐量较小的食物也会减少反流。某些酸性液体(如可乐和茶)以及柑橘类产品(如橙汁、葡萄柚和番茄汁)是直接的食管刺激物,会加剧 GERD 患者的症状。

■ 乙醇、咖啡、烟草等会影响到自主神经而产生反流,可以称为"内在"的因素。

六、吸烟

吸烟可能会损害细胞从而增加食管对酸的敏感性。吸烟已被证明可降低健康个体的 LES 压力并延长食管酸清除率。尽管已证明在 GERD 患者中戒烟可以减少直立反流发作的次数,但它对总酸暴露时间没有任何影响。吸烟似乎并未影响接受 PPI 治疗的食管炎患者的治愈率。建议有夜间 GERD 的患者尝试左侧卧位睡眠。在睡眠后的 2~3 小时不要进食,因为饱腹会导致胃胀和 tLESR 增加。

参考文献

[1] TACK J, PANDOLFINO J E. Pathophysiology of gastroesophageal reflux disease [J]. Gastroenterology, 2018, 154 (2): 277-288.

［2］ BOECKXSTAENS G, EL-SERAG H B, SMOUT A J, et al. Symptomatic reflux disease: the present, the past and the future [J]. Gut, 2014, 63 (7): 1185-1193.

［3］ JONES M P, SLOAN S S, RABINE J C, et al. Hiatal hernia size is the dominant determinant of esophagitis presence and severity in gastroesophageal reflux disease [J]. Am J Gastroenterol, 2001, 96 (6): 1711-1717.

［4］ FRIEDENBERG F K, XANTHOPOULOS M, FOSTER G D, et al. The association between gastroesophageal reflux disease and obesity [J]. Am J Gastroenterol, 2008, 103 (8): 2111-2122.

［5］ STYLOPOULOS N, RATTNER D W. The history of hiatal hernia surgery: from Bowditch to laparoscopy [J]. Ann Surg, 2005, 241 (1): 185-193.

［6］ ELLIS F H Jr. Esophageal hiatal hernia [J]. N Engl J Med, 1972, 287 (13): 646-649.

［7］ Fass R. Epidemiology and pathophysiology of symptomatic gastroesophageal reflux disease [J]. Am J Gastroenterol, 2003, 98 (3Suppl): S2-7.

［8］ BALASUBRAMANIAN G, SINGH M, GUPTA N, et al. Prevalence and predictors of columnar lined esophagus in gastroesophageal reflux disease (GERD) patients undergoing upper endoscopy [J]. Am J Gastroenterol, 2012, 107 (11): 1655-1661.

［9］ WILSON L J, MA W, HIRSCHOWITZ B I. Association of obesity with hiatal hernia and esophagitis [J]. Am J Gastroenterol, 1999, 94 (10): 2840-2844.

［10］ HAVEMANN B D, HENDERSON C A, EL-SERAG H B. The association between gastro-oesophageal reflux disease and asthma: a systematic review [J]. Gut, 2007, 56 (12): 1654-1664.

［11］ DE VRIES D R, VAN HERWAARDEN M A, SMOUT A J, et al. Gastroesophageal pressure gradients in gastroesophageal reflux disease: relations with hiatal hernia, body mass index, and esophageal acid exposure [J]. Am J Gastroenterol, 2008, 103 (6): 1349-1354.

［12］ REY E, RODRIGUEZ-ARTALEJO F, HERRAIZ M A et al. Gastroesophageal reflux symptoms during and after pregnancy: a longitudinal study [J]. Am J Gastroenterol, 2007, 102 (11): 2395-2400.

［13］ HEY V M, COWELY D J, OSTICK D G, et al. Proceedings: gastrooesophageal reflux in late pregnancy [J]. Gut, 1975, 16 (5): 403-404.

［14］ EUSEBI L H, RATNAKUMARAN R, YUAN Y, Solaymani-Dodaran M, Bazzoli F, Ford AC. Global prevalence of, and risk factors for, gastro-oesophageal reflux symptoms: a meta-analysis [J]. Gut, 2018, 67 (3): 430-440.

［15］ COHEN S, BOOTH G H Jr. Gastric acid secretion and lower-esophageal-sphincter pressure in response to coffee and caffeine [J]. N Engl J Med, 1975, 293 (18): 897-899.

第二节　抗反流机制

一、形态结构决定功能

形态决定功能,食管下段及周围组织结构,即 coincide 结构是抗反流的重要机制。coincide 强调了这一结构的精细、精准及稳定。coincide 包括以下几方面。

"食管韧带"是食管裂孔复杂、精细的封闭系统的一部分。食管裂孔是膈肌上

> ■ 形态结构为什么决定功能? 因为形态与结构决定空间、时间和相对位置的稳定性。

中间的一个裂孔,其上下还分别有腔静脉孔和主动脉裂孔,在正常的食管裂孔中存在着一套有效阻止腹腔器官或组织结构突向胸腔的纵隔结构。这一结构的骨架就是"食管韧带"。在提及"食管韧带"时,我们还要从腹膜结构来讨论。我们知道腹膜有两层结构,一层是脏腹膜,一层是壁腹膜。在膈肌表面的壁腹膜,也就是食管裂孔膜,它到达裂孔时又分为上升支和下降支。在上升支和下降支又长出一些纤维爪子,伸进胃食管的结合部肌层形成一立体的锚状结构,其中有脂肪填充,加入脂肪后形成了一种"塞子"样物,加强了食管裂孔的稳定性。在腹腔侧面还覆盖有完整光滑的腹膜。

在腹段食管进入胃的平面,LES 位于胃小弯侧肌层中间层的环形纤维尤其明显,被称为扣状纤维,起相当稳定的血管肌源性收缩的作用。从食管斜行入胃内,扣状纤维的配合引起胃扩张,它们可以一起作用于前后表面,在胃食管联合处增强并有助于维持高压区。

管状食管的整个腹段部分是括约肌的一部分,由局部神经肌肉反射维持。括约肌的高压力还用于维持食管的管状形状。静息状态下,在胃食管连接处有一压力梯度,反映了胸段食管的负压和腹段食管的正压。下段食管长期收缩的、增厚的内在环形平滑肌,由右膈脚外在的环形纤维束来加强抗反流能力。它们一起向食管下段区域施加压力,形成一个高压区。食管下端括约肌的内在肌纤维的作用可以通过右侧食管的半圆钩形平滑肌纤维和左侧的悬吊形斜纤维来加强。这些肌纤维的分布对应于高压区的解剖和功能的不对称。

在正常情况下,食管末端和胃底之间较大弯曲处 His 角的角度是锐角。管状食管的腹段没有被腹膜衬里,在腹膜和横膈膜之间的腹段食管周围有一个圆锥形的纤维结缔组织块。整个食管到皱褶的近端由鳞状上皮衬里。胃食管连接处的胃黏膜皱襞形成了黏膜丛,有助于在食管下段肌壁紧张性收缩处创建一个流动的密闭环境。His 角由胃平滑肌最内层的斜纤维牵拉形成,从而构成一种"阀瓣"。腹段食管由食管裂孔水平以下的脂肪组织垫支撑着。

胃悬带纤维:在食管的下段,与胃的交界处 3~4cm,环形肌圈数增加,并导致食管末端肌肉的逐步增厚。这与 GEJ 的肌肉结构的显著重塑,特别是内层肌纤维的不对称重排一致。弯曲度较小一侧的肌纤维保持其方向并形成短的肌肉纤维,而弯曲度较大的那些则改变方向,成为倾斜的胃悬带纤维。这种结构能够协助 LES 的关闭。

二、食管黏膜的防御机制

(一) 正常的防御机制

在人类,食管和胃之间的主要生理屏障是 LES,它将胃液限制在胃中。LES 的解剖学标志很少,但是可以通过将压力传感器从胃中拉到食管中时,胃压力高于胃底压力来确定其存在。除以下两种情况外,通常都存在该高压区:①吞咽后其暂时消散或放松以使食物通过贲门进入胃中;②扩张期间消除了高压区以允许排出气体。

LES 的三个特征保持了其对胃内和腹腔内压力的抵抗力或"屏障"功能。这些特征中的两个共同起作用,并且相互依赖以实现适当的括约肌功能。LES 的抗张力是它的压力和施加压力的长度的函数。高压区的总长度越短,必须保持较高的压力才能保持足够的阻力主管。因此,可以通过较短的总括约肌长度消除正常的括约肌压力。此外,随着胃的充盈括约肌的长度减小,就像气囊的颈部随着气囊的膨胀而缩短一样。如果在胃空着的情况下括约肌的总长度异常短,则即使胃扩张极小,对于现有压力来说,括约肌的长度也将不足以维持括约肌的能力,并且会发生反流。可以测量施加在高压区整个长度上的径向压力的综合效应,以形成括约肌的三维计算机图像。该图像的体积是对括约肌的反映。以括约肌的腹段长为准。在腹腔内压力升高的时期,如果腹腔压力不均等地作用于高压区和胃部,则 LES 的抵抗力将得到克服。如果腹部长度不足,括约肌就不能通过折叠而对腹腔内压力的增加作出反应,则更容易引起反流。

(二)胃食管反流的清除能力

如果在禁食状态下 LES 高压区的压力异常低,总长度短,则在整个昼夜节律周期中 LES 抵抗力将永久丧失,胃内容物不受阻碍地回流到食管,这被称为永久性括约肌功能缺陷。可通过以下一项或多项特征来识别:平均压力小于 6mmHg,平均总长度小于或等于 2cm 的高压区,或平均暴露于腹部正压环境中的长度不超过 1cm。括约肌功能缺陷的最常见原因是压力不足,但是腹段长度不足或总长度异常短,会使具有正常压力的括约肌无效。

现在公认的是当括约肌永久性缺陷时,即使相关的食管炎已经治愈,它也是不可逆的,与食管机体功能降低有关,并且如果不能控制的话,有效食管间隙清除的逐步丧失可能导致严重的黏膜损伤和反复性反流。在正常受试者中几乎所有的反流发作都是通过气体引起的。在 GERD 患者中气体仍然是重要的,但随着食管炎程度的加重,反流的原因会减少。横膈膜产生压力梯度的活动在使反流加剧时变得越来越重。在重度食管炎患者中酸反流会自发发生,因此表明括约肌在其静息状态下永久性缺损,并且屏障的功能也会持续丧失。重复暴露于胃液可引起黏膜损伤,进而导致下层肌肉炎性损伤。这种损伤导致永久性缺陷的高压区或"括约肌",其最初是由腹段 LES 长度的缩短引起的,最终是由 LES 的长度和压力共同损失导致的。随后会导致其清除能力的丧失,从而导致食管长时间暴露于胃液。

（三）饮水的冲洗作用

前面章节介绍过咖啡等饮料的摄入与 GERD 症状风险增加有关。是否所有饮品都会增加反流风险呢？ Mehta RS 等前瞻性收集了来自 48 308 名 42~62 岁女性的数据，这些女性没有 GERD 症状，并且没有服用质子泵抑制剂或 H_2 受体激动剂。采用多变量 Cox 比例风险模型用于评估饮料摄入量与 GERD 症状风险之间的关联。在 262 641 人年的随访中，有 7 961 名每周报告一次或多次 GERD 症状。结果显示咖啡的风险比（hazard ratio, HR）为 1.34（95% CI, 1.13~1.59; $P < 0.000\,1$），茶的 HR 为 1.26（95% CI, 1.03~1.55; $P < 0.001$），碳酸氢钠溶液的 HR 为 1.29（95% CI, 1.05~1.58; $P < 0.000\,1$）。每天用 2 份水代替 2 份咖啡、茶或碳酸氢钠溶液与降低 GERD 症状风险相关：对比咖啡 HR, 0.96（95% CI, 0.92~1.00）；对比茶 HR, 0.96（95% CI, 0.92~1.00）；对比碳酸氢钠溶液，0.92（95% CI, 0.89~0.96）。该研究结果表明水可降低 GERD 发生的风险。

参考文献

［1］ CSENDES A, SMOK G, QUIROZ J, et al. Clinical, endoscopic, and functional studies in 408 patients with Barrett's esophagus, compared to 174 cases of intestinal metaplasia of the cardia [J]. Am J Gastroenterol, 2002, 97 (3): 554-560.

［2］ LEE Y Y, WHITING J G, ROBERTSON E V, et al. Kinetics of transient hiatus hernia during transient lower esophageal sphincter relaxations and swallows in healthy subjects [J]. Neurogastroenterol Motil, 2012, 24 (11): 990-e539.

［3］ AKIMOTO S, SINGHAL S, MASUDA T, et al. Classification for esophagogastric junction (EGJ) complex based on physiology [J]. Dis Esophagus, 2017, 30 (6): 1-6.

［4］ MILLER L, VEGESNA A, RUGGIERI M, et al. Normal and abnormal physiology, pharmacology, and anatomy of the gastroesophageal junction high-pressure zone [J]. Ann N Y Acad Sci, 2016, 1380 (1): 48-57.

［5］ AKIMOTO S, SINGHAL S, MASUDA T, et al. Esophagogastric junction morphology and distal esophageal acid exposure [J]. Dig Dis Sci, 2016, 61 (12): 3537-3544.

［6］ E SOUZA M Â, NOBRE R A, BEZERRA P C, et al. Anatomical and functional deficiencies of the crural diaphragm in patients with esophagitis [J]. Neurogastroenterol Motil, 2017, 29 (1): 1-8.

［7］ LAVELLE L P, MCEVOY S H, NI MHURCHU E, et al. Cystic Fibrosis below the Diaphragm: Abdominal Findings in Adult Patients [J]. Radiographics, 2015, 35 (3): 680-695.

［8］ SADER A A, DANTAS R O, CAMPOS A D, et al. Artificial phrenoesophageal ligament. An experimental study in dogs [J]. Dis Esophagus, 2016, 29 (2): 192-196.

［9］ YOUNG R L, PAGE A J, COOPER N J, et al. Sensory and motor innervation of the crural diaphragm by the vagus nerves [J]. Gastroenterology. 2010, 138 (3): 1091-1101. e1-5.

［10］ APAYDIN N, UZ A, EVIRGEN O, et al. The phrenico-esophageal ligament: an anatomical study [J]. Surg Radiol Anat, 2008, 30 (1): 29-36.

［11］ MILLER L, VEGESNA A, KALRA A, et al. New observations on the gastroesophageal antireflux barrier [J]. Gastroenterol Clin North Am, 2007, 36 (3): 601-617, ix.

［12］ VERCELLINI P, ABBIATI A, VIGANÒ P, et al. Asymmetry in distribution of diaphragmatic endometriotic lesions: evidence in favour of the menstrual reflux theory [J]. Hum Reprod, 2007, 22 (9): 2359-2367.

[13] TIERNEY B J, IQBAL A, AWAD Z, et al. Sub-diaphragmatic fascia: role in the recurrence of hiatal hernias [J]. Dis Esophagus, 2006, 19 (2): 111-113.

[14] MEHTA R S, NGUYEN L H, MA W, et al. Association of diet and lifestyle with the risk of gastro-esophageal reflux disease symptoms in US women [J]. JAMA Intern Med, 2021, 181 (4): 552-554.

[15] MEHTA R S, SONG M, STALLER K, et al. Association between beverage intake and incidence of gastroesophageal reflux symptoms [J]. Clin Gastroenterol Hepatol, 2020, 18 (10): 2226-2233.

第三节　经典实验及 Hill 临床

 导读 体外的经典实验告诉我们，His 角的状态对是否触发反流起到重要的作用。

一、经典实验

从食管到胃是有倾斜度的，并非一条直线。半个世纪前科学家就认识到该角度在抗反流中发挥重要作用。而且研究发现该角度是由右膈肌脚的肌纤维和胃悬带纤维的纵向拉力来维持的。上述结构通过增加食管进入胃中的倾斜度来发挥抗反流作用。

Barrett 于 1952 年通过实验发现，只要保持胃与食管之间的胃食管夹角，即 His 角的角度，就可以防止胃内容物反流。该实验后续被 Collis 等学者进一步证实。该研究的核心在于改变 His 角的角度，观察其对反流的影响。结果发现，如将食管向上提拉消除该 His 角的角度，液体很容易从胃排入食管发生反流。该实验（图 4-3-1）记录了在食管和胃之间以不同 His 角的角度产生反流所需的压力的数字。通过降低铜管的直径来改变该角度，可以预测所需的压力与该角度相关。在达到临界角之前，饱满的胃发生自由反流而腔内压力没有任何增加。此时如将铜管降低半英寸（1.27 厘米）则会产生变化，从而使反流变得困难或不可能发生。从这一点来看，保持阀瓣充分恒定以维持功能性 His 角角度是防止反流的有效方法。

这项经典研究提示，在重建阀瓣的过程中，一定要恢复功能性 His 角的角度，否则将达不到抗反流的作用。

■ 经典是经得起时间考验的。

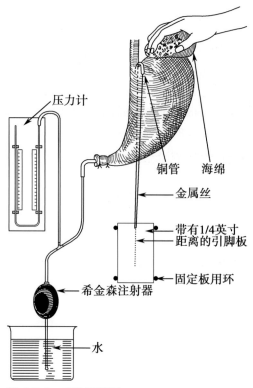

压力计

铜管　海绵

金属丝

带有1/4英寸
距离的引脚板

固定板用环

希金森注射器

水

图 4-3-1　实验示意图

通过改变 His 角的大小,来观察对反流的影响。

二、Hill 临床手术探索

外科文献中大量描述了修补食管裂孔的手术。长期随访结果显示复发率为12%~58%,表明这些修复方法是不足的。食管裂孔疝修补术与 1888 年 Bassini 和 Halstead 时的腹股沟疝修补术大致相同。然而,那时的腹股沟疝复发率远低于食管裂孔疝。食管裂孔疝超过 10% 的复发率和 50% 及以上的患者持续出现症状是完全不可接受的。这使得内科医师不愿将患者转给外科医师进行手术治疗。因此,Hill 等从食管裂孔疝和食管炎的病理生理学角度进行思考,发现 LES 和膈食管韧带具有重要作用,对手术进行了创新探索(图 4-3-2)。

Hill 的临床研究评估了 55 例滑动性食管裂孔疝和 3 例食管旁疝患者,由资深术者使用新技术进行手术,并与三年前 250 例手术的结果进行了比较。这项研究包括评估患者的病史、身体表现、症状,以及影像学表现。此外,它还包括了几乎所有患者的胃酸测量,同时进行 pH 值和压力的研究。所有患者术前或术中均行食管镜检查。

该研究手术方法主要步骤包括:缝合关闭食管裂孔,将膈食管筋膜固于主动脉裂孔正中弓状韧带,另外缝合以加强胃食管 His 角,具体方法如下。

仔细解剖食管裂孔,记录疝的大小和胃移位到胸腔的程度。确认疝的类型,是食管旁疝还是滑动疝。胃移位到腹部以确定是否有足够的食管长度允许胃食管交界处拉回至膈下。分离膈食管筋膜的腹膜覆盖层,通过将胃拉向患者左侧来显露膈肌脚。切开

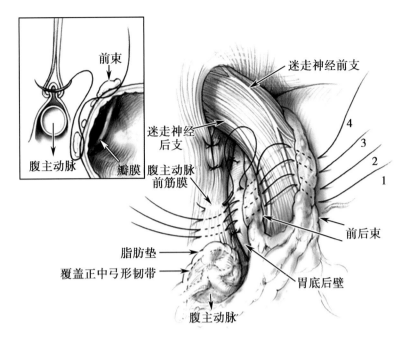

图 4-3-2　Hill 手术示意图

肝左叶的三角韧带并将其移至患者右侧,便于显露。当术前研究证明 LES 功能有效时,在食管后方缝合右侧膈肌脚。如果食管足够长,偶尔会在食管前面关闭膈肌脚。使膈肌食管筋膜小弯部分的切迹向下缩回。首先在膈肌食管膜的前部(包括胃的浆肌层)作深缝合,然后在包括膈肌食管韧带的后部,同样包括胃的浆肌层。这使小弯的后部呈叠瓦状。这一针随后被带进主动脉裂孔韧带的韧带部分。一或两根额外的锚针以类似的方式放置,通常以 8 字缝合。缝合后小曲弯曲并安全地固定在主动脉裂孔上。这个动作收紧了吊带肌肉组织,增加了对末端食管括约肌的支持。这些缝合线是在主动脉裂孔中做的,因为这是我们能够识别的唯一可以用来固定胃小弯的强壮韧带组织。这是比固定胃前腹壁更好的方法,因为末端食管括约肌通常在膈裂孔处。小弯的后缝合使膈食管韧带小弯曲部分向下牵引,加深 His 角,并使食管向胃底轻微凹陷。此术式将末端食管括约肌复位至腹腔内,可以利用腹腔内正压的优势。将胃底与食管外侧缘缝合,在胃食管角再缝两至三针。从该研究来看,His 角在维持括约肌功能方面起着重要作用,因为在伴有巨大食管裂孔疝 His 角完全缺失的患者中,括约肌的功能已被证实是不正常的。

随访时间为 1 个月至 2.5 年。采用新技术治疗的 58 例裂孔疝患者术后 2.5 年无复发,术后经 pH 值和压力检测,25 例在术前确诊反流的患者均得到纠正。96% 的治愈率与之前研究报道的 83% 相比,显著提升。复发病例中,1 例患者有迷走神经切断术后综合征;另 1 例患者有轻微的诱导反流症状,上消化道造影和 pH 值和压力研究没有疝的证据,与术前相比有了很大的改善。

总之,该研究证实除 LES 受损外,腹腔段胃食管连接处的固定可重建食管裂孔周围解剖和功能。严重无功能的括约肌是罕见的情况,并且需要一个辅助手术,如迷走神经切断术和幽门成形术。在行迷走神经切断术和幽门成形术患者中有 50% 的患者都伴有不良的副作用。只有当 LES 破坏并伴有十二指肠溃疡时，才应采用迷走神经切断术。然而仍需要进一步的后续研究来证实新技术的有效性。

参考文献

［1］ HAIT E J, MCDONALD D R. Impact of Gastroesophageal Reflux Disease on Mucosal Immunity and Atopic Disorders [J]. Clin Rev Allergy Immunol, 2019, 57 (2): 213-225.

［2］ COLLIS J L, KELLY T D, WILEY A M. Anatomy of the crura of the diaphragm and the surgery of hiatus hernia [J]. Thorax, 1954, 9: 175-189.

［3］ ANDERSON L A, CANTWELL M M, WATSON R G, et al. The association between alcohol and reflux esophagitis, Barrett's esophagus, and esophageal adenocarcinoma [J]. Gastroenterology, 2009, 136 (3): 799-805.

［4］ NOURAIE M, RADMARD A R, ZAER-REZAII H, et al. Hygiene could affect GERD prevalence independently: a population-based study in Tehran [J]. Am J Gastroenterol, 2007, 102 (7): 1353-1360.

［5］ NILSSON M, JOHNSEN R, YE W, et al. Lifestyle related risk factors in the aetiology of gastro-oesophageal reflux [J]. Gut, 2004, 53 (12): 1730-1735.

［6］ BITNAR P, STOVICEK J, HLAVA S, et al. Manual cervical traction and trunk stabilization cause significant changes in upper and lower esophageal sphincter: a randomized trial [J]. J Manipulative physiol Ther, 2021, 44 (4): 344-351.

［7］ VOGT C D, PANOSKALTSIS-MORTARI A. Tissue engineering of the gastroesophageal junction [J]. J Tissue Eng Regen Med, 2020, 14 (6): 855-868.

［8］ KESHISHIAN J M, MAGOVERN G J. Dehiscence of the stomach through a counterincision in the diaphragm following repair of a hiatus hernia [J]. Ann Surg, 1958, 148 (2): 276-280.

［9］ HILL L D. An effective operation for hiatal hernia: an eight year appraisal [J]. Ann Surg, 1967, 166 (4): 681-692.

［10］ HILL L D, TOBIAS J, MORGAN E H. Newer concepts of the pathophysiology of hiatal hernia and esophagitis [J]. Am J Surg, 1966, 111 (1): 70-79.

［11］ AYE R W, MAZZA D E, HILL L D. Laparoscopic Hill repair in patients with abnormal motility [J]. Am J Surg, 1997, 173 (5): 379-382.

［12］ LOW D E, ANDERSON R P, ILVES R, et al. Fifteen-to twenty-year results after the Hill antireflux operation [J]. J Thorac Cardiovasc Surg, 1989, 98 (3): 444-9. discussion 449-450.

第四节　现代技术体现抗反流机制

导读　现代的科技发展迅猛，集功能和形态学的研究之大成，可以完整了解分析出反流与抗反流机制，具体的临床应用仍待时日。

有学者将 CT 与三维(Three dimension,3D)高分辨率食管测压(HRM)结合（图 4-4-1),记录了胃食管结合部不同部位压力的详细资料,以确定 LES 和 CD 的压力分布和功能形态,以及其与胃食管结合部解剖结构的关系。3D-HRM 导管具有 96 个传感器,该传感器具有 12 个环,每个环相距 7.5mm,每个环中有 8 个传感器,每个传感器相隔 45°。三种终止条件下的 LES 压力不同。但是压力分布的形状是独特的,LES 长度越长,朝向胃的曲率就越小,反之则曲率越大。压力分布显示出圆周和轴向压力不对称,左侧的压力最大,尾长度最短(接近 His 角)。具有潮气和强迫吸气的 CD 收缩会增加 LES 压力曲线的压力。在 CT 扫描图像中勾勒出 CD、食管和胃,以重建该区域的三维解剖结构。研究结果显示食管是倾斜地穿过食管裂孔。由于食管在裂孔的上边缘向左弯曲,因此使两者彼此成直角的关系,从而导致 LES 上 CD 的水平压力分布。LES 和 CD 的形状独特,并且两者之间的解剖关系也很明显。上述研究为 LES 压力为何显示圆周和轴向压力不对称提供了可能解释,也对贲门失弛症患者 LES 所需切口的长度和圆周方向有一定指导意义。

尽管目前有了 HRM、FLIP 等先进技术,但是对反流性疾病的认识和发生机制仍然还未完全清楚。

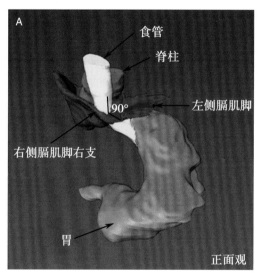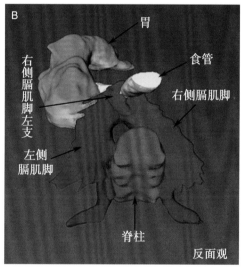

图 4-4-1　胃食管结合部 3D 成像

使用 AMIRA 软件从 CT 扫描图像中分割出食管(黄色)、胃(米色)、右侧膈肌脚(红色)和左侧膈肌脚(蓝色)。A. 前视图；B. 后视图。显示食管是倾斜地穿过食管裂孔处膈肌,LES 在食管裂孔处与 CD 成 90°。

（曾　兵　李英儒　江志鹏　马　宁　陈　双）

参考文献

[1] HUNGIN A P S, MOLLOY-BLAND M, SCARPIGNATO C. Revisiting montreal: new insights into symptoms and their causes, and implications for the future of GERD [J]. Am J Gastroenterol, 2019, 114 (3): 414-421.

［2］ O'SHEA K M, ACEVES S S, DELLON E S, et al. Pathophysiology of Eosinophilic Esophagitis [J]. Gastroenterology, 2018, 154 (2): 333-345.

［3］ SAVARINO E, BREDENOORD A J, FOX M, et al. International working group for disorders of gastrointestinal motility and function. expert consensus document: advances in the physiological assessment and diagnosis of GERD [J]. Nat Rev Gastroenterol Hepatol, 2017, 14 (11): 665-676.

［4］ GYAWALI C P, KAHRILAS P J, SAVARINO E, et al. Modern diagnosis of GERD: the Lyon Consensus [J]. Gut, 2018, 67 (7): 1351-1362.

［5］ PATTI M G. An evidence-based approach to the treatment of gastroesophageal reflux disease [J]. JAMA Surg, 2016, 151 (1): 73-78.

［6］ VAEZI M F, SIFRIM D. Assessing old and new diagnostic tests for gastroesophageal reflux disease [J]. Gastroenterology, 2018, 154 (2): 289-301.

［7］ OTAKI F, IYER P G. Best of foregut: esophagus, stomach, and duodenum [J]. Gastrointest Endosc, 2017, 85 (1): 48-54.

［8］ KATZKA D A, PANDOLFINO J E, KAHRILAS P J. Phenotypes of gastroesophageal reflux disease: where rome, lyon, and montreal meet [J]. Clin Gastroenterol Hepatol, 2020, 18 (4): 767-776.

［9］ GERSON L B, KAHRILAS P J, FASS R. Insights into gastroesophageal reflux disease-associated dyspeptic symptoms [J]. Clin Gastroenterol Hepatol, 2011, 9 (10): 824-833.

［10］ HAM H, CHO Y K, LEE H H, et al. Esophagogastric junction contractile integral and morphology: two high-resolution manometry metrics of the anti-reflux barrier [J]. J Gastroenterol Hepatol, 2017, 32 (8): 1443-1449.

［11］ RENGARAJAN A, GYAWALI C P. High-resolution manometry can characterize esophagogastric junction morphology and predict esophageal reflux burden [J]. J Clin Gastroenterol, 2020, 54 (1): 22-27.

［12］ MITTAL R K, ZIFAN A, KUMAR D, et al. Functional morphology of the lower esophageal sphincter and crural diaphragm determined by three-dimensional high-resolution esophago-gastric junction pressure profile and CT imaging [J]. Am J physiol Gastrointest Liver physiol, 2017, 313 (3): G212-G219.

第五章　反流的病理生理

第一节　反流早期病理学

 关于 GERD,临床上常描述的是症状,但在食管上皮也会留下证据。

一、食管内反流病

当最远端的食管因暴露于胃液而受损时,除了腹膜反折和胃黏膜的近端界限外,所有这些标志物在病理上都会改变。造成最远端食管损伤的主要原因是过多的进食导致胃过度扩张,Z 线会沿胃部轮廓移动,有效的食管下端括约肌长度相应减少。在胃排空期间,鳞状上皮会暴露于胃酸中。由于反复胃过度扩张,尤其是高脂肪含量的食物会抑制胃排空,鳞状上皮暴露于酸囊的时间会增加,损害也会增加。最早发生于远端食管的损害是在没有自由反流的情况下发生的,可以称为"括约肌内反流病"。

二、暂时性食管下端括约肌松弛

食管下高压区的暂时性丧失与吞咽有关,当胃底因气体、液体或食物而膨胀时,可使下端括约肌"展开"。非吞咽引起的暂时性食管下端括约肌松弛(tLESR)是正常人和 GERD 患者胃食管反流的重要机制。这些自发性松弛发生时没有咽部收缩,时间延长大于 10 秒。直立姿势和高脂饮食都会增加 tLESR 的发生率。括约肌的展开可能是括约肌压力下降的原因。

tLESR 被普遍认为是胃食管反流病的主要机制。在 80% 的有症状胃食管反流病患者中可以识别出食管裂孔疝,而大多数侵蚀性食管炎和 Barrett 食管均表现为无功能 LES 特征。当考虑到这些事实时,特别是与 tLESR 的已知特征相关联时,它们似乎可能是食物或气体对胃扩张的生理反应。有研究显示,尽管食管裂孔疝的患者食管酸暴露量更大,反流发作更多,但 tLESR 的发生率与单纯反流相似。GERD 和食管裂孔疝患者的反流过多是由 LES 压力低、吞咽引起的松弛和劳损所致。

■ tLESR 是由胃壁启动的信号,可导致食管下端括约肌的短暂性松弛。

高压区的瞬态损失也可能发生,通常是由胃的功能性问题引起。摄入过多的空气或食物会导致胃扩张,如果失去主动的放松反射,则会增加胃内压。当胃扩张时,由胃壁张力产生的向量会根据贲门的几何形状而变化,并在胃食管连接处产生拉力。当存在裂孔疝时,LES 将承受更直接的拉力。该力拉动食管末端并使其"被吸收"到伸展的贲门,当这个长度到达到临界值(通常为 1~2cm)时,压力急剧下降并发生反流,表现为高压段的自发散逸或"松弛"。

胃膨胀导致高压区长度的缩短,并伴随 LES 压力的下降。括约肌的扩张不是"自发的"肌肉松弛,而是继发于逐渐的胃扩张,直至其变得不适应。因此非吞咽引起的正常高压区或"括约肌"的松弛被不适当地称为短暂性 LES 松弛,而应将它们称为瞬时括约肌缩短。这些短暂的括约肌缩短发生在 GERD 的初始阶段,并且是餐后过度反流的机制。胃排空后,高压区的长度得以恢复,功能恢复,直到膨胀引起再次缩短和反流。GERD 的发病早期可能始于暴饮暴食或进食油炸食物引起的肠胃不适,这会延迟胃排空或引起亚临床胃蠕动异常。

对 tLESR 发生的因素,学者们持有不同的观点。有学者认为 tLESR 是一种由胃内压升高导致的胃胀或非加压扩张引起的神经调节反射。这些条件刺激胃底的伸展感受器,进而刺激迷走神经,将冲动传递到髓质。然后,髓核通过迷走神经和膈神经作用于 LES 使其引起长时间的放松,并抑制膈肌脚,减少腹段食管长度。而另一些学者认为,tLESR 是由胃内压升高胃膨胀或进餐引起常压松弛导致 LES 长度变短引起。正常情况下,在空腹和卧位休息的情况下,LES 平均长度为 3.6cm,腹内长度为 2.2cm。当胃扩张或膨胀时,由于 LES 一部分并入胃底而引起 LES 长度变短。当 LES 的长度缩短到一定程度时,LES 的压力不能再使贲门保持关闭的状态,贲门开放出现反流。

当 LES 的远端并入胃底时会暴露于胃液,导致炎症和糜烂。如果炎症持续存在,可使腹段食管的长度永久短于 1cm,导致 LES 对腹压变化的反应能力减弱,限制其抵抗胃扩张或非增压扩张的能力。在这两种情况下,胃扩张或膨胀造成 LES 受损,从而导致 LES 在腹段长度和整体长度的缩短,广泛的炎症损伤使其 LES 长度逐渐丧失。有研究显示,当腹段 LES 长度小于 1cm、总长度小于 2cm、静息压小于 6mmHg 时,LES 的功能就会永久性丧失。在这种情况下,应行胃底折叠术来修复。LES 功能丧失的影响因素最常见的是腹段 LES 长度,其次是整体长度,再次是压力。LES 一过性功能丧失的原因具有个体性差异。LES 抵抗腹压增加引起的反流的作用依赖于其腹段固有的长度,抵抗胃膨胀以及非压力升高性胃扩张引起的反流依赖于其固有的总长度。

三、远端食管扩张

反流对远端食管的持续损害导致其显著的变化：①鳞状上皮的柱状化生；②LES 最远端腹部节段的功能丧失，在疾病过程的早期发生括约肌的缩短；③受损的食管扩张并失去管状，进入胃，并像所有贮器一样在黏膜中形成皱褶，可以称为远端食管扩张。

在大多数患者中，胃食管结合部的肠上皮化生和腺癌均与 GERD 相关，与任何胃部病理无关。这意味着"贲门癌"实际上是食管的一部分。在近端的小柱状交界处和远端的胃泌酸性黏膜的近端界限之间存在可变的柱状内膜黏膜段，整个鳞状上皮间隙实际都是食管的。

通过检测鳞状上皮和胃黏膜之间存在化生的柱状上皮可以诊断食管远端扩张。尽管这与 LES 的缩短有关，但测压对大多数患者而言并不足够敏感以检测到最小的缩短。但是通过 24 小时的 pH 值测试，贲门和近端胃黏膜的组织学表现均与反流异常以及 LES 腹段缩短的发生密切相关。研究显示，扩张的食管远端存在一个鳞状间隙，在周围的不同部位测量为 0~0.5cm。根据新的理解，这是"微观的"或"超短的"Barrett 食管。在 GERD 的早期，整个病理仅限于食管远端扩张，即"括约肌内反流病"。

这是由胃过度扩张期间鳞状上皮暴露于胃液引起的。许多患者通常症状轻微，且主要限于餐后时期，没有明显的反流。随着损害的加重，括约肌缩短增加并导致恶性循环。进餐时，永久性括约肌功能丧失越来越容易发生，因为胃胀进一步缩短了括约肌。胃液反流的频率越来越高。靠近括约肌的食管主体暴露在损伤之下，并在内镜下可辨认，如鳞状上皮和可见柱状组织的糜烂发生化生。食管的这些更高级的变化与远端食管扩张的长度增加有关，这是 LES 腹段损伤的重要病理指标。柱状上皮化生的食管长度与反流的严重程度完全相关。柱状上皮的敏感性在一定程度上小于鳞状上皮。当 Barrett 食管患者接受消融时，如果消融在远端食管连接处停止，而忽略了对扩张的远端食管的消融，那么消融后发生"贲门腺癌"也就不足为奇了，这是对疾病病理学认识的不足。

■ 远端食管称食管（下端）扩张，是一种结构的变化。

[1] GYAWALI C P, FASS R. Management of Gastroesophageal Reflux Disease [J]. Gastroenterology, 2018, 154 (2): 302-318.

[2] BIANCANI P, ZABINSKI M P, BEHAR J. Pressure tension, and force of closure of the human lower esophageal sphincter and esophagus [J]. J Clin Invest, 1975, 56 (2): 476-483.

[3] LIM K G, MORGENTHALER T I, KATZKA D A. Sleep and nocturnal gastroesophageal reflux: an update [J]. Chest, 2018, 154 (4): 963-971.

参考文献

[4] DA SILVA R C, DE SÁ C C, PASCUAL-VACA Á O, et al. Increase of lower esophageal pressure after osteopathic intervention on the diaphragm in patients with gastroesophageal reflux [J]. Dis Esophagus, 2013, 26 (5): 451-456.

[5] HERREGODS T V, BREDENOORD A J, SMOUT A J. Pathophysiology of gastroesophageal reflux disease: new understanding in a new era [J]. Neurogastroenterol Motil, 2015, 27 (9): 1202-1213.

[6] VOGT C D, PANOSKALTSIS-MORTARI A. Tissue engineering of the gastroesophageal junction [J]. J Tissue Eng Regen Med, 2020, 14 (6): 855-868.

[7] DELATTRE J F, AVISSE C, MARCUS C, et al. Functional anatomy of the gastroesophageal junction [J]. Surg Clin North Am, 200080 (1): 241-260.

[8] ALTORJAY A, JUHASZ A, KELLNER V, et al. Metabolic changes in the lower esophageal sphincter influencing the result of anti-reflux surgical interventions in chronic gastroesophageal reflux disease [J]. World J Gastroenterol, 2005, 11 (11): 1623-1628.

[9] WARREN H F, LOUIE B E, FARIVAR A S, et al. Manometric changes to the lower esophageal sphincter after magnetic sphincter augmentation in patients with chronic gastroesophageal reflux disease [J]. Ann Surg, 2017, 266 (1): 99-104.

[10] WARREN H F, BROWN L M, MIHURA M, et al. Factors influencing the outcome of magnetic sphincter augmentation for chronic gastroesophageal reflux disease [J]. Surg Endosc, 2018, 32 (1): 405-412.

[11] BREDENOORD A J, WEUSTEN B L, TIMMER R, et al. Intermittent spatial separation of diaphragm and lower esophageal sphincter favors acidic and weakly acidic reflux [J]. Gastroenterology, 2006, 130 (2): 334-340.

[12] MASSEY B T, SIMUNCAK C, LECAPITAINE-DANA N J, et al. Transient lower esophageal sphincter relaxations do not result from passive opening of the cardia by gastric distention [J]. Gastroenterology, 2006, 130 (1): 89-95.

第二节　反流进展和后期组织学变化

 导读　临床医师要注意"直通车"现象，即 GERD → BE →食管癌。

反流后期会出现柱状上皮化生，发生 Barrett 食管。组织学可将所有柱状上皮细胞准确划分，大致可分为以下几种类型：胃、贲门、肠类型的化生性上皮，以及胃氧化性黏膜。大多数内镜医师无法理解这些上皮细胞在食管内的重要性，这是癌症预防失败的原因。

Barrett 食管是从可见的柱状衬里食管取材的活检中发现肠上皮化生。当报告肠上皮化生时，内镜医师似乎认为整个柱状上皮节段都被肠化了。因此判断 Barrett 食管的程度是根据布拉格标准通过柱状上皮而不是肠化生的程度来测量的。这种思考过程导致无法准确地将癌症风险分层。食管内有一个 10cm 长的圆柱状管腔，可以从

■ 这里"直通车"是指从胃食管反流、糜烂性食管炎到产生癌变的一个连续过程。

只有一个杯状细胞到几乎完全肠上皮化生。如果肠上皮化生是上皮癌变的风险,这些极端情况具有非常不同的癌症风险。根据目前的定义,两者均为 Barrett 食管的 10cm 部分。实际上,一个是 10cm 长的圆柱状内衬食管段内有 1mm 的 Barrett 食管,另一个是 10cm 长的 Barrett 食管。这种感知上的失败具有实际意义。消融 Barrett 食管时,仅需消融有风险的肠上皮,而不消融整个柱状衬里部分。

更重要的是,不了解组织学会导致无法识别食管中发生的有序上皮转化。鳞状上皮的柱状化生对酸引起的损伤具有高度特异性。酸会导致分层的鳞状上皮细胞中的角质形成细胞分离,从而增加其通透性。大的回流分子进入上皮细胞并引起增殖的基底细胞发生遗传变化从而导致柱状化生。

食管的柱状上皮化生是遗传转换的结果,该转换从鳞状分化的遗传信号转变为发展成柱状细胞的信号。贲门黏膜仅由黏液细胞组成,而没有专门的壁细胞或杯状细胞。

鳞状上皮间隙中的三个上皮的分布始终是恒定的(图 5-2-1)。在最远端的柱状衬里食管中观察到了贲门黏膜,其 pH 值最低。当鳞状上皮间隙短时,通常是唯一的上皮类型。当鳞状上皮间隙达到 1cm 时,近端区域始终包含贲门上皮。作为长度鳞状上皮间隙增加,肠上皮化生的发生率增加。肠上皮化生在 20 世纪 50 年代并不常见,1994 年仅在 19.4% 的可见柱状线段小于 2cm 的患者中被发现,超过 95% 的具有鳞状性食管间隙的患者,柱状内衬食管内的肠上皮化生程度也有所增加。在 20 世纪 50 年代它仅限于最近端的区域,现在它经常向远侧延伸到扩张的食管远端。有证据表明,这种增加是胃液碱化的结果,慢性萎缩性胃炎与胃酸度降低有关,与远端食管腺癌有关。

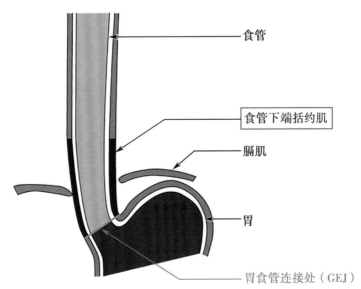

图 5-2-1　正常食管和胃近端示意图
正常情况下,LES 的长度为 3~5cm,是一个高压区,内衬鳞状上皮细胞。
胃食管连接处是其远端边界,以下为柱状上皮细胞形成的 Z 线。

食管下端括约肌包括食管远端 3~5cm，包括整个腹段食管。正常的食管胃连接处（GEJ）是括约肌终止处的管状食管的远端界限。它以鳞状和柱状上皮交界处为标志。鳞状上皮（浅绿色）过渡到胃氧化性黏膜（深绿色），其具有皱褶（图 5-2-2）。食管内不存在化生的柱状上皮细胞。

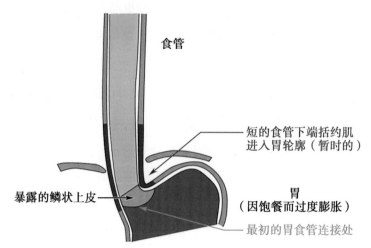

图 5-2-2　早期反流疾病的发病机制
GERD 早期因胃底扩张，出现 tLESR，LES 部分进入胃内，鳞状上皮细胞暴露于胃酸中。

饱餐使胃过度扩张后，随着胃内压力的增加，食管下端括约肌会暂时缩短，并被牵拉至胃部轮廓中（图 5-2-3）。鳞状上皮向远端移动并暴露于胃中的酸囊，导致鳞状上皮发生损伤。随着胃排空，过程逆转。鳞状上皮损伤愈合，患者恢复正常。

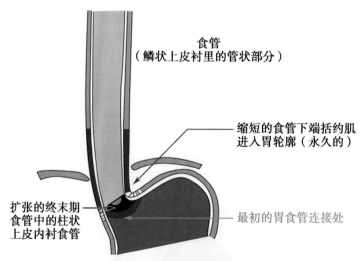

图 5-2-3　早期反流病，永久性食管下端括约肌缩短
随着 GERD 病情发展，暴露于胃酸中的 LES 结构被破坏，鳞状上皮细胞被柱状上皮细胞取代，LES 缩短并进入胃，成为胃壁的一部分。

与被破坏的括约肌相关的食管已经扩张（远端食管扩张）并永久地成为胃的一部分，并形成皱褶。远端鳞状上皮已被由肠上皮（蓝色）、贲门上皮（黑色）和氧化性贲门上皮（紫色）组成的化生柱状上皮所代替（图5-2-4）。由于不建议内镜时对正常患者进行活检，因此漏诊了远端食管扩张的病理改变。进行活检时，对解剖结构的错误解释导致这些反流变化被误解为"胃贲门"变化。

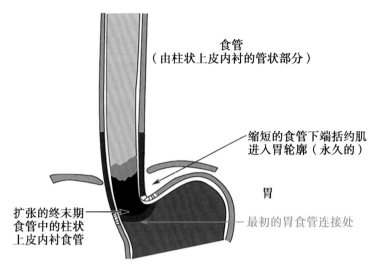

图 5-2-4　反流病的晚期变化

GERD 晚期出现 LES 明显缩短，鳞状上皮柱状化生，表现为糜烂性食管炎，LES 功能逐渐减弱。

食管下端括约肌明显缩短，括约肌能力降低，食管腔内频繁发生反流。导致可见的柱状上皮化生的食管和糜烂性食管炎，以及症状加重。鳞状上皮从真正的胃食管连接处进一步分离，该处在扩张的食管远端界限处（图5-2-5）。

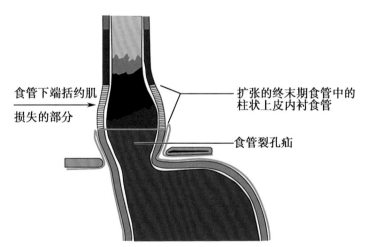

图 5-2-5　伴有食管裂孔疝的晚期反流病

GERD 晚期因 LES、His 角等 coincide 结构和功能的永久性丧失，出现轴向性食管裂孔疝。

His 角的丧失加上食管的缩短导致胃及其疝囊突出到胸腔。应当注意的是，食管裂孔疝是指位于膈肌上方的胃部分。扩张节段的近端部分是食管远端扩张，而不是疝气的一部分。

（曾 兵　甘文昌　周太成　陈 双）

参考文献

［1］ CHANDRASOMA P T, DER R, MA Y, et al. Histology of the gastroesophageal junction: an autopsy study [J]. Am J Surg Pathol, 2000, 24 (3): 402-409.

［2］ CHANDRASOMA P T. Diagnostic atlas of gastroesophageal reflux disease: A new histology-based method [M]. San Diego, Calif, 2007.

［3］ PANDOLFINO J E, ZHANG Q G, GHOSH S K, et al. Transient lower esophageal sphincter relaxations and reflux: mechanistic analysis using concurrent fluoroscopy and high-resolution manometry [J]. Gastroenterology, 2006, 131 (6): 1725-1733.

［4］ YOUNG R L, PAGE A J, COOPER N J, et al. Sensory and motor innervation of the crural diaphragm by the vagus nerves [J]. Gastroenterology, 2010, 138 (3): 1091-1101. e1-5.

［5］ YANG L, FRANCOIS F, PEI Z. Molecular pathways: pathogenesis and clinical implications of microbiome alteration in esophagitis and Barrett esophagus [J]. Clin Cancer Res, 2012, 18 (8): 2138-2144.

［6］ KANDULSKI A, MALFERTHEINER P. Gastroesophageal reflux disease--from reflux episodes to mucosal inflammation [J]. Nat Rev Gastroenterol Hepatol, 2011, 9 (1): 15-22.

［7］ PENAGINI R, CARMAGNOLA S, CANTÙ P, et al. Mechanoreceptors of the proximal stomach: Role in triggering transient lower esophageal sphincter relaxation [J]. Gastroenterology, 2004, 126 (1): 49-56.

［8］ AYAZI S, TAMHANKAR A, DEMEESTER S R, et al. The impact of gastric distension on the lower esophageal sphincter and its exposure to acid gastric juice [J]. Ann Surg, 2010, 252 (1): 57-62.

［9］ CURCIC J, ROY S, SCHWIZER A, et al. Abnormal structure and function of the esophagogastric junction and proximal stomach in gastroesophageal reflux disease [J]. Am J Gastroenterol, 2014, 109 (5): 658-667.

［10］ STEIN H J, DEMEESTER T R, NASPETTI R, et al. Three-dimensional imaging of the lower esophageal sphincter in gastroesophageal reflux disease [J]. Ann Surg, 1991, 214 (4): 374-83; discussion 383-384.

［11］ LONG J D, ORLANDO R C. Esophageal submucosal glands: structure and function [J]. Am J Gastroenterol, 1999, 94 (10): 2818-2824.

［12］ CHANDRASOMA P T, DER R, MA Y, et al. Histology of the gastroesophageal junction: an autopsy study [J]. Am J Surg Pathol, 2000, 24 (3): 402-409.

［13］ MEHTA R S, STALLER K, CHAN A T. Review of gastroesophageal reflux disease [J]. JAMA, 2021, 325 (14): 1472.

第六章 Barrett 食管

导读 化生(metaplasia),一种分化成熟的组织转变成另一种成熟组织可逆转的适应表象。常见的化生有上皮化生、骨与软骨化生、浆膜化生、脂肪化生等。例如在上皮细胞中,鳞状上皮可以化生为腺上皮细胞。其实,化生是局部组织在病理条件下的一种适应性表现,在一定程度上,对人体可能是有益的。如鳞状上皮的化生能增强黏膜的抵抗力,使黏膜在不利的情况下仍能生存。但在一定条件下,化生的细胞可以具有发生恶性肿瘤潜能,也可能认为是一种癌前病变。因此,从化生到不典型增生(dysplasia)再到癌变是一多因素参与的连续过程。

第一节 Barrett 食管的定义和诊断

Barrett 食管,是以已故的胸外科医师 Norman Rupert Barrett(图 6-1-1)的名字命名的疾病。

Norman Rupert Barrett,1903 年出生于澳大利亚的阿德莱德。

Barrett 医师的大部分职业生涯都是在伦敦圣托马斯医院担任顾问医师。他作为胸外科领域的先驱,也是一位富有魅力的学术带头人,在 *Thorax* 担任编辑超过 25 年。是一位杰出的外科医师、学者和老师。

其实,关于 Barrett 食管,Norman Rupert Barrett 并不是第一个描述 Barrett 食管病变的人。在描述胃食管反流后的 EGJ 病理变化及他最初关于病情性质和发病机制的论点方面也不是完全正

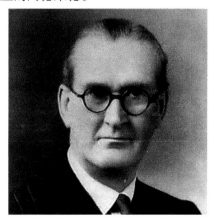

图 6-1-1 著名的胸外科领域的先驱 Norman Rupert Barrett(1903—1979)

确的,甚至有错误。

最早描述食管的柱状内衬病变应归功于美国病理学家 Wilder Tileston,他于 1906 年在波士顿工作时描述了 3 例"食管消化性溃疡",并指出"周围的黏膜非常相似"。溃疡通常在胃里出现那种"化生"情况,Tileston 写道,"食管消化性溃疡形成的首要条件是贲门功能不全"(即胃食管反流)。因此,在 Barrett 之前将近半个世纪,Tileston 描述了柱状内衬食管,并正确地将相关溃疡的发病机制归因于胃食管反流。

一、定义

Barrett 食管(BE)是一种类似于肠道内壁的上皮(柱状上皮细胞)组织取代了食管内壁组织的病症。医学上将这一过程称为肠化生。常见的发生部位在食管下段。

在 BE 中最多可以发现三种不同类型的柱状上皮细胞:①特殊的肠上皮化生,具有绒毛状表面和肠型隐窝,内有黏液分泌的柱状细胞和杯状细胞;②胃型上皮;③连接型上皮。

特殊的肠上皮化生是最常见的,BE 的不典型增生和癌变几乎总是与特殊的肠上皮化生有关。

患有 BE 的人更有可能发生癌变,成为胃食管结合部腺癌。BE 患者患食管腺癌的风险约为每年 0.5%。通常,在这种癌症发生之前,BE 组织中会出现癌前细胞。医学上称这种情况为细胞的发育不良,并将发育不良分为低级或高级变性。有研究估计,BE 影响了 1.6%~6.8% 的人群。

BE 在男性中比女性中更常见,男性与女性比值为 3∶1。BE 的患病率随着年龄的增长而增加,诊断时的平均年龄为 55 岁。BE 通常保持稳定,没有确凿证据表明,尽管与癌症有关,持续的严重反流或有效的反流治疗可改变 BE 的进展。肠上皮化生的程度与 LES 的状态和胃酸的暴露程度有关。在接受内镜检查有 GERD 症状的患者中,有 10%~15% 的患者被发现有 BE。大多数 BE 的患者不会因食管症状而就诊,也可能没有 GERD 症状。然而,与 BE 有关的 GERD 通常很严重,常伴有食管溃疡、狭窄及出血等。

二、诊断标准

Barrett 食管的当前定义包括宏观和微观标准。

宏观上,内镜下可见 EGJ 附近的食管中存在任何长度的可见柱状上皮黏膜。柱状上皮黏膜表现为均匀的红色或绒状黏膜,与白色的正常鳞状上皮不同。换言之,内镜下 EGJ 处有一条上白、下红的交界线,称之为 Z 线。Barrett 食管 Z 线上移,不完整(图 6-1-2)。

微观标准要求看到真正的杯状细胞,杯状细胞柱状上皮的组织在病理学上需要证实:

①扩张的、轮廓分明的、充满黏液的细胞质;②阿尔辛蓝在 pH 值 2.5 时染色呈阳性,即蓝染(图 6-1-3)。

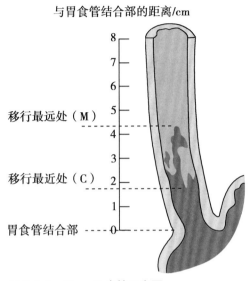

图 6-1-2　Barrett 食管示意图
Barrett 食管 Z 线上移,不完整。

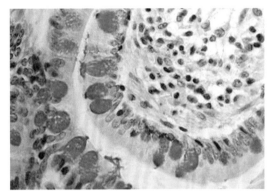

图 6-1-3　病例染色示意图
阿尔辛蓝在 pH 值 2.5 时染色呈阳性。

描写 BE 还要描述内镜下病变的长度来定义 BE 的情况。

①长段至少 3cm;②短段 <3cm;③超短段 <1cm(极难与不规则的在 EGJ 区域对其和 Z 线区分);④在 EGJ 的活组织检查中还可见到胰腺化生,但尚不清楚其代表的临床意义(图 6-1-4)。

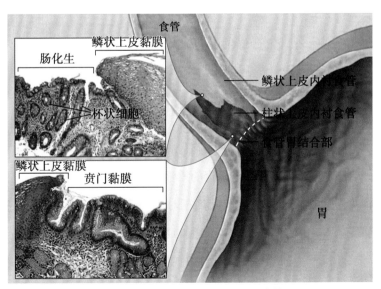

图 6-1-4　在上皮下固有层中可以看到化生的肠型腺体
在这个位置,鳞状下肠化生对内镜医师来说是无法观察到的。

参考文献

［1］ SPECHLER S J, GOYAL R K. The columnar-lined esophagus, intestinal metaplasia, and Norman Barrett [J]. Gastroenterology, 1996, 110 (2): 614-621.

［2］ SHARMA P. Clinical practice. Barrett's esophagus [J]. N Engl J Med. 2009, 361 (26): 2548-2556.

［3］ PETERS Y, AL-KAABI A, SHAHEEN N J, et al. Barrett oesophagus [J]. Nat Rev Dis Primers, 2019, 5 (1): 35.

［4］ SHAHEEN N, RANSOHOFF D F. Gastroesophageal reflux, barrett esophagus, and esophageal cancer: scientific review [J]. JAMA, 2002, 287 (15): 1972-1981.

［5］ SPECHLER S J. Barrett esophagus and risk of esophageal cancer: a clinical review [J]. JAMA, 2013, 310 (6): 627-636.

［6］ MÜNCH N S, FANG H Y, INGERMANN J, et al. High-fat diet accelerates carcinogenesis in a mouse model of barrett's esophagus via interleukin 8 and alterations to the gut microbiome [J]. Gastroenterology, 2019, 157 (2): 492-506. e2.

［7］ SPECHLER S J, FITZGERALD R C, PRASAD G A, et al. History, molecular mechanisms, and endoscopic treatment of Barrett's esophagus [J]. Gastroenterology, 2010, 138 (3): 854-869.

［8］ ZHANG Q, AGOSTON A T, PHAM T H, et al. Acidic bile salts induce epithelial to mesenchymal transition via vegf signaling in non-neoplastic barrett's cells [J]. Gastroenterology, 2019, 156 (1): 130-144. e10.

［9］ MARET-OUDA J, WAHLIN K, ARTAMA M, et al. Risk of esophageal adenocarcinoma after antireflux surgery in patients with gastroesophageal reflux disease in the nordic countries [J]. JAMA Oncol, 2018, 4 (11): 1576-1582.

［10］ SHIRVANI V N, OUATU-LASCAR R, KAUR B S, et al. Cyclooxygenase 2 expression in Barrett's esophagus and adenocarcinoma: Ex vivo induction by bile salts and acid exposure [J]. Gastroenterology, 2000, 118 (3): 487-496.

第二节 Barrett 食管的发生机制

 为什么有些 GERD 的患者会产生 BE,而另一些患者不产生 BE 呢? 了解和弄清产生机制非常重要。

目前认为 BE 的发展是一个两步过程。

第一步为泌酸性黏膜的柱状上皮细胞代替正常的食管鳞状上皮细胞。发生这种情况是由于反复暴露于反流至下端食管的胃液引起的鳞状上皮细胞的慢性损伤。从鳞状上皮到柱状上皮的转变可能在几年内相对较快地发生。

第二步是随着肠化生的柱状上皮细胞的发展,形成小叶凹陷和腺体。此步骤发生的速度较慢,并且发生的频率较低,因为并非所有黏膜都会发展为肠化生。但是一旦出现,BE 具有恶性潜能,并可能发展为低度和高度不典型增生,最终导致腺癌发生。这整个过程通常被称为 BE- 不典型增生 - 癌变连续变化。

一、柱状上皮黏膜代替鳞状上皮黏膜

BE 的病理生理学始于胃食管反流,该过程始于胃部。食用大量的脂肪食物会引起胃膨胀,导致食管 LES 的松弛和鳞状上皮细胞暴露于胃液中。在此过程中,EGJ 处下方的贲门是胃中唯一没有缓冲酸的部分,比禁食期间变得更酸。此外,唾液中的亚硝酸盐与胃酸接触时,会迅速产生一氧化氮。在 EGJ 处产生的一氧化氮水平可造成严重损伤。

在电子显微镜下可观察到食管鳞状上皮细胞损伤的最早证据是超微结构改变。食管鳞状上皮细胞暴露于酸会导致细胞间隙扩大,并允许大分子物质(大于 20kDa 的分子)扩散至紧密的多层鳞状上皮。首先,它们使酸性流体渗透到神经末梢所在的上皮层,并产生烧心的感觉。其次,这些细胞间隙可能使胃肠道干细胞暴露于腔内因子,最终刺激上皮分化为柱状上皮细胞类型。伴随这些组织学改变的是嗜酸性粒细胞的浸润。炎性细胞浸润上皮可累及黏膜下层,并最终浸润至固有肌层。LES 内持续的炎症反应可导致肌肉系统功能恶化,最终导致永久性的 LES 缩短和静息压力低。随着胃食管屏障 LES 功能的进一步丧失,GERD 对鳞状上皮细胞的损伤程度会逐渐增加,患者出现糜烂性食管炎的表现。

下端食管固有层细胞间隙的伸长使干细胞更靠近腔表面,从而为食管黏膜分化中的形态学转换建立了必要条件。这些干细胞暴露于腔内很可能是导致分化转换发生的关键事件,导致食管的柱状上皮细胞化生的形成。独特的中间多层上皮是从鳞状上皮向柱状上皮的过渡,具有鳞状和柱状黏膜的混合基因表达谱。因此,食管下端鳞状上皮细胞向柱状上皮细胞的转化是 BE 病理生理学的第一步,代表了反流疾病的可靠组织学标记。柱状上皮黏膜的存在表明鳞状水平黏膜已被损伤、侵蚀和置换。

由此产生的柱状化生层是一层能分泌黏液的柱状上皮细胞,被认为是对更好地耐受反流胃液的适应性反应。在大多数情况下此过程发生在尚未出现 GERD 症状的个人中,在微观水平上以普遍存在的方式发生。但是由于食管 LES 会随着损伤和炎症的恶化而恶化,因此酸暴露会向近端增加,与更长的肠上皮化生段和鳞状小柱交界处的近端逐渐移行有关。

总之,正常的胃食管连接处由鳞状上皮细胞黏膜组成,其与贲门的柱状上皮细胞黏膜相邻。随着慢性胃膨胀,食管远端鳞状上皮细胞黏膜暴露于酸性胃液中,LES 的渐进性损伤使胃液向近端逸出至食管远端。长期暴露下鳞状上皮细胞黏膜会导致细胞间隙扩张,使食管干细胞暴露于反流液,从而导致遗传转换并分化为柱状上皮细胞黏膜。具有更大程度黏膜损伤的反流疾病的进展会导致更广泛的柱状上皮细胞化生,并且鳞状小柱交界处向近端迁移,远离胃食管交界处形成食管的柱状内衬节段。

二、贲门黏膜细胞的去分化

贲门黏膜是一种不稳定的上皮,其组织学特征是严重的炎症和反应性改变。研究发现,贲门黏膜的最初平坦表面上皮是短寿的,它可以渗入小叶凹陷或扩散到更深的地方以形成腺体。在此小叶或腺体进化过程中,贲门黏膜可通过以下可能的途径发展,这取决于环境和遗传因素的共同作用。

1. 胃基因的表达可导致贲门黏膜腺壁细胞的发育,形成泌酸性贲门黏膜。

2. 肠道基因的表达引起贲门黏膜内杯状细胞的形成,导致肠上皮化生或 BE。肠化生代表了进行性或不利变化,因为肠化生有转化为腺癌的风险。当多能胃肠干细胞开始分化成黏液细胞而不是鳞状上皮细胞时,它们在管腔表面形成了一个简单的层。但是,普遍存在的隔离胃肠干细胞的驱动导致叶状凹陷的形成,并且干细胞位于这些凹陷的底部。当腺体形成时,干细胞位于腺体中部的增生区,然后子代细胞在向腔表面向上或向下迁移至腺体,最终分化。

胆汁反流在肠上皮化生过程中起着重要作用。与单独暴露于酸相比,酸和胆汁的存在使 BE 的患病率增加了三倍。暴露于胆汁酸而导致贲门黏膜向肠上皮化生的分子机制主要是由基因 CDX-2 介导的。该基因通常在成人的十二指肠到直肠的肠上皮分化和维持中表达。然而在 GERD 诱导的食管黏膜损伤过程中,开始在贲门黏膜中检测到 CDX-2 的表达,并在肠上皮化生中达到最高。食管干细胞与胆汁酸的接触直接上调了 CDX-2 的表达,这是贲门黏膜向肠上皮化生转化的驱动遗传信号。

食管远端的胆汁酸对贲门黏膜也具有重要的影响。在 pH 为 3~5 的弱酸性环境中,胆汁酸能够进入黏膜细胞,积累并造成直接的细胞损伤。它通过这种细胞内效应诱导 CDX-2 和其他遗传改变。但是当食管腔内的 pH 高于胆汁酸时,胆汁酸被离子化而无法穿过磷脂膜。同样,当存在强酸条件时,胆汁酸会从溶液中沉淀出来,并且无害。因此在 3~5 的临界 pH 范围内,胆汁酸被非离子化并能够穿过细胞膜。进入细胞后,胆汁酸被离子化并被捕获在细胞内。一旦形成 BE,胆汁酸可直接伤害线粒体,诱变并促进异常增殖。酸和胆汁的结合比单独使用更能增加 BMP-4 的表达,这反映了酸和胆汁对柱状化生的协同作用。与单独的酸相比,胆汁酸还产生最大的氧化性 DNA 损伤。此外,GERD 中食管远端的 pH 很复杂,食管腔内存在 pH 梯度,而在远端食管的 pH 逐渐降低。这种梯度可能会在不同的 pH 下产生胆汁酸的微环境,从而在食管干细胞上引起不同的反应,并随后在柱状上皮内衬食管的组织学成分上产生异质性。

总之,BE 形成的第二步涉及贲门黏膜内杯状细胞的发育,反映了柱状上皮的肠化生(图 6-2-1)。杯状细胞的获得似乎与食管干细胞暴露于弱酸性环境中的反流物中的胆汁酸有关。当存在杯状细胞时,将总是在新鳞小柱交界处的柱状节段的近端发现

食管裂孔疝和胃食管反流病外科治疗

杯状细胞,而远端的密度降低。导致贲门黏膜转化为肠道黏膜的特定遗传事件似乎由基因 CDX-2 驱动。相比之下,在酸性条件以及 SHH 基因的影响下,贲门黏膜可以获取壁细胞形成腺性黏膜,恶性转化的风险较小。

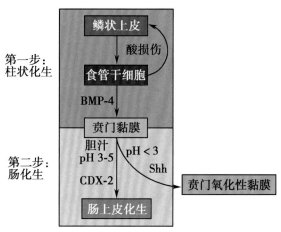

图 6-2-1　Barrett 食管发生示意图
食管黏膜从正常鳞状上皮发展到 **Barrett** 食管的几个重要步骤。

参考文献

[1] SPECHLER S J, GOYAL R K. The columnar-lined esophagus, intestinal metaplasia, and Norman Barrett [J]. Gastroenterology, 1996, 110 (2): 614-621.

[2] SHARMA P. Clinical practice. Barrett's esophagus [J]. N Engl J Med, 2009, 361 (26): 2548-2556.

[3] PETERS Y, AL-KAABI A, SHAHEEN N J, et al. Barrett oesophagus [J]. Nat Rev Dis Primers, 2019, 5 (1): 35.

[4] SHAHEEN N, RANSOHOFF D F. Gastroesophageal reflux, barrett esophagus, and esophageal cancer: scientific review [J]. JAMA, 2002, 287 (15): 1972-1981.

[5] SPECHLER S J. Barrett esophagus and risk of esophageal cancer: a clinical review [J]. JAMA. 2013, 310 (6): 627-636.

[6] MÜNCH N S, FANG H Y, INGERMANN J, et al. High-Fat diet accelerates　carcinogenesis in a mouse model of Barrett's esophagus via interleukin 8 and alterations to the gut microbiome [J]. Gastroenterology, 2019, 157 (2): 492-506. e2.

[7] SPECHLER S J, FITZGERALD R C, PRASAD G A, et al. History, molecular　mechanisms, and endoscopic treatment of Barrett's esophagus [J]. Gastroenterology, 2010, 138 (3): 854-869.

[8] ZHANG Q, AGOSTON A T, PHAM T H, et al. Acidic bile salts induce epithelial to mesenchymal transition via VEGF signaling in non-neoplastic Barrett's cells [J]. Gastroenterology, 2019, 156 (1): 130-144. e10.

[9] MARET-OUDA J, SANTONI G, WAHLIN K, et al. Esophageal adenocarcinoma after antireflux surgery in a cohort study from the 5 nordic countries [J]. Ann Surg, 2021, 274 (6): e535-e540.

[10] SHIRVANI V N, OUATU-LASCAR R, KAUR B S, et al. Cyclooxygenase 2 expression in Barrett's esophagus and adenocarcinoma: Ex vivo induction by bile salts and acid exposure [J]. Gastroenterology, 2000, 118 (3): 487-496.

[11] EK W E, LEVINE D M, D'AMATO M, et al. BEACON study investigators. Germline genetic contributions to risk for esophageal adenocarcinoma, Barrett's esophagus, and gastroesophageal

reflux [J]. J Natl Cancer Inst, 2013, 105 (22): 1711-1718.

［12］ INADOMI J M, SAMPLINER R, LAGERGREN J, et al. Screening and surveillance for Barrett esophagus in high-risk groups: a cost-utility analysis [J]. Ann Intern Med, 2003, 138 (3): 176-186.

第三节　Barrett 食管与食管癌

 GERD → BE →食管癌,就是一条"直通车"。

自 20 世纪以来,食管腺癌(EAC)的发病率在全球范围内显著上升。尽管采用了现代综合治疗方法,但食管腺癌的 5 年生存率不为乐观,一旦转移就下降到了 3%。随着 Barrett 食管(BE)的进展,发展为 EAC 的风险增加,非增生性 BE 的癌症风险比普通人群显著增高。

一、Barrett 食管与胃食管结合部腺癌

讲到 BE 与 EAC 的关系,不得不提及最近受到广泛关注的胃食管结合部腺癌(adenocarcinoma of the esophagogastric junction, AEG)。AEG 是指发生于食管胃解剖交界线上下 5cm 范围的腺癌。解剖交界线不等同于齿状线,后者是食管鳞状上皮与胃柱状上皮的黏膜交界线,解剖交界线位于齿状线下方 0.5~1.0cm。由于胃食管结合部腺癌解剖位置特殊,且近年来发病率上升。目前在国际上被广泛采用和被学术界所认可的 AEG 分型是德国慕尼黑大学 Siewert 提出的分型。①Ⅰ型:远端食管癌,位于齿状线以上 1~5cm,实为食管下段腺癌;②Ⅱ型:位于齿状线上 1cm 至交界线下 2cm,是真正意义上的贲门癌;③Ⅲ型:位于齿状线以下 2~5cm,实际为近端胃癌侵犯胃食管结合部。Siewert 等研究发现,相对于Ⅱ、Ⅲ型 AEG 患者,Ⅰ型患者具有以下特点:①男性比例大;②多数具有食管裂孔疝、GERD 病史;③与肠化生、BE 等关系较为密切,80% Ⅰ型患者具有肠化生改变;④淋巴引流方向向上可至纵隔,向下可至腹部。

尽管有很多关于内镜治疗在 BE 人群中的疗效的数据,但目前指导原则最常推荐的策略是内镜密切随访。密切的内镜检查、食管切除术和黏膜剥离是防止 BE 癌变的三种重要策略。密切监测尽管可以促进早期诊断,但不会改变进展的风险。食管切除术虽然可能治愈,但会导致一定并发症和死亡率。鉴于这些缺点,黏膜剥离是治疗增生型 BE 的潜在治疗策略。

由于尚未进行大规模长期的前瞻性研究,因此不能完全阐明 BE 的自然历程。但是食管活检标本中存在的不典型增生程度是癌症风险的有力预测指标。有研究显示,每年有 0.5% 的非增生性 BE 发生 EAC。高级别病变向 EAC 的进展在 1 年时高达 19%,在 3 年时高达 50%。在高级别不典型增生病变人群中,癌症进展率在多中心研究中最高,这表明单中心研究可能低估了癌症的风险。肠化生进展为高级别病变或 EAC 的比率较高,而低级别病变的进展速度较低。这些发现表明,将非增生性 BE 误分类为低级别病变可能人为地低估了增生性 BE 的癌症风险。

二、Barrett 食管癌变的机制

与结肠癌有明确的基因突变特征不同,在 BE 癌变为食管腺癌的过程中,暂没有发现直接的致癌突变或信号通路。BE 发生腺癌的患者之间存在相当大的遗传异质性。BE 相关癌症中描述的许多分子突变是所谓的“搭便车突变”,它们不直接致癌。BE 中描述的许多遗传变化中的哪些是肿瘤发生所必需的,目前尚不清楚。如果被确定为直接的致癌突变,将可能被用于诊断和作为治疗靶标。

一般来说,肿瘤抑癌基因的两个等位基因都必须沉默才能发生致癌作用。第一个沉默事件(等位基因)通常涉及 DNA 核苷酸序列变化突变,例如核苷酸碱基切除或缺失。第二个沉默事件(等位基因 2)也可以是序列变化突变,但更常见的是异常的细胞分裂后染色体片段的丢失〔所谓的杂合性丢失(LOH)〕。常见的基因沉默机制是表观遗传改变,即基因启动子区域中 DNA 胞嘧啶的甲基化,以及近年发现的 RNA 甲基化,其中最常见的是 m6A(N6-methyladenosine,6- 甲基腺嘌呤),占 RNA 甲基化修饰的 80%。

在 BE 中最常见的抑癌基因突变是 p16(CDKN2A)和 TP53。CDKN2A 等位基因的表达缺失,通常是通过其启动子的甲基化导致的,在 85% 的非增生性 BE 病例中发现。在 BE 中发现的 CDKN2A 突变似乎是由慢性炎症区域的氧化损伤引起的。在 BE 化生区域中可以观察到 CDKN2A 的杂合缺失。CDKN2A 异常并不总是改变食管细胞增殖,受影响的细胞可以保持二倍体,因此这些缺陷可能不会导致组织学异常(图 6-3-1)。然而,检测 p16 表达的缺失来预测腺癌风险几乎没有意义,因为它发生的频率非常之高,并不是一个有用的标志物。

BE 低级别化生的出现通常与 TP53 表达缺失同时发生。此时 TP53 的表达缺失通常是因为其基因启动子的甲基化或者突变,或者出现在 p16 不表达的杂合缺失细胞中。TP53 处的 LOH 与癌症进展速度增加 16 倍有关。TP53 中的某些突变会导致产生的无功能性 p53 蛋白在细胞核内积累。

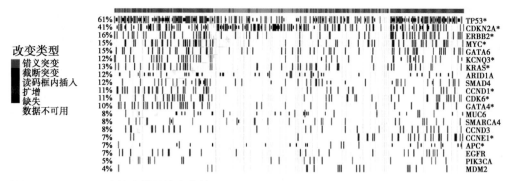

图 6-3-1　Barrett 食管中常见的突变基因

TP53 和 CDKN2A 为 Barrett 食管中最常见的突变，TP53 突变率为 61%，CDKN2A 为 41%。

改变类型
- 错义突变
- 截断突变
- 读码框内插入
- 扩增
- 缺失
- 数据不可用

　　失去 TP53 表达的细胞通常会获得异常含量的 DNA（四倍体或非整倍体）。这些 DNA 变化与增殖区向黏膜表面的增殖和扩张相关。增殖的增加与细胞周期 S 期细胞比例的增加和细胞周期相关蛋白的表达增加有关。这些分子变化和相关的异常增殖通常伴随着被认为是高度不典型增生的组织学变化。TP53 的广泛 LOH 和遗传学异常与癌症风险增加有关，这可能是因为这些变化增加了对诱变剂的敏感性（图 6-3-2）。

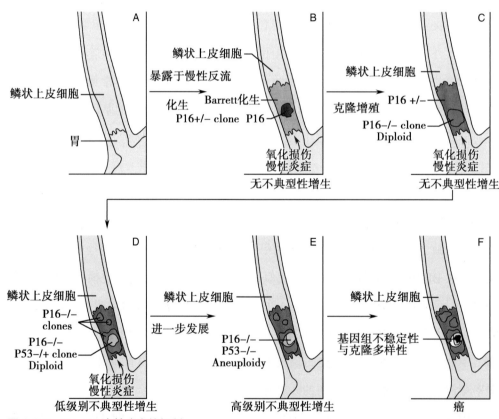

图 6-3-2　Barrett 食管癌变的机制

A. 正常食管鳞状细胞发生氧化损伤和慢性化生过程中伴随慢性胃食管反流炎症。B. Barrett 食管上皮细胞的化生紧随着 p16 等位基因的丢失，这些克隆将接着扩增。C. 接着是 p16 第二个等位基因的丢失和一些无效克隆的形成。D. 随后 p53 的丢失可能与低级别不典型增生的形态学变化有关。E. 遗传不稳定性可能导致非整倍性，这在高度不典型增生中较常见。F. 随着遗传不稳定性程度的增加和侵袭性腺癌的发展，可能会产生许多异质性的克隆。

非整倍体对细胞代谢、增殖和永生化具有多重影响。染色体拷贝数变化在 BE 细胞中似乎不是随机事件。4 号和 7 号染色体的非整倍体通常发生在癌变早期,然后是 8 号和 17 号染色体的非整倍体,然后是男性患者细胞中 Y 染色体的缺失。食管细胞中倍体异常的存在会显著增加 BE 癌变的风险。四倍体和非整倍体的风险比分别为 4.4 和 11,两者都存在时的风险比为 20。

在癌变的进展期,BE 通常含有多个不同的克隆,这些克隆表现出不同程度的扩增,并且克隆多样性的水平与腺癌发展的风险相关。研究发现,BE 中的腺癌样本具有相当高的基因异质性,甚至相邻的隐窝也具有不同的遗传特征。这种基因组异质性是由食管不同区域微环境的局部变化或遗传不稳定性导致的。然而,微卫星不稳定性似乎对 Barrett 食管的癌变没有重要贡献。

随着基因组和表观遗传改变的高通量测序技术的进步,在 BE 中发现的分子异常的数量大大增加。应用其他学科的概念,如进化生物学和生物信息学,应该有助于理解因果关系。这些信息可用于开发无创测试,以确定哪些 BE 患者可从内镜技术中获益最大。

三、抗反流手术在 Barrett 食管—不典型增生—腺癌进展中的研究

与抑酸治疗所发生的持续微弱或非酸反流相反,抗反流手术可恢复 LES 的功能并消除胃内容物反流到食管。因此,在理论上抗反流手术结束了反流物对正常食管黏膜的反复损伤和所导致的化生。多项临床 RCT 研究证实抗反流手术后反流控制优于药物治疗,抗反流手术已被证明安全、有效和持久。

关于抗反流手术后肠上皮化生是否消失,目前的研究报道具有一定的争议。Brand 在 1980 年描述了 10 名接受胃底折叠术的 BE 患者,其中有 4 名患者抗反流手术后肠上皮化生完全消失。有研究报道,虽然 BE 长度的一些消失是常见的,但完全消失的情况很少发生,尤其是长节段病变。相比之下,肠上皮化生和短段 BE 更常容易消失。有研究对接受药物治疗或抗反流手术治疗的无肠化生的 BE 患者进行随访,发现抗反流手术后发生肠化生的患者明显减少。

越来越多的证据证明,有效的抗反流手术治疗有助于阻止 BE 进展为癌症。有学者对 181 名 BE 患者进行了随访,29 名患者接受了抗反流手术,其余 152 名患者接受了药物治疗。手术组平均随访 62 个月、药物治疗组平均随访 49 个月后,手术组有 3.4% 的患者出现不典型增生,而药物治疗组为 19.7% 不典型增生。药物治疗组有两例发生食管腺癌,手术组无发生腺癌。另外,Katz 等对 102 名 BE 患者进行了平均 4.8 年的随访。到 3 年时大约 8% 的接受治疗的患者发展为不典型增生。在一项比较 BE 药物治疗与抗反流手术的随机对照试验中,与接受药物治疗的患者相比,具有功能性

胃底折叠术的患者不典型增生的发生率显著降低。这些研究提供了关于抗反流手术如何预防 BE 进展为癌症的证据。

但是,也有研究表明抗反流手术不能预防癌症进展。然而这些研究在设计上具有一定的缺陷,抗反流手术组中 BE 的患者很可能远多于对照组。

实际上,分析抗反流手术后 BE 的进展是一个相当复杂的问题,有太多的干扰因素。低度不典型增生的 BE 发展为腺癌需要长达 6 年的时间。导致不典型增生和腺癌发展的细胞和基因改变可能在抗反流手术之前已经发生了。因此,一些癌症特别是那些出现在抗反流手术后最初几年的癌症,可能并不代表术后疾病的进展。Mayo Clinic 的一项研究提出了这一观点。他们在抗反流手术后的随访期间,发现有 2 名患者为浸润性腺癌。但他们指出,尽管中位随访时间为 6.5 年,最长随访时间为 18.2 年,但没有患者在 39 个月后再发生癌变。

总之,准确的诊断和量身定制的治疗对于有效的预防 BE 癌变是必不可少的。未来的研究将继续证明预防概念的价值。跨学科的量身定制方法对于 GERD 和 BE 相关腺癌预防似乎是必不可少的。

(曾 兵　江志鹏　侯泽辉　陈 双)

参考文献

［1］ KAHRILAS P J, MCCOLL K, FOX M, et al. The acid pocket: a target for treatment in reflux disease？[J] Am J Gastroenterol, 2013, 108 (7): 1058-1064.

［2］ WANG D H, CLEMONS N J, MIYASHITA T, et al. Aberrant epithelial-mesenchymal Hedgehog signaling characterizes Barrett's metaplasia [J]. Gastroenterology, 2010, 138 (5): 1810-1822.

［3］ JUNG K W, TALLEY N J, ROMERO Y, et al. Epidemiology and natural history of intestinal metaplasia of the gastroesophageal junction and Barrett's esophagus: a population-based study [J]. Am J Gastroenterol, 2011, 106 (8): 1447-1455; quiz 1456.

［4］ NIV Y, FASS R. The role of mucin in GERD and its complications [J]. Nat Rev Gastroenterol Hepatol, 2011, 9 (1): 55-59.

［5］ VAKIL N, VAN ZANTEN S V, KAHRILAS P, et al. The Montreal definition and classification of gastroesophageal reflux disease: a global evidence-based consensus [J]. Am J Gastroenterol, 2006, 101 (8): 1900-1920; quiz 1943.

［6］ COLEMAN H G, XIE S H, LAGERGREN J. The Epidemiology of Esophageal Adenocarcinoma [J]. Gastroenterology, 2018, 154 (2): 390-405.

［7］ QUE J, GARMAN K S, SOUZA R F, et al. Pathogenesis and Cells of Origin of Barrett's Esophagus [J]. Gastroenterology, 2019, 157 (2): 349-364. e1.

［8］ QUANTE M, GRAHAM T A, JANSEN M. Insights into the pathophysiology of esophageal adenocarcinoma [J]. Gastroenterology, 2018, 154 (2): 406-420.

［9］ JIANG M, LI H, ZHANG Y, et al. Transitional basal cells at the squamous-columnar junction generate Barrett's oesophagus [J]. Nature, 2017, 550 (7677): 529-533.

［10］ SPECHLER S J, FITZGERALD R C, PRASAD G A, et al. History, molecular mechanisms, and endoscopic treatment of Barrett's esophagus [J]. Gastroenterology, 2010, 138 (3): 854-869.

[11] WANI S, RUBENSTEIN J H, VIETH M, et al. Diagnosis and management of low-grade dysplasia in Barrett's esophagus: expert review from the Clinical Practice Updates Committee of the American Gastroenterological Association [J]. Gastroenterology, 2016, 151 (5): 822-835.

[12] SINGH H, HA K, HORNICK J L, et al. Hybrid stomach-intestinal chromatin states underlie human Barrett's metaplasia [J]. Gastroenterology, 2021: S0016-5085 (21) 03084-5.

[13] JAMMULA S, KATZ-SUMMERCORN A C, LI X, et al. Oesophageal Cancer Clinical and Molecular Stratification (OCCAMS) consortium, Fitzgerald RC. Identification of Subtypes of Barrett's Esophagus and Esophageal Adenocarcinoma Based on DNA Methylation Profiles and Integration of Transcriptome and Genome Data [J]. Gastroenterology, 2020, 158 (6): 1682-1697. e1.

[14] YU M, MADEN S K, STACHLER M, et al. Subtypes of Barrett's oesophagus and oesophageal adenocarcinoma based on genome-wide methylation analysis [J]. Gut, 2019, 68 (3): 389-399.

[15] VARGHESE S, NEWTON R, ROSS-INNES C S, et al. Analysis of dysplasia in patients with Barrett's esophagus based on expression pattern of 90 genes [J]. Gastroenterology, 2015, 149 (6): 1511-1518. e5.

第七章 食管裂孔疝、胃食管反流病的临床表现

 临床思维要求医师能透过现象看本质,能去伪存真,找到疾病的根源。但 HH 和 GERD 的临床表现却对医师的临床思维提出了挑战。

食管裂孔疝(hiatal hernia,HH)和胃食管反流病(gastroesophageal reflux disease,GERD)两种病症互相缠绕,临床表现的多样性和复杂性症状互相重叠(overlap)。一些表现与膈肌裂孔、食管有关,而一些表现表面上与食管没有任何关联,为非典型性症状,如急性哮喘发作、突然的声音嘶哑等。医师培养临床思维常常是透过现象分析和推导实质,但在 HH 和 GERD 的诊疗过程中可能会受到更多的挑战。HH 和 GERD 的临床分析更多的是需要影像学和功能测量方面的证据。

第一节 HH 的临床表现

 食管裂孔疝的症状可以是因为疝的形态改变影响了食管,也可以是食管的肌肉层神经反射产生的表现,如心前区疼痛,或者由于机体存在代偿机制而没有明显的症状。

HH 是食管裂孔处发生了结构性改变,由于膈食管裂孔的扩大,环绕食管的膈食管韧带、膈肌脚薄弱,致使腹段食管、胃食管结合部(EGJ)或胃底随腹压增高经宽大的裂孔进入纵隔,从而破坏了此处的 coincide 抗反流机制,进而引起胃食管反流、食管炎等一系列病理改变。

早期虽然食管下端括约肌(LES)的位置上移,但其代偿功能尚存,可以不出现胃

食管反流的表现。随着在胸腔负压作用下,LES 的代偿功能减退,抗反流功能下降,就会出现胃食管反流的症状。因此,大多数小的 HH,尤其是 I 型滑疝早期一般无症状或体征,可能偶有胃食管反流的表现。大的 HH,尤其是 Ⅲ～Ⅳ 型的食管旁疝,通常会出现胃食管反流症状,而且还会出现疝囊压迫消化道或纵隔的症状。

一、胃食管反流的症状

(一) 疼痛

疼痛是 HH 最常见的症状。多于进食后 0.5~1 小时或就寝时发生,可呈轻微的烧灼样痛或强烈灼痛,部位多位于胸骨后(中或下 1/3)、剑突下或双季肋区,可向上放射到背部两肩胛间。伴有嗳气或呃逆。常因体位而异,平卧位、弯腰、下蹲、咳嗽、右侧卧位或饱食后用力吸气可以诱发或加重,而站立、半卧位、散步、呕吐食物或嗳气后可减轻,多能在 1 小时内自行缓解。

(二) 反流、反酸

反流多在胸骨后烧灼痛或者灼热感发生之前出现,反流物一般不含食物,多以胃酸性分泌物为主。通常反流至食管下段,少数可反流到咽部或涌入口腔。

> ■ 胃食管反流的症状可以是食管相关的症状,也可以表现与食管关系不大的其他症状。

二、受疝囊压迫的症状

(一) 咽下困难、吞咽障碍

多因大的食管旁疝压迫食管、疝入膈上的胃排空延缓或食管末端扭结所致。食管旁疝发生咽下困难时,食物通过食管裂孔的机械梗阻部位是很缓慢的,患者常有胸骨后下部的不适和反胃。

(二) 心脏、肺和纵隔压迫症状

巨大食管旁疝压迫心脏、肺和纵隔时可以产生心悸、胸闷、阵发性心律失常、心前区紧束感、气急、咳嗽、发绀、呼吸困难、肩颈痛等诸多症状。

三、上消化道出血

HH 患者有时会发生上消化道出血,表现为呕血或黑便。疝入胸腔的胃因排空不良并发胃炎、糜烂,溃疡时可发生上消化道出血,可呕吐咖啡色血性物,有 20%~30% 食管旁疝的病例可发生严重呕血。全胃疝入可发生疝嵌顿,扭转时亦可发生上消化道出血。

> ■ 临床表现的非一致性是 HH 的特点之一。

四、典型病例

患者,男性,48 岁,因"胸痛 1 年余,加重伴胸闷、心悸 1 个月"就诊。患者 1 年多

以来反复出现胸骨后灼烧样疼痛,伴胃酸反流,多于餐后 1 小时左右出现,平卧可加重。曾怀疑心绞痛至医院就诊,查心电图等正常而未进一步诊治。1 个月前,患者反酸、胸痛等症状加重,进食较快时出现吞咽困难,夜间睡眠时出现咳嗽、胸闷、心悸,曾排少量黑便两次。至医院心血管科就诊,查心肌酶、心脏彩超和冠脉造影均未发现异常。后到消化科就诊,查 CT 考虑食管裂孔疝(胃底及部分胃体疝入纵隔)(图 7-1-1),查胃镜显示糜烂性食管炎,部分上皮肠黏膜化生,考虑反流性食管炎(图 7-1-2)。该患者的最终诊断为:①食管裂孔疝(胃底及部分胃体疝入);②反流性食管炎(食管下段)。

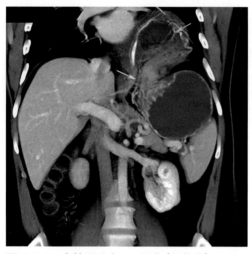

图 7-1-1　食管裂孔疝 CT 图像(冠状位)
胃底及部分胃体经食管裂孔疝入纵隔。黄色箭头所示为食管裂孔位置,胃底经其疝入纵隔;蓝色箭头所示为疝内容物,胃底及部分胃体。

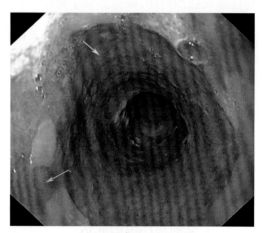

图 7-1-2　反流性食管炎内镜下示意图
内镜下可见食管上皮充血,散在糜烂(黄色箭头所示),部分食管上皮出现柱状上皮化生(蓝色箭头)。

点评:HH 早期常缺乏典型的症状,而且症状常与 GERD 重叠或叠加,临床表现存在多样性和复杂性。很多时候患者会被误诊为心血管疾病、呼吸科疾病,甚至耳鼻喉疾病,导致耽误了治疗。因此,我们要熟知 HH 的症状特点和临床表现形式,遇到可疑病例应查 CT、胃镜等以排除或明确 HH 的诊断(关于诊断的内容详见后面章节)。

参考文献

［1］ MUSBAHI A, MAHAWAR K. Hiatal hernia [J]. Br J Surg. 2023, 110 (4): 401-402.

［2］ JOHNSON D A, RUFFIN W K. Hiatal hernia [J]. Gastrointest Endosc Clin N Am, 1996, 6 (3): 641-666.

［3］ KOCH O O, KÖHLER G, ANTONIOU S A, et al. Diagnosis and surgical therapy of hiatal hernia [J]. Zentralbl Chir, 2014, 139 (4): 393-398.

［4］ HANSDOTTER I, BJÖR O, ANDREASSON A, et al. Hill classification is superior to the axial length of a hiatal hernia for assessment of the mechanical anti-reflux barrier at the gastroesophageal junction [J]. Endosc Int Open, 2016, 4 (3): E311-317.

［5］ KHANNA A, FINCH G. Paraoesophageal herniation: a review [J]. Surgeon, 2011, 9 (2): 104-111.

第二节 HH 的分型

> **导读** 食管裂孔疝的分型意义主要有两方面,一是治疗方面,有助于归纳和总结;二是随诊方面,方便比较治疗手段与方法,改善治疗效果。

HH 的分型方法较多,至今尚未统一,常见的有下列 4 种。其中,Shinner 分型及 Barrett 分型较为简单、实用,且结合了病理改变及临床表现,被国内外普遍采用。

一、Shinner 分型

依据解剖缺陷和临床表现,将食管裂孔疝分为 4 型:

(一) Ⅰ 型(食管裂孔滑动疝)

食管裂孔轻度扩张,膈食管韧带变薄,胃食管结合部上移,伴 LES 位置上移。在 LES 代偿功能正常的情况下一般无明显的症状或体征,可偶有胃食管反流的表现 (图 7-2-1,视频 4)。

(二) Ⅱ 型(食管旁疝)

膈食管韧带缺损,有腹膜形成的疝囊,部分胃底从食管旁疝入胸腔,但 LES 未发生上移,仍位于膈下,一般无明显胃食管反流表现(图 7-2-2)。

视频 4
Ⅰ 型疝

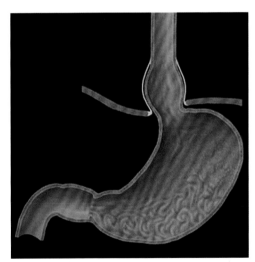

图 7-2-1 Shinner Ⅰ 型 HH
食管裂孔轻度扩张,胃食管结合部(EGJ)上移,伴食管下端括约肌(LES)位置上移。

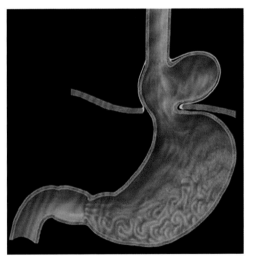

图 7-2-2 Shinner Ⅱ 型 HH
部分胃底从食管旁疝入胸腔,但 LES 未发生上移。

(三) Ⅲ 型(混合型)

食管裂孔滑动疝与食管旁疝同时存在,LES 位置上移,通常伴有胃食管反流表现 (图 7-2-3,视频 5)。

视频5
Ⅲ型疝

（四）Ⅳ型（多器官型）

部分胃以外的器官，如结肠或小肠也进入食管旁疝囊内（图7-2-4）。

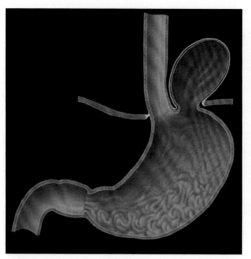

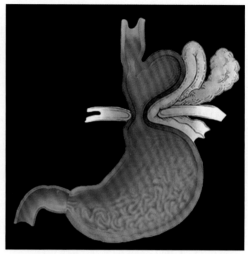

图7-2-3　Shinner Ⅲ型 HH
食管裂孔滑动疝与食管旁疝同时存在，LES 位置上移。

图7-2-4　Shinner Ⅳ型 HH
部分胃以外的器官，如结肠或小肠也进入食管旁疝囊内。

■ 分型的目的是将此类病总结，按病因、按表现、按治疗方法归纳。

二、Barrett 分型

Barrett 根据食管裂孔发育缺损的程度、突入胸腔的内容物多寡、病理及临床改变，将 HH 分为 3 型：①Ⅰ型，食管裂孔滑动疝；②Ⅱ型，食管旁疝；③Ⅲ型，混合性疝。

三、Akerlund 分型

将 HH 分为 3 型：

（一）Ⅰ型（先天性短食管性裂孔疝）

先天性短食管，胃被拉入胸腔；或先天性食管裂孔存在发育上的缺陷，过于宽大，胃疝入胸腔而继发性食管变短。

（二）Ⅱ型（食管旁裂孔疝）

贲门位于膈下正常位置，部分胃底连同被覆的腹膜由食管旁疝入胸腔，裂孔增大，发病原因可为先天性发育异常或后天性因素。

（三）Ⅲ型（食管胃滑动疝）

此型最常见，胃食管结合部疝入膈上，贲门位于后纵隔，His 角变为钝角。无真正的疝囊，膈食管韧带被拉伸而松弛，胃左动脉亦被牵拉上移。站立位时疝入膈上的胃可部分或全部返回腹腔。

四、Allison 分型

将 HH 分为 5 型：①Ⅰ型，食管旁疝；②Ⅱ型，食管旁滑动疝；③Ⅲ型，滑动疝；

④Ⅳ型,食管囊性滑动疝;⑤Ⅴ型,先天性短食管。

[1] MUSBAHI A, MAHAWAR K. Hiatal hernia [J]. Br J Surg. 2023, 110 (4): 401-402.

[2] JOHNSON D A, RUFFIN W K. Hiatal hernia [J]. Gastrointest Endosc Clin N Am, 1996, 6 (3): 641-666.

[3] KOCH O O, KÖHLER G, ANTONIOU S A, et al. Diagnosis and surgical therapy of hiatal hernia [J]. Zentralbl Chir, 2014, 139 (4): 393-398.

[4] HANSDOTTER I, BJÖR O, ANDREASSON A, et al. Hill classification is superior to the axial length of a hiatal hernia for assessment of the mechanical anti-reflux barrier at the gastroesophageal junction [J]. Endosc Int Open, 2016, 4 (3): E311-317.

[5] KHANNA A, FINCH G. Paraoesophageal herniation: a review [J]. Surgeon, 2011, 9 (2): 104-111.

第三节　GERD 的临床表现

导读 GERD 的临床表现存在多样性、差异性及隐匿性。一方面取决于反流的次数和时间,另一方面取决于机体器官对反流的敏感性和耐受性,所以 GERD 可有典型症状和非典型症状。

GERD 的临床特征分为食管和食管外综合征,即典型与非典型表现。GERD 最常见的非典型表现包括呼吸道(慢性咳嗽或哮喘)、耳鼻喉和心脏(非心源性胸痛)症状,很多 GERD 患者也是首诊于上述专科,但治疗效果往往不理想。因此,当以非典型症状为临床表现的患者在其他专科(包括呼吸科、耳鼻喉科、心血管科)排除了相关专科疾病或专科治疗效果不理想时,应重点考虑 GERD。

如何能有效地量化 GERD 的症状,可以要求依从性较好的患者使用反流症状指数(reflux symptom index,RSI)这种自我评价表格(表 7-3-1),尤其是对于咽喉反流的患者。总分相加,RSI 大于 13 分可诊断为异常。

一、典型症状

GERD 的典型症状包括烧心、反流和吞咽困难。通常是长期的烧心和短期的反流,由于酸性的消化液反流至食管所致。

表 7-3-1 RSI 评分表

反流症状指数(RSI)							
	症状			评分			
1	声音嘶哑或发声障碍	0	1	2	3	4	5
2	清嗓	0	1	2	3	4	5
3	咽喉部痰过多或鼻涕倒流	0	1	2	3	4	5
4	难以吞咽食物、水或药片	0	1	2	3	4	5
5	进食后或平躺后咳嗽	0	1	2	3	4	5
6	呼吸困难或窒息发作	0	1	2	3	4	5
7	令人烦恼的咳嗽	0	1	2	3	4	5
8	咽喉异物感	0	1	2	3	4	5
9	烧心、胸痛、消化不良或胃酸过多	0	1	2	3	4	5

■ RSI 有助于量化 GERD 的症状,共 9 个方面症状,每个症状按严重程度分 1~5 分,总分大于 13 分可视为异常。常用于自我评价反流的严重程度。

(一) 烧心

烧心(heart burn)为上腹部和胸骨后的灼热感,常带一种腐蚀或刺痛的感觉。一般不会辐射到背部,也不会表现为压榨感。典型的烧心对于诊断 GERD 是非常可靠的症状。但有时症状也会类似消化性溃疡、胆石症或冠心病的特征。

(二) 反流

出现反流(regurgitation)表明疾病有所进展。通常反流物为酸水甚至已消化的食物。与体位有一定关系,往往在弯腰或平卧时加重,有些患者甚至因为反流、烧心而不敢弯腰或平卧入睡。但若反流物为未消化的食物应注意其他食管疾病,如食管憩室或贲门失弛症。

■ 所谓的典型症状多为反流引起的"食管"产生的症状,而"非典型"则是表现为"食管"以外的症状。

(三) 吞咽困难

吞咽困难(dysphagia)是 GERD 诱发的一个重要症状。吞咽困难往往是一种机械性障碍,固体食物摄入时比液体食物更为明显。如果液体和固体的吞咽困难同时存在,且强度相同,则应怀疑是神经肌肉疾病。吞咽困难的发生最有可能原因是食管远端消化道狭窄。但是,应排除肿瘤、憩室和食管运动障碍等疾病,因为这将影响手术的方式。

二、非典型症状

GERD 容易引起误诊的原因是部分患者可合并食管外症状,也称非典型症状,甚至有些患者无食管反流的表现而仅有食管外症状。最常见的非典型症状包括:呼吸道症状、耳鼻喉症状、心脏症状等。

(一) 呼吸道症状

1. 慢性咳嗽 哮喘、GERD、后鼻道滴流被认为是引起慢性咳嗽的三个最重要的

食管裂孔疝和胃食管反流病外科治疗

因素。在慢性咳嗽患者中,高达41%的患者可能由GERD引起或与GERD相关。有学者对GERD患者进行pH监测结果显示,64%的咳嗽发作时伴酸反流,而91%的反流中出现咳嗽。咳嗽由一个复杂的神经反射弧引起,它可通过气管、支气管、喉部的感觉器直接刺激,也可通过一个包含食管感受器和传出通路的反射所致,刺激此反射弧会引起支气管痉挛,后者可能是大部分GERD引起咳嗽或哮喘的主要机制。临床上,患者常于夜间或熟睡中突然出现阵咳或呛咳,需立即坐起。因此,如果导致咳嗽的其他原因不明显,或抗菌等治疗效果不好,又在夜间经常发作,则要想到GERD的可能。

■ 对某些慢性阻塞性肺疾病患者而言,反流可能是其长期的病因或加重因。

2. 哮喘 据统计,成人哮喘中58%~77%的患者有GERD表现,儿童哮喘中则占到87%。GERD产生哮喘的可能机制包括:

(1)反流酸性物质与气道上皮接触引起的直接损伤;

(2)胃食管反流微量吸入诱导的气道高反应性或过敏反应;

(3)酸与食管上皮接触引起的食管肺迷走神经反射;

(4)夜间体位(平卧后)及喉部松弛引起反流,但处于睡眠中的患者尚未感知。

GERD所致哮喘多于夜间发作,无季节性,常伴反流症状,亦可伴咳嗽、呛咳、咳痰、声嘶、咽痛和咽部异物感等症状。但需注意,约1/3的患者可无反流症状或者反流症状不明显。

3. 肺炎或支气管炎 胃食管反流较重、反复吸入可导致肺炎或支气管炎的反复发作。患者可有发作性咳嗽、咳痰、气喘,尤其以夜间为著,有的伴有夜间阵发性呛咳。有的患者可有胸闷、胸痛、发热等症状。X线胸片常可提示炎症征象。虽经正规抗生素治疗,症状及X线表现常无明显改善,或易于复发。极少数患者可并发肺脓肿或肺不张。长期、反复吸入物刺激,使某些患者进一步发展为肺间质纤维化。

(二) 耳鼻喉症状

GERD可出现与耳、鼻、咽喉相关的症状。胃内容物反流至咽喉可引起局部的炎症,导致声嘶、咽痛、清喉、癔球症、慢性咳嗽、喉痉挛及喉部新生物等,这称为反流性喉炎。耳鼻喉科就诊的患者中有高达10%的症状与GERD相关,其中慢性喉炎的症状约60%与GERD相关。因此,咽喉反流(laryngopharyngeal reflus,LPR)或咽喉反流病(laryngopharyngeal reflus disease,LPRD)作为耳鼻喉科及消化科交叉的疾病,越来越引起临床重视。

■ 非典型GERD的表现是对医师临床思维的一种考验。

LPR引起组织损伤的可能机制包括:

(1)反流的酸性物质及胃蛋白酶直接刺激咽喉黏膜;

(2)无论是酸反流还是非酸反流,都可以刺激远端食管,引起迷走神经反射,引发的慢性咳嗽和清嗓可以对声带黏膜造成损伤。

LPR 的症状包括咽痛、癔球症、慢性咳嗽、声嘶、吞咽困难、清喉或鼻后滴漏等,这些患者往往不合并典型的反流症状。文献提示仅 43% 的 LPR 患者具有烧心和反流症状。反流症状指数 RSI 常用于自我评价咽喉反流的严重程度。咽喉体征是评估 LPR 的重要检查。反流检查计分量表(reflux finding score,RFS)(表 7-3-2)可用于评价反流相关的咽喉部体征,但 RFS 的特异度过低,影响了其临床的广泛应用。

表 7-3-2　RFS 评分表

反流检查计分量表(RFS)	
体征	评分
1　声门下水肿	无(0),存在(2)
2　喉室消失	部分(2),完全(4)
3　红斑 / 充血	局限于杓状软骨(2),弥漫(4)
4　声带水肿	轻度(1),中度(2),重度(3),息肉(4)
5　弥漫性喉水肿	轻度(1),中度(2),重度(3),息肉(4)
6　后连合增生	轻度(1),中度(2),重度(3),息肉(4)
7　肉芽肿 / 肉芽组织	无(0),存在(2)
8　喉内黏稠黏液附着	无(0),存在(2)

注:主要用于评价反流相关的咽喉部体征。共 8 个方面内容,计算总积分,积分大于 7 分可视为异常。

（三）心胸症状

1. 胸痛　胸痛作为 GERD 的常见症状,已被临床重视。其疼痛部位一般在胸骨后、剑突下或上腹部,可放射到胸、背、肩颈、下颌、耳和上肢,其中向左臂放射较多。少数患者有手和上肢的麻木感。胸痛的特点包括:①疼痛持续超过 1 小时,多出现在餐后;②可伴有食管症状,如灼热感、反酸、吞咽困难等;③抗酸药可以缓解。这种非心脏原因引起的、反复发作的、类似心绞痛样的胸骨后疼痛,也称非心源性胸痛(non-cardiac chest pain,NCCP)。

■ 对于心胸疼痛不适常用排除法。

值得注意的是,对硝酸甘油的反应往往不能鉴别疼痛是心源性或非心源性,有研究发现,心源性和非心源性胸痛患者对硝酸甘油的反应相似。另外,由于食管和心脏的感觉神经纤维在体壁和皮肤上的投影定位相互重叠,故 GERD 引起的胸痛酷似缺血性心脏病心绞痛发作,两者很难从定位方面进行鉴别。而且,两者的疼痛症状均于饱餐后加重,均可为硝酸甘油所缓解,所以鉴别更加困难。有专家对 50 例诉有严重“心绞痛”但心功能检查和冠状动脉造影结果正常者做 24 小时食管 pH 值监测,发现 46% 的患者有胃食管反流,认为可能是引起胸痛原因。另外,X 综合征是一种表现为典型的心绞痛,心电图也提示心肌缺血,但冠脉造影正常的临床综合征。有研究发现当食管下段酸暴露异常时,X 综合征患者冠脉血流减少,提示非心源性胸痛可能与食管心脏抑制反射有关。

2. 心律失常 虽然 GERD 诱发的心律失常不如其他症状常见,但由于极容易造成误诊,故应引起重视。心律失常的常见类型包括:窦性心动过速、窦性心动过缓、房性早搏、室性早搏、房颤等。机制可能有两方面:①胃食管反流可以刺激食管的迷走神经,通过神经反射影响窦房结功能;②胃食管反流刺激食管的交感神经,通过神经反射引起冠状动脉痉挛,此时心脏缺血可造成心律失常。

GERD 诱发的心律失常往往有以下特点,诊断时应注意:①夜间发作为主;②和体位有关系,平卧或左侧卧位容易出现;③和饮食有关系,进食过多或食用刺激性食物及饮酒以后出现心律失常;④可伴有反酸、烧心等典型的胃食管反流表现;⑤心律失常同时合并其他系统或器官的疾病,包括耳鼻喉或呼吸系统疾病。

三、病例分享

(一) 典型 GERD

患者,男性,36 岁,因"胸痛伴反流半年,加重 3 周"就诊。患者半年来反复出现胸骨后疼痛,呈刺痛或灼烧痛,无向他处放射,持续 5~10 分钟可自行缓解,偶伴有反酸、嗳气。近 3 周,由于劳累和饮酒,上述症状发生更为频繁,严重时胸部灼烧痛可持续 30 分钟以上,常出现反流,进食后或平卧时更为明显,正常饮食和睡眠均受影响。来我院就诊,经胃镜、CT、上消化道造影等诊断为:①胃食管反流病,反流性食管炎;②食管裂孔疝(滑动性)。

点评:GERD 出现典型的烧心、反流症状,诊断一般不难,经胃镜、食管测酸、测压等检查可进一步明确。查 CT 和上消化道造影主要是为了明确是否合并 HH,两者经常同时存在,互为因果。在治疗上,合并 HH 的 GERD 与不合并 HH 的 GERD 有所不同,因此要区分和鉴别(关于 HH 和 GERD 的诊断和治疗,详见其他章节)。

(二) 非典型 GERD

患者,男性,45 岁,因"反复咳嗽 5 年余,再发 1 个月"就诊。患者 5 年来反复出现咳嗽,为连续干咳,痰少,偶伴有喘息,一般夜间较为严重。咳嗽与季节无关,无伴烧心、反流等症状。无吸烟史,日常工作无接触特殊粉尘。曾至多家医院的呼吸科、中医科就诊,拟诊过慢性支气管炎、支气管哮喘、过敏性哮喘等症,予抗炎、支气管扩张剂、中药等治疗,效果均不理想,仍反复发作。近 1 个月,咳嗽再次频发,夜间不能平卧入睡而再到我院呼吸科就诊。经我科会诊,完善胃镜及食管测酸、测压等检查后,考虑该患者为 GERD 所致呼吸道症状,予相应治疗后缓解。

点评:GERD 症状的多样性可称为"大模仿者",可表现为呼吸道症状、心胸症状、耳鼻喉症状等,尤其有部分患者缺乏食管的典型症状,仅有食管外非典型症状时,诊断

■ GERD 的表现为多样性,异样性,对诊断和治疗都提出挑战。

非常困难。这就要求我们更熟知 GERD 的特点，在接诊这类患者时警惕 GERD 的可能性，避免误诊和漏诊。

（江志鹏　刘　伟　周太成　马　宁　陈　双）

参考文献

［1］ CLARRETT D M, HACHEM C. Gastroesophageal Reflux Disease (GERD)[J]. Mo Med, 2018, 115 (3): 214-218.

［2］ HART A M. Evidence-based recommendations for GERD treatment [J]. Nurse Pract, 2013, 38 (8): 26-34.

［3］ CHEN J, BRADY P. Gastroesophageal Reflux Disease: Pathophysiology, Diagnosis, and Treatment [J]. Gastroenterol Nurs, 2019, 42 (1): 20-28.

［4］ IWAKIRI K, KINOSHITA Y, HABU Y, et al. Evidence-based clinical practice guidelines for gastro-esophageal reflux disease 2015 [J]. J Gastroenterol, 2016, 51 (8): 751-767.

［5］ CHUANG T W, CHEN S C, CHEN K T. Current status of gastroesophageal reflux disease: diagnosis and treatment [J]. Acta Gastroenterol Belg, 2017, 80 (3): 396-404.

［6］ KATZKA D A, KAHRILAS P J. Advances in the diagnosis and management of gastroesophageal reflux disease [J]. BMJ, 2020, 371: m3786.

［7］ HOLTMANN G. Understanding GERD symptoms in the clinical setting [J]. Drugs Today (Barc), 2005, 41 Suppl B: 13-17.

［8］ KATZ P O, GERSON　LB, VELA M F. Guidelines for the diagnosis and management of gastro-esophageal reflux disease [J]. Am J Gastroenterol. 2013, 108 (3): 308-328

第八章　影像学与实验室方法

导读　HH 与 GERD 是症状关联的疾病,由于临床表现的差异性,需要一套完整的影像学和实验室检查来进行评估以指导治疗。HH 和 GERD 患者能否有正确诊断,取决于一套完整的 workup。

什么是 workup？从韦氏词典(Merriam-webster)的原意 an intensive diagnostic study especially for medical purposes 可以看出,它是指专门用于医疗目的的深入的一组套餐,所以在这里我们可以理解为一个"加强诊断套餐"。

第一节　HH 与 GERD 的内镜检查

导读　内镜检查在 EGJ 部位有两个重点:第一,是否有轴向疝的存在? 第二,有无反流导致的食管黏膜损害表现?

上消化道内镜检查是发现 HH 及了解 GERD 病变程度最简单、直接、有效的检查方法。但内镜检查时一个必需步骤是镜头弯曲 180°,呈 U 形拐弯(U-turn),以利于观察胃底和食管下段包绕镜身的情况(图 8-1-1)。

一、HH 的内镜诊断

正常情况下,当胃镜进入胃体后,镜头在胃内转弯,即所谓的 U-turn 观察胃底和贲门时,可见贲门开口处的胃黏膜是完全包绕或贴紧内镜镜身的。若发现包绕不全,或胃黏膜与镜身之间存在间隙,则应考虑 HH 的存在。

内镜检查对发现直径 ≥ 2cm 的轴向(axial)HH 比较有优势。也就是所谓轴向疝,它是指疝囊沿同一轴向呈同心圆状扩张。Ⅰ 型 HH 就是典型的轴向疝,以食管长轴为轴向,当体位改变成平卧或腹压升高时,胃食管结合部就会滑向纵隔。内镜显示胃食管结合部(EGJ)呈圆形扩张,与镜身四周存在大小相仿的间隙(图8-1-2)。Ⅱ、Ⅲ、Ⅳ型HH又统称为食管旁疝,通常会涉及胃的轴向旋转,内镜下征象往往不典型,诊断存在一定的困难。要明确诊断和分型,还需要借助上消化道造影、CT等辅助检查。

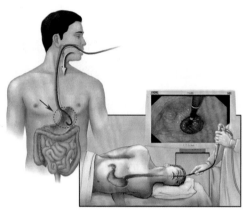

图 8-1-1　内镜检查时镜头在胃内弯曲 180°,呈 U 形拐弯(U-turn)(红色箭头所示)
内镜进入胃后进行内镜 U-turn 的观察,是发现 HH 的一个有效手段。

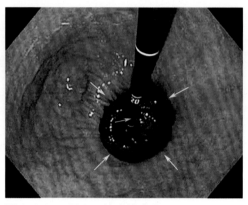

图 8-1-2　Ⅰ型 HH 的内镜表现
在胃内镜子 U-turn 后见到 HH,内镜显示胃食管结合部(EGJ)呈圆形扩张(黄色箭头),与镜身(蓝色箭头)四周存在大小相仿的间隙,此类疝多为滑动疝,常与位置有关,也称为"轴向疝"。

二、GERD 的内镜诊断

对拟诊 GERD 的患者,上消化道内镜检查的目的在于评估食管黏膜的病变程度,有无 Barrett 食管,有无合并食管裂孔疝、食管炎性狭窄和食管癌等。同时对于部分诊断或鉴别诊断有困难的患者,还可以获取标本进行组织学活检。

(一) 反流性食管炎

内镜检查可确定反流性食管炎的严重程度和病变范围。反流性食管炎的内镜下分级,目前多采用洛杉矶分级(LA 分级),根据黏膜破损的严重程度和范围分为 A~D 级:A 级,食管黏膜有 1 处或多处<5mm 的黏膜破损;B 级,至少 1 处长度>5mm 的黏膜破损,但无融合;C 级,至少有 1 处两条黏膜破损融合,但未超过食管环周的 75%;D 级,黏膜破损融合,达到或超过 75% 的食管环周范围。

根据 2018 年的"里昂共识",C 或 D 型食管炎、长段 Barrett 食管和 / 或消化道狭窄可作为病理性 GERD 的客观证据,抗反流治疗的效果往往更佳。但值得注意的是,内镜在 GERD 的诊断中存在一定的局限性,因为糜烂性反流病(erosive refux disease,ERD)仅发生在<30% 的 GERD 患者中,而大多数患者属于非糜烂性反流病(non-erosive gastroesophageal reflux disease,NERD)的表型,即具有典型的反流症状,但内镜

检查中仅发现 A 级或未发现任何食管黏膜病变。另外,非典型症状 GERD 患者通常内镜下食管炎的发病率也较低。因此,内镜在 GERD 的诊断中存在特异度较高但敏感性较低的问题。

(二) Barrett 食管

Barrett 食管指食管下段的鳞状上皮被化生的柱状上皮所取代(图8-1-3)。伴有肠上皮化生的 Barrett 食管已明确是食管腺癌的癌前病变。而 GERD 是引起 Barrett 食管的主要原因之一。Barrett 食管的内镜下长度,分为长节段(从胃食管连接处近端延伸 ≥ 3cm)、短节段(从胃食管连接处近端延伸 1~3cm)和超短节段(从胃食管连接处近端延伸<1cm)。

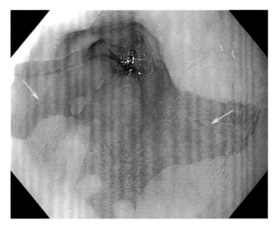

图 8-1-3　Barrett 食管的内镜表现
食管下段的鳞状上皮(蓝色箭头)被化生的柱状上皮(黄色箭头)所取代。"Z"线上移并消失。

参考文献

［1］GYAWALI C P, KAHRILAS P J, SAVARINO E, et al. Modern diagnosis of GERD: the Lyon Consensus [J]. Gut, 2018, 67 (7): 1351-1362.

［2］CHEN J, BRADY P. Gastroesophageal reflux disease: pathophysiology, diagnosis, and treatment [J]. Gastroenterol Nurs, 2019, 42 (1): 20-28.

［3］Jeong I D. A Review of Diagnosis of GERD [J]. Korean J Gastroenterol, 2017, 69 (2): 96-101.

［4］DEVAULT K R, CASTELL D O; American College of Gastroenterology. Updated guidelines for the diagnosis and treatment of gastroesophageal reflux disease [J]. Am J Gastroenterol, 2005, 100 (1): 190-200.

［5］ASGE Standards of Practice Committee. The role of endoscopy in the management of GERD [J]. Gastrointest Endosc, 2015, 81 (6): 1305-1310.

［6］VELA M F. Diagnostic work-up of GERD [J]. Gastrointest Endosc Clin N Am, 2014, 24 (4): 655-666.

第二节　HH 与 GERD 的影像学检查

导读　影像学检查主要为了提供更全面的 HH 和 GERD 诊断方面的证据，尤其对于 HH 的诊断和分型，同时可以排除穿孔、气腹或纵隔气肿等并发症。最常用影像学检查包括上消化道造影和 CT 扫描。

■ HH 或 GERD 不能仅凭临床经验作出诊断，影像学是发现此类病的重要方法。

一、上消化道造影

目前上消化道造影多采用气钡双重对比造影方法。由于 HH 的表现与体位有关，检查时需要改变体位，如头低脚高位以提高阳性发现。

（一）HH 上消化道造影征象

HH 消化道造影征象分为直接征象和间接征象。直接征象包括膈上疝囊、疝囊内胃黏膜、食管裂孔增宽，其中最重要的是膈上疝囊。典型的膈上疝囊由胃食管前庭段和部分疝入的胃底构成，上缘可见一收缩环，也称 A 环，为下食管括约肌收缩形成；疝囊中间还可看到特征性的 B 环，也称食管胃环或 Schatzki 环，表现为疝囊舒张时管腔边缘单侧或对称性切迹，深 1~2mm，与 A 环通常相距 2~3cm，这是胃与食管上皮交界环（图 8-2-1）。此外，疝囊内还可见到增粗迂曲非平行的胃黏膜皱襞，与膈下胃内黏膜相连。间接征象包括食管蠕动减慢、胃食管反流、食管黏膜溃疡、管腔狭窄、食管缩短等表现。

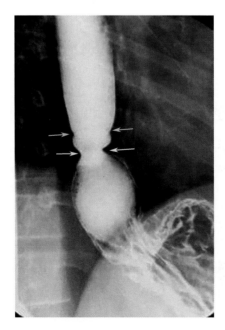

图 8-2-1　HH 上消化道造影的征象

患者男，47 岁，反复反酸、嗳气 2 年。上消化道造影显示典型的 I 型 HH 征象。食管上可见有两个环状切迹，上方的称为 A 环（蓝色箭头所示），为下食管括约肌收缩形成；下方的称为 B 环或 Schatzki 环（黄色箭头所示），是疝囊反复滑动时形成的切迹。

上消化道造影有助于对 HH 的分型，根据其形态可分为：滑动性；短食管型（先天性或后天者的食管挛缩）；食管旁；混合性。

1．滑动性　膈上疝囊并不固定存在,卧位、头低位时显示,而立位时易消失。

2．短食管型　显示为略短的食管下方接扩大的膈上疝囊,两者之间偶可见限局型环形狭窄(即 A 环)。由于胃及食管前庭段上升至膈上,其疝囊一侧或两侧可出现凹陷切迹(即上升的 B 环)。

3．食管旁型　显示疝囊在食管旁,疝囊上方无 A 环,贲门仍在膈下,钡剂先沿食管贲门流入胃腔,而后进入膈上之疝囊内。

4．混合型　显示贲门位置在膈上,钡剂沿食管进入贲门后,同时进入膈下之胃腔与膈上之疝囊内,疝囊可压迫食管,亦可见反流征象。

■ Workup 是一组发现和诊断 HH 与 GERD 的套餐,所谓套餐不能随意少了一项。

(二) GERD 上消化道造影征象

反流是 GERD 在上消化道造影中最直接的征象,表现为对比剂自胃底经胃食管交界区进入食管。反流分为生理性反流和病理性反流,前者是由于下食管括约肌一过性松弛(transit LES relaxation,tLESR)所致,反流持续时间短、食管廓清快;后者是由于胃食管抗反流机制异常所致,反流反复出现、食管廓清慢。在造影检查中,操作者要多角度、多体位观察有无反流,如仰卧位、45° 右前斜位、30° 头低位等。

GERD 在上消化道造影中除表现反流外,还可有其他征象,如食管下段局限性挛缩、对比剂通过弛缓、食管蠕动减弱、异常蠕动波、贲门增宽、食管缩短、食管黏膜增粗紊乱等。

二、CT 扫描

CT 扫描主要用于 HH 的辅助检查,有助于明确 HH 的分型并了解疝内容物情况。

(一) 滑动性食管裂孔疝

CT 扫描上可表现为食管下端囊袋状影,囊壁较上方食管壁增厚,内部可见增粗的黏膜与膈下胃黏膜相连续,冠状位重建显示更为清楚(图 8-2-2)。

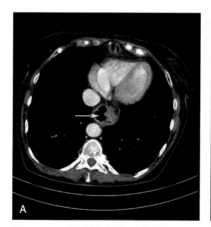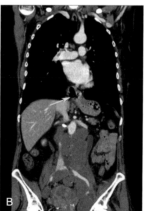

图 8-2-2　滑动性食管裂孔疝的 CT 征象

患者男,55 岁,反酸伴胸痛 4 年余。图 A 为横截面,B 为冠状位。黄色箭头所示为胃食管结合部(EGJ)疝入纵隔。

（二）食管旁疝

CT 扫描上可见胃底从食管旁疝入纵隔(图 8-2-3)。

（三）多器官型

CT 扫描上可见有胃以外的器官经食管裂孔疝入纵隔(图 8-2-4),常见的有横结肠或小肠,严重时甚至可见肝左叶、胰腺、脾等器官疝入。有时食管裂孔较大,疝内容物较多,注意和膈疝相鉴别。

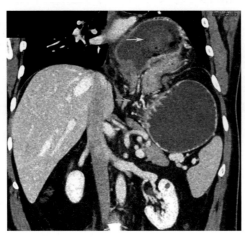

图 8-2-3　食管旁疝的 CT 征象

患者男,45 岁,胸痛伴吞咽困难 2 年余。胃底从食管旁疝入纵隔,蓝色箭头所示为食管裂孔位置,黄色箭头所示为疝入纵隔的胃底。

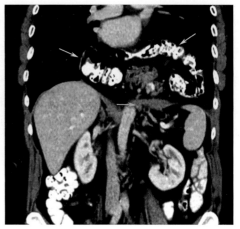

图 8-2-4　多器官型 HH 的 CT 征象

患者男,52 岁,胸痛伴吞咽困难 2 年余,加重半年。横结肠经食管裂孔疝入纵隔。蓝色箭头所示为食管裂孔位置,黄色箭头所示为疝入纵隔的横结肠。

参考文献

［1］GYAWALI C P, KAHRILAS P J, SAVARINO E, et al. Modern diagnosis of GERD: the Lyon Consensus [J]. Gut, 2018, 67 (7): 1351-1362.

［2］HEADING R C. Review article: diagnosis and clinical investigation of gastro-oesophageal reflux disease: a European view [J]. Aliment Pharmacol Ther, 2004, 20 (Suppl 8): 9-13.

［3］LACY B E, WEISER K, CHERTOFF J, et al. The diagnosis of gastroesophageal reflux disease [J]. Am J Med, 2010, 123 (7): 583-592.

［4］BAKER M E, RICE T W. Radiologic evaluation of the esophagus: methods and value in motility disorders and GERD [J]. Semin Thorac Cardiovasc Surg, 2001, 13 (3): 201-225.

［5］PARIKH N D, VIANA A V, SHAH S, et al. Image-enhanced endoscopy is specific for the diagnosis of non-erosive gastroesophageal reflux disease [J]. Scand J Gastroenterol, 2018, 53 (3): 260-264.

［6］BaNERJEE R, REDDY D N. Enhanced endoscopic imaging and gastroesophageal reflux disease [J]. Indian J Gastroenterol, 2011, 30 (5): 193-200.

［7］GAWRON A J, HIRANO I. Advances in diagnostic testing for gastroesophageal reflux disease [J]. World J Gastroenterol, 2010, 16 (30): 3750-3756.

第三节 HH 与 GERD 的功能学检查

> **导读**　HH 主要体现为形态学的改变,明确诊断时主要依靠内镜和影像学的表现。GERD 主要体现为功能上的异常,因此诊断时更依赖于功能学指标。功能学检查还是外科手术治疗的前提,无论是手术指征还是手术方式的选择,功能学指标都是重要的依据。

　　HH 和 GERD 的功能学诊断指标有很多,可以提供更全面更多维度的参考信息。其中比较重要的是食管 pH- 多通道阻抗监测(MII-pH 值监测)和食管测压,前者被视为 GERD 诊断的"金标准",后者有助于鉴别贲门失弛症、食管硬皮病等,对手术方式的选择也有重要的指导意义。

一、唾液胃蛋白酶检测

　　胃蛋白酶主要存在于胃部,如果在食管或更近端(如咽喉、气道)检测到胃蛋白酶提示受试者存在胃食管反流。已有报道显示,在唾液、一些分泌物(如气管、肺、鼻腔、中耳)以及呼出的气凝液中可检测到胃蛋白酶。

> ■ 功能学检查是诊断 HH 和 GERD 的重要一环,不可或缺。治疗的结果,与是否完成 workup 有关。

　　检测唾液胃蛋白酶可用于 GERD 的诊断,并可作定性和定量的检测。由于反流分为生理性反流和病理性反流,生理性反流是一过性的,亦可在唾液中检测到胃蛋白酶。因此,临床上在指定时间内采集 2~3 次唾液样本,当多个样本检测结果为阳性时考虑诊断反流;当所有标本均为阴性,可初步排除反流疾病;若检测结果为弱阳性,考虑生理性反流,建议随访复查。有关资料显示,唾液胃蛋白酶检测诊断 GERD 的敏感度为 78.6%,特异度为 64.9%。该方法具有简便、快捷、无创等优点,但国内开展该项检查的医院不多。

二、食管 pH 值监测与阻抗检测

(一) pH 值监测原理

　　食管 24 小时 pH 值监测被认为是诊断和定量酸反流的重要标准指标。这项检查是通过食管中放置一根包含一个或多个固态电极的细导管来进行 pH 监测(最下方电极位于距离 LES 上 5cm 处),电极间隔 5~10cm,能够感应 pH 值 2~7 之间的波动(图 8-3-1)。电极连接到患者佩戴的数据记录仪,记录器上显示一个数字时钟。当患者发生不良事件(如烧心、胸痛、呃逆等)时,可记录该事件,并在记录器上记录时间。

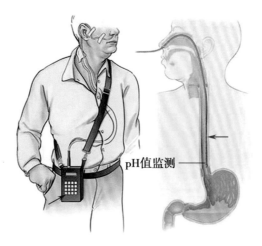

图 8-3-1 食管 pH 值监测示意图

蓝色箭头所示为置入食管内的细管,内含多个固态电极以监测 pH 值,红色箭头所示为连接电极的监测仪,用于记录反流数据、不良事件等。

（二）pH 值监测指标

食管 pH 值监测可以收集到大量的信息:

1. pH 值<4 发生的次数反映酸暴露频率;

2. pH 值<4 总的时间和时间百分比;

3. 直立位的反流程度和仰卧位的反流程度;

4. pH 值<4 持续 5 分钟以上的次数,即长酸反流的次数;

5. 最长反流时间指 pH 值<4 持续最长的时间;

6. 症状指数(SI),指 pH 值<4 的症状次数/总的症状次数×100%;

7. 症状相关率(symptom association probability,SAP),以症状出现前后 2 分钟为时间窗,判断是否有反流事件。

（三）PH 值监测结果判断

根据上述参数,通过一个公式得出总分,该公式根据每个项目引起食管损伤的能力来分配权重,这个值即 DeMeester 评分。正常该分值<14.25;当 DeMeester 评分>14.25 判定为酸反流阳性(图 8-3-2)。确定是否出现异常反流的一种更简单的方法是估计近端和远端食管中 pH 值低于 4 的总时间百分比(pH 值<4 的时间除以检查的总时间,再乘以 100)。在食管近端(LES 上方 15cm),酸暴露的时间通常少于 1%;在食管远端(LES 上方 5cm),酸暴露通常少于 4%。

患者的症状日记应与反流发作相关。烧心或胸痛与 pH 值下降的相关性具有重要的临床价值,因为它有助于确定因果关系。由于患者放置导管后,通常不会进行正常的活动或饮食,因此,在研究期间,他们的症状可能不那么突出。应结合 SI 和 SAP 来统合判断。

> ■ 功能学检查指标是外科医师采用合理的术式的重要参考,仅凭经验常常不可靠。

中山大學 附属第六医院
广东省胃肠肛门医院
THE SIXTH AFFIATED HOSPITAL OF SUN YAT-SEN UNIVERSITY
GUANGDONG GASTROINTINAL HOSPITAL

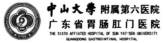

反流动态监测 **(pH 阻抗)**
中山大学附属第六医院
盆底治疗专科
广州

症状：间歇性反酸 4 年

检查所见：24h 食管 PH 监测 23 小时 43 分钟，出现食管反流 299 次，总的酸反流时间为 5 小时 6 分钟，占总监测时间的 24%，见 11 次长反流（反流持续时间大于 5 分钟），最长反流时间为 13 分钟，DeMeester 评分 84.0（正常值 ≤ 14.72 (95th percentile)。检查期间出现烧心 3 次，症状相关概率为 95.5%(>95 % 为相关概率)，出现反酸 1 次，症状相关概率为 64.4%，出现嗳气 3 次，症状相关概率为 95.5%。

印象：

1、胃食管反流；

2、烧心、嗳气与反流相关。

图 8-3-2　食管 PH 值监测结果

pH 值监测可提供大量有用的参数，包括：酸反流次数、酸暴露时间、长反流次数、长反流时间、Demeester 评分、症状相关概率等。

（四）PH 值联合多通道阻抗检测

食管 pH 值监测无法监测非酸反流及反流物的性状，如气体或液体。这就需要借助食管内多通道阻抗检查（multichannel intraluminal impedance，MII）。MII 是把金属环放置在食管监测导管上，相邻金属环在有物质通过时会形成电环路，以监测物质的流动。根据电环路的阻抗特征及变化，可分辨反流物性质及区分反流或吞咽。阻抗导管上同时放置 pH 值电极，结合反流物质的 pH 值鉴别出酸和非酸反流，此称为联合多通道阻抗 -pH 值（MII-pH 值）监测。MII-pH 值监测的有效性和可重复性更佳，对 GERD 诊断的敏感度和特异度均高于 90%，被公认是目前监测胃食管反流的最好工具。

MII-pH 值监测的主要参考指标包括：①酸反流、弱酸反流、弱碱反流的次数；②液体反流、气体反流和混合液 - 气反流所占比例；③反流的高度，反流持续时间；④ SI 和 SAP，明确反流事件与症状是否相关。

三、食管测压

食管压力测定是通过压力传感器，将食管腔内压力变化的机械性信号转变为电信号，经生理多导仪记录下来的一种技术，用于测定上食管括约肌（upper esophageal sphincter，UES）、食管体部、下食管括约肌（lower esophageal sphincter，LES）和膈肌脚（crura of diaphragm，CD）的运动功能（图 8-3-3、图 8-3-4）。可以静息状态评估，也可以通过饮水吞咽评估吞咽功能。该技术操作简单，是食管动力障碍性疾病的一种必不可少的检查诊断方法。目前应用较多的是高分辨率食管测压（high resolution manometry，HRM）。

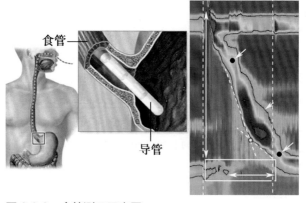

食管

导管

图 8-3-3　食管测压示意图

通过导管内的压力传感器，将食管腔内压力变化的机械性
信号转变为电信号，测定食管各部位的运动功能。

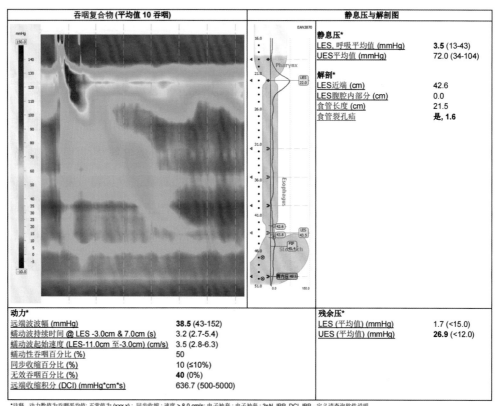

吞咽复合物 (平均值 10 吞咽)	静息压与解剖图		
	静息压*		
	LES, 呼吸平均值 (mmHg)	**3.5** (13-43)	
	UES平均值 (mmHg)	72.0 (34-104)	
	解剖*		
	LES近端 (cm)	42.6	
	LES腹腔内部分 (cm)	0.0	
	食管长度 (cm)	21.5	
	食管裂孔疝	**是, 1.6**	

动力*		残余压*	
远端波波幅 (mmHg)	**38.5** (43-152)	LES (平均值) (mmHg)	1.7 (<15.0)
蠕动波持续时间 @ LES -3.0cm & 7.0cm (s)	3.2 (2.7-5.4)	UES (平均值) (mmHg)	**26.9** (<12.0)
蠕动波起始速度 (LES-11.0cm 至-3.0cm) (cm/s)	3.5 (2.8-6.3)		
蠕动性吞咽百分比 (%)	50		
同步收缩百分比 (%)	10 (≤10%)		
无效吞咽百分比 (%)	**40** (0%)		
远端收缩积分 (DCI) (mmHg*cm*s)	636.7 (500-5000)		

*注释. 动力数值为吞咽平均值; 正常值为 (xxx.x); 同步收缩: 速度 > 8.0 cm/s; 电子袖套; 电子袖套; 3sN, IRP, DCI, IBP - 定义请查询软件说明

图 8-3-4　食管压力分布图

通过不同部位的传感器可测出食管各部位(包括 UES、食管体部、LES、CD)的静息压力以及动力情况。
压力分布以不同颜色(对应不同的压力值)表示，蓝色压力最低，紫色压力最高(见压力标尺)。

　　GERD 中最基本的异常是 EGJ 作为抗反流屏障的功能不全。食管测压的一个
重要意义是获取 EGJ 的功能指标。在 2018 年的里昂共识，建议通过两种参数来量
化 EGJ 功能，一是 EGJ 的解剖形态，二是反映其收缩活力的指标。HRM 根据 LES 与
CD 的关系来定义 EGJ 的形态，分为 3 型：① Ⅰ 型，CD-LES 重叠；② Ⅱ 型，CD-LES 部
分重叠，CD 与 LES 距离<3cm；③Ⅲ型，CD-LES 完全分离，距离≥3cm。Ⅱ型和Ⅲ型

应考虑存在食管裂孔疝。反映 EGJ 收缩功能的指标是 EGJ 收缩积分（EGI contractile integral，EGJ-CI）。EGJ-CI 的计算方法类似于计算远端收缩积分（distal contractile integral，DCI）的方法，同时综合考虑了 EGJ 的呼吸变化、长度及压力等因素。有研究显示，当 EGJ-CI 截断值为 30 时，其预测 GERD 发生的敏感度为 77.8%，特异度为 81.7%，表明 EGJ-CI 具有良好的准确性和特异度。

食管测压的另一个重要意义是了解食管的蠕动功能并鉴别动力障碍的类型。依据芝加哥分类标准，将食管动力障碍分为 3 类：流出道梗阻（包括贲门失弛症）、轻度食管动力障碍和重度食管动力障碍。

四、食管胆红素监测

近年来，十二指肠-胃-食管反流（duodenogastroesophageal reflux，DGER）在 GERD 的发病中越来越受到关注。由于胆红素是胆汁的重要成分，因此检测食管胆红素可间接了解十二指肠反流的严重程度。该方法利用分光光度计原理，根据胆红素的特异性吸收波峰在 450nm 的特点，设计出监测胆红素的仪器 Bilitec2000，用于 24 小时监测食管内胆汁反流情况。

食管胆红素监测的主要指征包括：

1. 明确 GERD 患者是否存在胆汁反流，特别是严重患者。

2. 难治性 GERD。

3. 不典型 GERD，经常规检查不能诊断时。

类似于 pH 值监测的指标，24 小时胆红素监测指标主要包括：胆红素暴露时间、胆红素反流频率、胆红素反流大于 5 分钟的次数和最长时间等。

■ 国外的临床研究提示有些功能性检查很有意义。

五、促胃液素 17 测定

促胃液素 17（G-17）是一种胃肠肽类激素，几乎完全由胃窦 G 细胞分泌，它通过负反馈机制控制胃酸分泌。当胃酸减少，胃液 pH 值上升时，可刺激 G 细胞分泌 G-17，后者可刺激胃酸的分泌；相反，胃内的高酸度可抑制 G-17 的分泌。因此，促胃液素 17 水平间接反映胃内的酸度。有学者评估了 Barrett（BE）食管患者的血清 G-17 水平明显低于非 BE 对照组。GERD 患者的 G-17 水平也明显低于对照组。其他学者也证实了这一结果，并确定血清 G-17 <1.9pmol/L 有助于 GERD 的诊断。低水平的 G-17 不仅有助于识别具有典型症状的 GERD 患者，而且有助于识别具有非典型表现的患者。

由于血清 G-17 测定创伤小，容易重复，对 GERD 的筛查识别有一定的作用，因此有学者提出，可将其作为 GERD 诊断的一项常规检查。

参考文献

［1］CESARIO S, SCIDA S, MIRAGLIA C, et al. Diagnosis of GERD in typical and atypical manifestations [J]. Acta Biomed, 2018, 89 (8-S): 33-39.

［2］GYAWALI C P, KAHRILAS P J, SAVARINO E, et al. Modern diagnosis of GERD: the Lyon Consensus [J]. Gut, 2018, 67 (7): 1351-1362.

［3］JEONG I D. A Review of Diagnosis of GERD [J]. Korean J Gastroenterol, 2017, 69 (2): 96-101.

［4］KELLERMAN R, KINTANAR T. Gastroesophageal Reflux Disease [J]. Prim Care, 2017, 44 (4): 561-573.

［5］CHUANG T W, CHEN S C, CHEN K T. Current status of gastroesophageal reflux disease: diagnosis and treatment [J]. Acta Gastroenterol Belg, 2017, 80 (3): 396-404.

第四节　难治性 GERD 的诊断

> **导读**
>
> 难治性 GERD 的诊断存在较高的复杂性和多样性,涉及一系列的专科检查(workup)与临床诊断思路,最好要到有资质的经验丰富的中心进行诊治,同时要开展多学科会诊(MDT)。

尽管抑酸治疗对多数胃食管反流病(GERD)患者有效,但仍有部分患者经过 PPI 治疗后症状无改善,甚至部分患者出现食管黏膜的损害和新的反流症状。这部分患者被称为难治性 GERD(refractory gastroesophageal reflux disease,RGERD)。难治性 GERD 无统一的标准,我国专家共识确定难治性 GERD 的概念统一为:采用双倍剂量 PPI 治疗 8~12 周后,烧心和 / 或反流等症状无明显改善。

一、难治性 GERD 的发生原因

（一）服药依从性的影响

应保证 PPI 在早餐或晚餐前半小时内服用,才能让 PPI 充分发挥其抑制餐后胃酸分泌的作用。相当部分患者没有遵从这个原则。

（二）伴随疾病及其治疗药物的影响

有些药物之间可产生相互影响,影响 PPI 的疗效。如高血压服用依那普利、高胆固醇血症服用他汀类药物、糖尿病服用二甲双胍、关节炎服用非甾体抗炎药等。

（三）患者的基因差异

PPI 大多在肝脏经细胞色素 P450 代谢,部分个体属于 PPI 快代谢型,影响了其治疗效果。

■ 所谓的难治性 GERD 就是经内科 PPI 治疗失败者。

(四)非酸反流或弱酸反流

通过食管阻抗监测技术,可以发现 20%~40% 服用两次 PPI 的患者中存在非酸反流。

(五)自身免疫性疾病

很多自身免疫性皮肤病可表现为 GERD 症状,如慢性天疱疮、瘢痕性类天疱疮和扁平苔藓等。

(六)食管裂孔疝

合并食管裂孔疝的 GERD 患者,存在 LES 结构上的问题,PPI 治疗的效果较不合并者差。

■ 对难治性 GERD 需要厘清线索,明确以往治疗可能不好的原因。

(七)其他原因

有些器质性和功能性疾病的表现与 GERD 相似,如贲门失弛症、嗜酸性食管炎、功能性烧心等。若拟诊 GERD,而 PPI 疗效欠佳,应考虑其他原因引起的症状。

二、诊断思路与流程

对于连续服用 PPI 四周,症状缓解不明显的 GERD 患者,首先要排除患者服药依从性的问题。对于存在依从性问题的患者,需严格使用双倍剂量 PPI 至少 8 周治疗,仍然无效者可诊断为难治性 GERD。

对于符合难治性 GERD 标准的患者,还要进一步分层,并区分器质性和功能性问题。在病理生理上,则要区分是由非反流相关疾病,还是由于 PPI 治疗失败引起的。怀疑器质性疾病的,如贲门失弛症、嗜酸性食管炎等,要进行内镜和活检、上消化道钡餐检查等。怀疑功能性疾病的,如功能性烧心、反流样的功能性消化不良等,要通过高分辨率测压、食管 pH/ 阻抗监测、内镜功能性管腔成像探头(EndoFLIP)和核素成像进行鉴别。以下是难治性 GERD 的诊断思路(图 8-4-1)。

■ 临床思维是培养一名医师成长的阶梯。

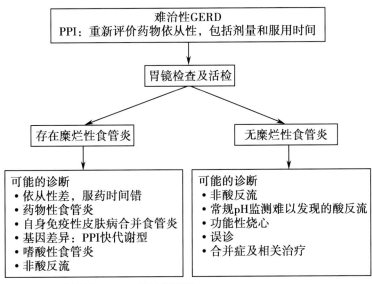

图 8-4-1 难治性 GERD 的诊断思路

参考文献

［1］SANDHU D S, FASS R. Current Trends in the Management of Gastroesophageal Reflux Disease [J]. Gut Liver, 2018, 12 (1): 7-16.

［2］HERREGODS T V, BREDENOORD A J, SMOUT A J. Pathophysiology of gastroesophageal reflux disease: new understanding in a new era [J]. Neurogastroenterol Motil, 2015, 27 (9): 1202-1213.

［3］MORAES-FILHO J P. Refractory gastroesophageal reflux disease [J]. Arq Gastroenterol, 2012, 49 (4): 296-301.

［4］DOMINGUES G, MORAES-FILHO J P P, FASS R. Refractory Heartburn: A Challenging Problem in Clinical Practice [J]. Dig Dis Sci, 2018, 63 (3): 577-582.

［5］IVASHKIN V T, MAEV I V, TRUKHMANOV A S, et al. Modern achievements in the diagnosis and treatment of the refractory gastroesophageal reflux disease [J]. Ter Arkh, 2018, 90 (8): 4-12.

［6］ATES F, FRANCIS D O, VAEZI M F. Refractory gastroesophageal reflux disease: advances and treatment [J]. Expert Rev Gastroenterol Hepatol, 2014, 8 (6): 657-667.

第五节　手术指征

> **导读**
>
> 从外科的角度出发,手术是要改变或恢复病变部位的结构,从而达到改善功能的作用。对于 HH 和 GERD 的手术,难度在于不是修补或切除,而是要达到结构与功能的统一。

一、HH 的手术指征

HH 是胃食管结合部(EGJ)发生了结构性改变,coincide 联合抗反流机制遭受不同程度的破坏。至于是否出现临床症状,主要看各个部位的代偿功能,尤其是 LES 的功能。当 LES 的位置发生改变(上移),但其代偿功能正常的情况下,可不出现反流的表现。但由于上移的 LES 反复暴露在胸腔的负压之下,随着疝囊的增大,部分患者 LES 的代偿功能会逐渐减退而最终出现反流。因此,HH 的手术指征包括:

1. 合并临床症状的 I 型 HH。

2. I 型 HH 虽然不伴有反流症状,但疝囊直径>3cm。

3. II、III、IV 型 HH,尤其合并临床症状者。

4. HH 伴重度肥胖的患者,建议行 HH 修补加袖状胃切除术。

二、GERD 的手术指征

对于抗反流手术治疗 GERD 的有效性是否等同于或优于长期药物治疗,尚存在争议。有研究表明,随访 3 年的比较,手术治疗效果优于中等程度的药物治疗(抑酸剂和改善生活习惯为主)。一项关于手术和雷尼替丁加甲氧氯普胺的比较表明手术治疗效果较好。一项涉及 310 名患者的随机试验表明:手术治疗在 5 年后略优于奥美拉唑 20mg/d,而当药物剂量增大到 40~60mg/d 时,两种治疗的效果相当。但长期大剂量的 PPI 摄入会带来一定的不良影响,如胃肠道菌群失调导致腹泻,少部分患者会发生营养物质吸收不良、骨质疏松、慢性肾病等。

另外,对于手术患者的选择仍存在一定的矛盾。通常对 PPI 治疗反应良好的患者手术效果更佳。药物治疗难以控制的患者(特别是有夜间反酸的患者)可以从手术获益,但尚没有明确的数据预测哪些患者最有效。十二指肠食管反流的患者也可以从抗反流手术中获益。

值得注意的是,GERD 的诊断与鉴别诊断存在着复杂性和多样性,要完善相关检查,尤其是食管测酸测压等,以获取更全面的信息。在治疗过程中也可以体现个体化差异。注意鉴别一些食管动力异常的疾病,如贲门失弛症、食管硬皮病等,其症状与 GERD 十分相似,但治疗方法和手术方式却完全不同。

综上所述,结合指南给出的建议,GERD 的手术指征为:

1. 药物治疗无效的 GERD。

2. 药物治疗有效,但需长期大剂量 PPI 治疗,患者愿意选择手术。

3. 临床表现以食管外症状为主要的非典型 GERD。

4. 难治性 GERD。

5. 合并有十二指肠食管反流。

6. 合并 HH 的 GERD。

需要强调对贲门失弛症、食管硬皮病等也需要手术治疗,但手术目的和方式不同,在此特别提醒。

(江志鹏　刘　伟　周太成　马　宁　陈　双)

参考文献

[1] CHEN J, BRADY P. Gastroesophageal Reflux Disease: Pathophysiology, Diagnosis, and Treatment [J]. Gastroenterol Nurs, 2019, 42 (1): 20-28.

[2] SANDHU D S, FASS R. Current Trends in the Management of Gastroesophageal Reflux Disease [J]. Gut Liver, 2018, 12 (1): 7-16.

[3] YU H X, HAN C S, XUE J R, et al. Esophageal hiatal hernia: risk, diagnosis and management [J]. Expert Rev Gastroenterol Hepatol, 2018, 12 (4): 319-329.

[4] FRAZZONI M, PICCOLI M, CONIGLIARO R, et al. Laparoscopic fundoplication for gastroesophageal reflux disease [J]. World J Gastroenterol, 2014, 20 (39): 14272-14279.

[5] SCHLOTTMANN F, HERBELLA F A, ALLAIX M E, et al. Surgical treatment of gastroesophageal

reflux disease [J]. World J Surg, 2017, 41 (7): 1685-1690.

［6］ YATES R B, OELSCHLAGER B K. Surgical treatment of gastroesophageal reflux disease [J]. Surg Clin North Am, 2015, 95 (3): 527-553.

［7］ Watson D I, Immanuel A. Endoscopic and laparoscopic treatment of gastroesophageal reflux [J]. Expert Rev Gastroenterol Hepatol, 2010, 4 (2): 235-243.

［8］ FISICHELLA P M, SCHLOTTMANN F, PATTI M G. Evaluation of gastroesophageal reflux disease [J]. Updates Surg, 2018, 70 (3): 309-313.

食管裂孔疝和胃食管反流病外科治疗

第九章　术前评估及准备

导读 术前评估的目的是提高手术安全性的必要措施,对良性疾病的择期手术应争取零手术死亡率。充分的术前准备同样是为了使患者达到最佳状态进行麻醉,术前的评估还需包括手术麻醉风险。风险评估的同时,要加强医患沟通,以减少医患可能产生的纠纷与矛盾。

第一节　常规评估及准备

导读 HH 和 GERD 手术一般是择期手术,术前评估与准备都是为了增加手术的安全性。作为良性疾病的手术,要争取零手术死亡率。外科医师和麻醉医师应该有充足的时间在术前对患者进行全面的评估和准备,从而避免意外情况出现而给患者造成伤害,甚至危及生命。

一、一般情况及耐受性的评估

手术医师和麻醉医师应在术前了解患者的以下内容。

（一）病史回顾

了解外科诊断、疝的类型、拟选择的手术方式；是否有食管裂孔疝嵌顿,以及嵌顿的时长；了解患者的既往史,特别是重要脏器的疾病,手术史、麻醉史、用药史及药物过敏史等。

（二）诊视患者并行体格检查

询问患者病史,观察其营养发育状况,测量心率、呼吸、血压等生命体征,对心肺等重要脏器及专科情况进行体检。

（三）各项辅助检查

包括三大常规、凝血功能、电解质情况与肝肾功能、心电图、胸片等，以及根据患者的具体情况所进行的相关检查项目。

（四）心脏功能评估

除了要熟知患者的基础疾病以外，推荐常规应用心脏彩超评估患者的心脏功能。其中射血分数（ejection fraction，EF）是最常用的观测指标，它反映了心脏的收缩功能，正常值为 50%~70%。若 40%~50% 为轻度降低，30%~40% 为中度降低，<30% 为重度降低。

除此以外，有以下简易的方法判断患者的心脏储备功能。

1. 爬楼梯试验　以平素速度与步伐，至少登上三层楼而无心慌、气短等症状为正常。

2. 6 分钟步行试验　在平坦的地面划出一段长达 30 米的直线距离，患者在其间往返走动，步履缓急由患者根据自己的体能决定。6 分钟后试验结束，监护人员统计患者步行距离进行结果评估。健康人一般 6 分钟可以步行 400~700 米，426~550 米为轻度心功能不全，150~425 米为中度心功能不全，<150 米为重度心功能不全。

（五）肺功能评估

推荐常规进行呼吸功能检查以评估患者的肺功能。其中 FEV1%（FEV1/FVC，1 秒用力呼气容积 / 用力肺活量）是较为重要的观测指标，正常值为 83%，阻塞性或者混合型是轻度降低到明显降低，限制性是数值正常或轻微升高。

根据 FEV1%、FEV1 占预计值百分比和症状可对 COPD 的严重程度做出分级。

Ⅰ级（轻度）：FEV1/FVC<70%，FEV1 占预计值百分比 ≥ 80%；

Ⅱ级（中度）：FEV1/FVC<70%，50% ≤ FEV1 占预计值百分比<80%；

Ⅲ级（重度）：FEV1/FVC<70%，30% ≤ FEV1 占预计值百分比<50%；

Ⅳ（极重度）：FEV1/FVC<70%，FEV1 占预计值百分比<30%，或 FEV1<50% 伴有慢性呼吸衰竭。

（六）进行 ASA 分级

ASA 分级是美国麻醉协会对全身状态的分级标准，见后方具体描述。

二、术前准备

（一）基础疾病控制

包括高血压、糖尿病以及可能导致腹压升高的慢性疾病，如便秘、前列腺增生、慢性支气管炎、顽固性呃逆等。对于有服用激素或免疫抑制剂者，宜在内科医师指导下停药或减量，以免影响组织愈合和增加感染风险。对于长期服用抗凝药物如华法林、

■ 术前评估是以某些方法或标准衡量手术风险，并以此与患者及其家属进行沟通，对风险进行认可的过程。

■ 术前准备是医师为了提高患者手术耐受性，增加手术安全性而采取的一些措施和方法。

阿司匹林者,宜停用 5~7 天,并用低分子肝素作"桥接"。

（二）心肺功能准备

对伴有心肺功能下降或不全的患者要进行充分的术前准备:①肺部有感染者,术前应用抗生素治疗,并予雾化吸入,协助排痰,感染控制后 1 周再行手术;②吸烟者术前停止吸烟 4 周以上;③进行胸廓和膈肌锻炼,指导患者学习有效的深呼吸和腹式呼吸,可通过呼吸功能训练器或吹气球的方式辅助,锻炼时间一般为 2~3 周;④鼓励适当的运动,包括平路行走或爬楼梯等。

（三）营养支持

胃食管反流患者常常合并贫血或营养不良,对于长期服用抗酸药的患者,由于胃、十指肠酸碱度的长期改变,还会引起叶酸、维生素及微量元素的缺乏。因此,应根据具体的评估情况,术前给予营养支持,以利于术后的早期康复。

（四）心理辅导及宣教

胃食管反流患者通常病程较长,长期生活质量较差,容易产生精神紧张和焦虑情绪。而且,在术后恢复期间由于消化道水肿等原因,可能会出现吞咽困难等不适,需要患者至少 2 周的饮食治疗配合,这都容易加重患者的不安。因此,医务人员应和家属合作对患者做好心理疏导,解释治疗的方案以及围手术期的注意事项。同时,还可找同类疾病恢复期的患者与之交谈,现身说教,从而减轻或消除他们的恐惧心理,以良好的心态主动参与并配合治疗。

（五）多学科会诊

对术前诊断为复杂或巨大食管裂孔疝患者,推荐采用多学科诊治模式。请胸外科、呼吸科和重症监护科等多学科会诊,共同参与制订治疗方案。

三、麻醉评估及准备

为保证获得良好的术中麻醉效果,同时又不影响患者的生命安全,麻醉前必须全面、细致地了解患者的病情和全身重要器官的功能状况。结合手术要求和患者实际情况作出适当的麻醉选择,预见麻醉与术中可能出现的情况,充分做好相应的各种准备工作,使麻醉方案得以顺利实施。

■ 术前评估是筛选适合患者进行合理手术的方法。

（一）麻醉方式的选择及评估

对于 HH 和 GERD 的手术,麻醉方式选择气管内全身麻醉。由于全身麻醉插管后可保持呼吸道通畅,给氧充分,其安全性较高。术前访视除了前述评估内容外,体格检查应着重检查口腔、呼吸道情况,包括是否有张口困难、牙齿活动与缺损情况,颈部活动度。评估气管插管的难易程度。脊柱与四肢有否畸形,中枢神经与外周神经功能情况等。

（二）麻醉风险分级

一般使用美国麻醉协会 ASA 诊断标准（表 9-1-1）。

表 9-1-1　ASA 病情估计分级

分级	标准*
第 1 级	正常健康
第 2 级	有轻度系统性疾病
第 3 级	有严重系统性疾病，日常活动受限，但尚未丧失工作能力
第 4 级	有严重系统性疾病，已丧失工作能力，且经常面临生命威胁
第 5 级	不论手术与否，生命难以维持 24 小时的濒死患者

注：*如系急诊，在每级数字前标注"急"（或"E"）字。

一般认为，ASA 1~2 级患者麻醉风险较少，ASA 3 级患者麻醉有相当风险，4 级以上患者麻醉有较大风险。

对于麻醉风险较高的患者，一方面要做积极的术前准备，提高患者的耐受性，另一方面要重视与患者及家属的沟通。越是良性疾病的手术，越是功能性的手术，越要重视医患沟通的必要性和重要性。手术与麻醉前应与患者进行交谈，适当解释手术与麻醉方案，解答患者的提问，消除其对手术与麻醉的疑虑，取得患者的信任与合作。

（三）麻醉前的准备

应完全纠正呼吸道感染，这不仅利于术中的安全，而且可避免术后咳嗽腹压增高而导致食管裂孔疝修补术失败。高血压患者的舒张压如超过 13.3kPa（100mmHg）应先进行控制治疗，舒张压如超过 14.7kPa（110mmHg）不宜进行择期疝手术。糖尿病患者空腹血糖超过 8.5mmol/L 应先进行控制治疗，空腹血糖超过 11mmol/L 不宜进行择期手术。嵌顿疝患者进行急诊手术，应注意及时进行术前补液，尽可能纠正水电解质平衡紊乱。

■ 患者的安全性是外科医师的初心。

参考文献

[1] JOHARI Y, YUE H, LAURIE C, et al. Expected values of esophageal transit and gastric emptying scintigraphy post-uncomplicated sleeve gastrectomy [J]. Obes Surg, 2021, 31 (8): 3727-3737.

[2] KÜPER M A, KRATT T, KRAMER K M, et al. Effort, safety, and findings of routine preoperative endoscopic evaluation of morbidly obese patients undergoing bariatric surgery [J]. Surg Endosc, 2010, 24 (8): 1996-2001.

[3] NG A, SMITH G. Gastroesophageal reflux and aspiration of gastric contents in anesthetic practice [J]. Anesth Analg, 2001, 93 (2): 494-513.

[4] SMITH G, NG A. Gastric reflux and pulmonary aspiration in anaesthesia [J]. Minerva Anestesiol, 2003, 69 (5): 402-406.

[5] ESLICK G D, TALLEY N J. Gastroesophageal reflux disease (GERD): risk factors, and impact on quality of life-a population-based study [J]. J Clin Gastroenterol, 2009, 43 (2): 111-117.

第二节　老年患者需要注意的几个方面

导读　老年患者由于生理储备下降及抗应激能力减退,外界较小刺激即可引起临床事件的发生。所以需要强调的是,老年患者不应简单地归类到"单病种"常规管理,而更应该重视安全性和个体化。

一、老年患者的定义

依据 WHO 对老年人的年龄分段:65~<75 岁为年轻老年人,75~<90 岁为老年人,≥90 岁为长寿老人。而根据我国惯例,≥60 岁即可称为老年人。老年患者的各项身体功能随着年龄的增长出现不同程度的退化,同时发病率也呈明显上升趋势。虽然,HH 和 GERD 手术治疗的风险与难度并不完全与年龄相关,但却又有必然的相关性。

■ 衰老是一种自然规律。

二、老年患者的特点

老年患者多伴有心血管疾病、肺部疾病及其他导致腹压增高的疾病,且患者往往主观忌医、延误治疗,其诊治具有复杂性和不确定因素,存在手术及麻醉风险大、术后并发症多、复发率高等问题。

(一) 基础疾病较多

老年患者多患有高血压、糖尿病、冠心病,以及便秘、前列腺增生、慢性支气管炎等导致腹压增高的疾病,术前如若未能给予良好的控制,不仅不利于围手术期安全,还会影响手术治疗的效果,甚至增加 HH 和 GERD 复发的风险。

(二) 更容易出现嵌顿或巨大食管裂孔疝等情况

老年患者对疾病认识薄弱,手术意愿普遍较弱,尤其是高龄患者对手术可能出现的不良反应疑虑重重,甚至拒绝就医,出现疝嵌顿的机会增加,亦有可能随着病程的延长导致出现巨大食管裂孔疝的情况,增加手术修补的难度。另外,老年患者的主观表达能力较差,尤其对于缺乏看护和照顾的老人,往往在病情出现进展和恶化时才会发现,因此对于老年患者应早期就医,早期治疗。

(三) 围手术期处理更加复杂

老年患者或多或少会伴有一些"慢性病",特别是以下情况:①心血管系统疾病,如高血压、冠心病、心律失常等;②代谢性疾病,如糖尿病;③呼吸系统疾病,如老年慢性支气管炎、肺气肿等;④脑血管疾病,如脑出血和脑梗死等;⑤肾脏和血液系统问

■ 老年患者的生理储备和对应激的反应都无法改变,因此,与患者和家属沟通,取得互相的信任是十分重要的。

题,如慢性肾病,或长期使用抗凝药物的问题。这些疾病会导致围手术期的处理更加复杂,显著增加手术发生不良事件的风险。

老年人是 HH 及 GERD 患者中的特殊群体,由于年老体弱并且伴有多种基础疾病,围手术期的处理至关重要。作为外科医师术前应充分评估病情,选择合适的手术方式和麻醉方式,以避免术后严重并发症的发生。

(江志鹏　李英儒　曾　兵　陈　双)

参考文献

[1] COMMISSO A, LIM F. Lifestyle Modifications in Adults and Older Adults With Chronic Gastro-esophageal Reflux Disease (GERD)[J]. Crit Care Nurs Q, 2019, 42 (1): 64-74.

[2] KURIN M, FASS R. Management of Gastroesophageal Reflux Disease in the Elderly Patient [J]. Drugs Aging, 2019, 36 (12): 1073-1081.

[3] BECHER A, DENT J. Systematic review: ageing and gastro-oesophageal reflux disease symptoms, oesophageal function and reflux oesophagitis [J]. Aliment pharmacol Ther. 2011, 33 (4): 442-454.

[4] HO P M, MADDOX T M, WANG L, et al. Risk of adverse outcomes associated with concomitant use of clopidogrel and proton pump inhibitors following acute coronary syndrom [J]. JAMA, 2009, 301 (9): 937-944.

[5] GYAWALI C P, FASS R. Management of Gastroesophageal Reflux Disease [J]. Gastroenterology, 2018, 154 (2): 302-318.

食管裂孔疝和胃食管反流病外科治疗

第十章　治疗及历史回顾

第一节　治疗总则

> **导读**　对于胃食管反流的治疗,无论是保守还是手术治疗,都不能单独解决问题。对于 HH 和 GERD 的治疗,历史的实践告诉我们,综合性治疗和个体化治疗,才能取得良好的结果。

一、改变生活方式

(一)改变生活方式(life style modifications)是治疗 HH 和 GERD 的基石。

目前,无论内科、外科治疗有多大的进展或进步,生活方式的改变仍然是治疗 HH 和 GERD 的基石(表 10-1-1)。换言之,医师应告诉患者,当被诊断患有 HH 或 GERD 后,应该通过改变生活方式,使其疾病获得控制和益处。

表 10-1-1　现今对 GERD 适合的治疗模式

治疗类型	方式
改善生活习惯	睡觉时头高位、睡前 3 小时内避免进食、减重
药物治疗	抗酸药、加维斯康、质子泵抑制剂、H_2 受体拮抗剂、促动力学、巴氯芬、克拉富
手术治疗	胃底折叠、LinxTM 磁环
内镜治疗	并口胃底折叠术、Stretta 射频术

但实际上,改变生活方式通常容易被医师忽视,而许多患者也没有遵循医嘱去改善生活习惯,无论是保守治疗还是手术治疗后的患者。

许多患者的生活经验显示,每当他们进食巧克力、碳酸饮料、洋葱、番茄酱、薄荷、乙醇、柑橘汁、辛辣和高脂肪食物,以及吸烟时,GERD 相关症状会出现或加重,但现阶段我们仍然缺乏高质量的临床试验去证实,从而彻底改变或避免这些食物或习惯。

一项通过症状改变、食管 pH 值变量或食管下端括约肌基础压力检查生活方式改变对 GERD 影响的临床试验的系统评价表明,在戒烟后,乙醇、巧克力、咖啡因或咖

■ "改变生活方式"说起简单,做到不易,对患者的宣教是不可或缺的一件事情。

啡、柑橘、薄荷或辛辣食物 GERD 的临床或生理参数有所改善。

但可以肯定的是肥胖已被证明是 GERD 发展或恶化的重要危险因素。

美国一项包含 10 545 名女性的大型队列研究表明,正常体重个体 BMI 的任何增加都与 GERD 风险增加有关。即使是适度的体重增加也会加剧 GERD 症状,与对照组相比,BMI 降低 3.5kg/m² 或更多的女性报告的 GERD 症状频率降低了 40%。因此,减轻体重似乎是一种有效的生活方式改变,可以明显改善 GERD 病情和症状。

还有研究显示:改变与睡眠相关的生活方式可改善 GERD 相关症状,甚至可以治愈轻度的糜烂性食管炎(EE)。改变生活方式还包括除了抬高床头外,患者应至少在睡觉前 3 小时避免进食,并且睡眠时最好采用右侧卧位。此外,患者应该改善他们的睡眠卫生,因为睡眠通过抑制短暂的下食管括约肌松弛(TLESRs)来减少胃食管反流。

(二) 改变生活方式治疗反流的原理

LES 压力易受所摄入饮食的影响,LES 所维持的张力取决于自主神经、激素和旁分泌因素。

神经支配由肌间神经丛提供,其具有兴奋性和抑制性神经元成分。其中,兴奋性神经元由乙酰胆碱和 P 物质控制,而抑制性神经元使用血管活性肠肽和一氧化氮。神经激素兴奋剂的释放受口服摄入量的影响,并根据摄入食物的热量密度和化学成分进行改变。

总之,如何通过改变生活方式来帮助治疗 GERD 还有很多的研究值得探讨。

二、药物治疗

尽管生活方式有所改变,但仍继续出现烦人的 GERD 相关症状的患者,通常会给予药物治疗。药物治疗包括抗酸药、胃仙 U、组胺 2 受体拮抗剂(histamine 2 receptor antagonist,H2RA)、PPI、硫糖铝等降低剂和促进上消化道动力剂。

(一) PPI 药物治疗

PPI 被认为是治疗 GERD 最有效的药物,因为它们具有显著且一致的酸抑制作用。此类药物中的奥美拉唑是在 20 世纪 80 年代后期推出的代表。总体而言,PPI 是安全的,并且表现出不同程度的满意度,与其他抗反流药物相比,有效率为 56%~100%。PPI 是 EE 和 NERD 最常用的处方药,尽管系统审查表明,NERD 患者对 PPI 的治疗反应不如 EE。

几项大规模研究表明,在 EE 和 NERD 患者的症状缓解方面,PPI 治疗优于 H₂RA 治疗。重要的是,PPI 和 H₂RA 之间的药物不良事件发生率差异没有统计学意义。它们与使用安慰剂 NERD 患者 PPI 的总体症状缓解率明显达到 51.4%(95%

CI,0.433~0.595;P=0.000 1)。PPI 与 H$_2$RA 联合治疗相比,PPI 治疗更好促进 EE 愈合（RR,0.51;95% CI,0.44~0.59）。有趣的是,促动力疗法在治愈 EE 方面并不优于安慰剂（RR,0.71;95% CI,0.46~1.10）。上述研究以及其他研究证实了 PPI 在控制症状、治愈 EE 以及预防症状和食管炎症复发方面优于任何其他药物。

相比之下,PPI 也是最有效的药物疗法。与所有其他用于控制 GERD 各种表型表现症状的药物疗法相比,特别是,与 H$_2$RA 相比,PPI 显著提高了 GERD 患者的症状缓解率。自从奥美拉唑上市以来,市场上又引入了六种 PPI。大多数只是在结构上略有不同。其中一些较新的 PPI（兰索拉唑、雷贝拉唑和泮托拉唑）与奥美拉唑在控制烧心和治疗 EE 方面进行了比较。对这些研究的荟萃分析得出结论,较新的 PPI 在控制烧心、治愈 EE 和复发率方面与奥美拉唑具有相似的功效。发现所有 PPI 在治愈和降低 EE 复发率方面均优于雷尼替丁和安慰剂。

目前在美国,这些 PPI 中有 4 种可通过药店购买（奥美拉唑、兰索拉唑、埃索美拉唑和奥美拉唑 - 碳酸氢钠）,3 种只能通过处方获得（右旋兰索拉唑、泮托拉唑和雷贝拉唑）。埃索美拉唑是奥美拉唑的 S- 对映异构体,2001 年获得美国 FDA 批准。2006 年的一项荟萃分析评估了埃索美拉唑与其他 PPI（奥美拉唑、兰索拉唑和泮托拉唑）在 EE 愈合中的作用。在第 4 周和第 8 周,愈合率分别增加了 10% 和 5%（RR,1.05;95% CI,1.02~1.08）。在第 8 周时,绝对风险降低了 4%,需要治疗的人数（number need to treat,NNT）为 5。与奥美拉唑、兰索拉唑和泮托拉唑相比,埃索美拉唑提供了统计学上显著的改善,但临床上对 EE 愈合的总体益处只有适度和症状缓解。此外,埃索美拉唑的临床益处在轻度糜烂性疾病（NNT 为 50）中似乎可以忽略不计,但在严重 EE（NNT 为 8）中更为明显。PPI 似乎具有相似的功效。然而,右兰索拉唑是一种双重延迟释放 PPI,可提供延长的浓度时间曲线和延长酸抑制持续时间,已被证明可作为需要标准治疗的患者的唯一 PPI。每天服用两次 PPI 以控制他们的症状。

持续 PPI 治疗与按需或间歇治疗的价值仍然存在争议。几项研究报告称,持续治疗比按需治疗更能提高患者的满意度。然而,其他人已经证明,对于轻度 GERD 患者,按需治疗优于持续治疗,因为它成本更低,减轻了对长期使用 PPI 的担忧。

总之,根据目前的证据,PPI 可以缓解 57%~80%EE 患者和约 50%NERD 患者的症状。此外,在接受标准剂量 PPI 治疗的 GERD 患者中,超过 85% 的 EE（所有级别）可以获得治愈。然而,随机对照试验（RCT）是疗效研究,报告了药物在严格控制条件下的有益效果。在真实世界中,许多因素可能会影响对治疗的反应（有效性）,例如,治疗的可及性、诊断的准确性、干预的接受度和治疗的依从性。因此,临床实践中对 PPI 治疗的反应不太可能遵循 RCT 报告的相同的成功率。依从性差、不遵守正确的 PPI 给药时间和错误诊断是临床实践中困扰 GERD 患者成功治疗的一些重要障碍。

（二）PPI 治疗的优化

根据 ACG 指南,难治性 GERD 管理的第一步是优化 PPI 治疗。因此,提高 PPI 治疗的依从性是优化 PPI 治疗的重要初始步骤。处方提供者应教育他们的患者每天服用 PPI 以达到最大效果的重要性。最近的一项研究表明,如果药物是由胃肠病学家开出的,对 PPI 的依从性最高,而如果患者从药房柜台获得 PPI,则对 PPI 的依从性最低。遵守 PPI 的正确服用时间是 PPI 优化的重要一步。一项研究表明,每天服用一次 PPI 的患者中,100% 并未以最佳方式摄入 PPI(进餐前 30 分钟)。相反,他们在餐前一小时以上、用餐和就寝时间服用 PPI。因此,重要的是向患者解释 PPI 使用的正确时机以获得最大效果。

优化 PPI 治疗的另一个重要步骤是持续需要遵循与 GERD 相关的生活方式改变。总的来说,避免"外出就餐"使用 PPI。因此,无论 PPI 摄入量如何,患者都应考虑避免暴饮暴食、辛辣和高脂肪的食物,减肥并开始夜间预防(抬高床头,睡前至少 3 小时避免进食,并遵循良好的睡眠卫生指南)。

有趣的是,最近的研究表明,在白天使用 PPI 可以改善对胃内 pH 值控制。一项研究报告称,雷贝拉唑每天一次 40mg、每天 2 次 20mg 或每天 4 次 10mg 时,胃内 pH 值的中位数分别为 4.8、5.7 和 6.6。然而,全天分成多次服用可能会降低依从性。

将 PPI 剂量加倍以改善每日一次 PPI 治疗失败患者的症状控制价值的证据仍然仅限于极少数研究。在一组 96 名每天服用 20mg 奥美拉唑失败的 GERD 患者中,只有 26.1% 的人对每天服用 40mg 奥美拉唑表现出某种类型的反应,而对每天服用两次兰索拉唑 30mg（P=NS）的患者则为 22.7%（P=NS）。然而另一项研究表明,无论 EE 严重程度如何,接受泮托拉唑 40mg/d 与 20mg/d 或 10mg/d 的患者 EE 愈合率,特别是早期愈合率明显更高。奥美拉唑 40mg/d 与 20mg/d 的比较显示出统计学显著差异在第 4 周的 EE 愈合中（P=0.05）;然而,这种差异在 8 周时消失了（P=0.10）。此外,愈合受入门级 EE 严重程度的影响,只有不到一半的 D 级 EE 患者用 20mg 或 40mg 奥美拉唑治愈。

（三）难治性 GERD

难治性 GERD 被定义为胃内容物反流症状,对双倍剂量的 PPI 至少 8 周没有反应。难治性 GERD 的成功治疗取决于潜在的机制,PPI 治疗失败的烧心患者的管理算法和不同的治疗选择。

最近的研究表明,大多数屈光不正的患者烧心或其他典型的 GERD 症状,通常不是因为 GERD 造成的。通常涉及的机制包括功能性烧心和对反流高敏。心理合并症(焦虑、过度警觉、抑郁和躯体化)确实在难治性 GERD 中发挥重要作用。此外,依从性、给药时间不当、伴随的功能性肠病、胃排空延迟、嗜酸性粒细胞性食管炎、胆汁反流、残留酸和非酸反流、PPI 代谢快、PPI 抵抗等其他几种机制可能在不同程度上发挥作用。这些机制的重叠会进一步增加难治性 GERD 的复杂性。重要的是,与两次失败的患者相比,每天一次 PPI 失败的患者更可能出现 EE、NERD、反流超高敏。

每天两次 PPI 控制不佳的患者的医疗选择非常有限。对于每日两次 PPI 仍显示食管酸暴露异常的患者,研究表明夜间胃内 pH 值控制得到改善后,睡前添加 H_2RA 已越来越受欢迎。然而,这种效果似乎是短暂的,因为当每天使用 H_2RA 时,快速免疫反应发展得非常快。

■ 药效学是研究药物与机体(含病原体)相互作用及其规律和作用机制的一门学科。

巴氯芬是一种 γ- 氨基丁酸 -β 激动剂,通过降低 tLESR 的发生率和减少 tLESR 的发生率,在治疗残留酸或弱酸反流(异常水平或正常水平但与症状呈正相关)的难治性 GERD 患者方面显示出有希望的结果。使用巴氯芬时会出现神经系统副作用,例如头晕、疲倦、嗜睡。不太常见的副作用是恶心、腹泻和胀气。一项荟萃分析报告未发现 GERD 患者使用巴氯芬的相关严重不良事件或死亡。此外,巴氯芬和安慰剂在总体不良事件方面差异没有统计学意义。所有报告的巴氯芬副作用均为轻度至中度,药物耐受性良好。该研究还支持巴氯芬在治疗 GERD 患者中的价值,这些患者每天两次 PPI 失败,但继续证明残留反流是其症状的根本原因。尽管 FDA 未批准用于 GERD,但一项试验对于通过每日两次 PPI 未能有效控制的 GERD 患者,可以考虑每天 3 次使用 5~20mg 巴氯芬。如果患者继续表现出残留的胃食管反流,可能反流超敏反应和功能性烧心是难治性 GERD 的主要原因,因此应首先考虑诊断和治疗这些疾病。这些患者通常使用神经调节剂进行治疗,包括三环类抗抑郁药、选择性血清素再摄取抑制剂、血清素 - 去甲肾上腺素再摄取抑制剂和曲唑酮。

PPI 的作用效果可能在睡前添加 H_2RAH2 受体阻断剂(如果症状与酸反流相关)更有效。如果反流由胃发出的反流冲动(tLESR)所致,那么神经调节剂也是治疗的基石之一,如巴氯芬对于功能性烧心或反流超敏反应患者也是有效的。

(四) PPI 的副作用

PPI 长期以来一直被认为是一种安全的药物,然而,难治性烧心的治疗侧重于评估。在过去十年中,大量出版物报道了长期治疗引起的各种副作用,如营养缺乏(镁、维生素 B_{12})、胃肠炎风险增加、慢性腹泻、艰难梭菌结肠炎、骨质疏松症和骨折、显微镜下结肠炎、缺血性心脏病、慢性肾损伤和痴呆。最近的数据表明,在接受 PPI 的患者中,继发于急性间质性肾炎的慢性肾功能障碍的发生率增加。每天两次给药的风险高于每天一次给药。最近,PPI 已被证明会增加小鼠大脑中 β- 淀粉样蛋白的水平。此外,一项大型前瞻性队列研究显示,与未接受 PPI 的患者相比,接受 PPI 的患者患痴呆的风险显著增加。由于几乎所有报告这些副作用的研究都是基于人群的,因此尚不清楚上述任何回顾性报告是否会在前瞻性试验中得到证实。无论如何,患者应接受控制其症状的最低剂量的 PPI,应定期评估慢性 PPI 治疗的需要,并应在 PPI 相关风险高的患者中寻找慢性 PPI 治疗的替代选择。

三、手术治疗

■ 对于外科医师而言,重要的是要掌握好手术指征。

国内外的各项 GERD 相关指南均推荐对不愿长期使用 PPI 治疗的 GERD 患者行抗反流手术,目前认为胃底折叠术是最好的抗反流手术方式,腹腔镜下胃底折叠术优于开腹胃底折叠术。

不同时期的 meta 分析均证实胃底折叠术治疗 GERD 的疗效好、安全性高。一篇 meta 分析纳入了 29 项包含 1892 例患者的 RCT,结果显示与使用 PPI 相比,不同术式的胃底折叠术均能更好地控制烧心、反流。Richter 等对腹腔镜下胃底折叠术、TIF 和 PPI 疗效进行了 meta 分析,发现腹腔镜下胃底折叠术在降低 pH 值<4 的百分比、增加 LES 压力、改善生命质量 3 项指标上疗效最佳。RCT 表明胃底折叠术 5~10 年的效果确切,可使患者酸反流减少、LES 压力增加,症状缓解,部分患者减少 PPI 用量。

目前有几种手术技术可用于治疗 GERD。然而,最近的一项研究表明,2004 年至 2013 年,美国胃底折叠术的使用率迅速下降至 2004 年的水平。总体而言 2004 年至 2009 年抗反流手术的使用率有所上升,但此后以显著趋势稳步下降(P=0.044)。2013 年进行胃底折叠术的比率为 0.047%,与十年前的百分比(0.041%)相似。此外,在过去 4 年中,PPI 和 H_2RA 在胃底折叠术后的使用一直在稳步增加(PPI,80%;H_2RA,52%)。总体而言,胃底折叠术后 PPI 使用的比例从 2010 年的 45% 增加到 2013 年的 80%。

适合抗反流手术的患者,如果内镜检查正常且没有既往 pH 值检测史,则应在术前进行 pH 值检测。此外,所有患者都应在术前进行高分辨率食管测压,以排除贲门失弛症或其他食管运动障碍,如收缩力缺失。PPI 完全控制的典型烧心患者或动态 pH 值监测异常且症状呈阳性的患者似乎具有最佳手术结果。GERD 的非典型或食管外症状往往对手术治疗的反应较差。胃底折叠术的候选对象包括不感兴趣、担心、发生不良事件以及无法遵守常规、长期医疗的受试者。此外,对于那些使用最大 PPI 剂量的患者,如 pH 值测试仍异常,仍存在反流症状或大裂孔疝(>5cm)以及可能有与非酸反流相关的症状,说明仅胃底折叠无效。

腹腔镜下胃底折叠术是目前在 GERD 患者中最常用的技术。目前的数据为使用腹腔镜后路手术作为 GERD 的首选手术治疗提供了 1a 级支持。腹腔镜前路手术后烧心的发生率、PPI 使用率和再手术率更高。抗反流手术和药物治疗之间的比较研究表明,GERD 患者的结果好坏参半。一项包含七项试验的大型荟萃分析表明,就患者相关的短期和中期结果而言,GERD 的手术治疗比药物治疗更有效。手术干预后烧心和反流较少发生。然而,相当一部分患者在胃底折叠术后仍需要抗反流药物治疗。接受手术的患者对他们的症状控制感到满意的可能性明显更高,并且对所接受的治疗也表现出更高的满意度。然而,最近发表的 Cochrane 综述包括四项随机对照试验中总共 1 160 名参与者,他们被随机分配到腹腔镜胃底折叠术(589 名患者)或 PPI 药物治疗(571 名患者),与使用 PPI 的长期药物治疗相比,腹腔镜胃底折叠术的利弊平衡存在相当大的不确定性。作者建议在 GERD 患者中进行腹腔镜胃底折叠术与药物治疗的进一步 RCT。

四、其他

磁环括约肌增强术(magnetic sphincter augmentation,MSA)通过腹腔镜将磁珠环置于胃食管交界处,增强抗反流屏障。一项研究纳入 152 例患者,随机对照比较随访 1 年 MSA 与 PPI 对 GERD 患者症状的疗效,结果提示 MSA 在减少反流症状方面明显优于服用 PPI 的患者,且并发症少。纳入 19 项研究 MSA 治疗 GERD 的 meta 分析发现,MSA 和胃底折叠术均有明显的临床疗效,两者在减少 PPI 使用和生命质量改善方面比较差异均无统计学意义,仅 13.2% 的 MSA 患者需要继续服用 PPI。目前关于 MSA 的 RCT 和长期随访研究还不多,有待更强的循证医学证据。

第二节 HH 的早期实践

一、以史为镜

历史就是面镜子,回顾历史可以看到 HH 和 GERD 的治疗全貌,也可以感知到技术的进步在医学中的作用。

医学对 HH 的认识据文献记载有 400 多年的历史,但认识此病发生、发展及对人体的危害,进行有目的、有计划的治疗只有约 100 多年的历史。

早在 1819 年,Rene Theophile Hyacinthe Laennec 通过听诊描述了创伤后和先天性膈疝,他描述通过胸腔听诊有胃和肠子通过裂孔进入胸腔。而著名的 Cooper 在 1824 年提出膈疝、食管裂孔疝的发病解剖基础,是存在于膈肌上的薄弱或裂孔部位。

■ 早期对 HH 的认识是发现食管裂孔出现缺损、变大,甚至有嵌顿现象。如何治疗? 为了加强术野的显露,采用经胸手术或胸腹联合手术,不但创伤大,还存在手术死亡率高。

更早的欧洲文艺复兴年代开始的尸体解剖是在膈肌水平将食管切断,连同肺、心脏一起取出,故忽略了在食管、胃交界处的疾病。

1853 年美国医师 Bowditch 发表食管裂孔疝完整病例的报告,证实了食管裂孔疝的存在。1853 年可以认为是人类治疗 HH 的一个起点。又过了半个世纪后,直到 X 线出现之后,给人类提供了新的技术与方法,使得医师在临床上发现和诊断出 HH。1900 年,使用 X 线诊断出三例食管裂孔疝的存在;1904 年 Eppinger 报道在临床上诊断出食管裂孔疝,这使得医师在术前有充分的时间考虑如何治疗此病。

1919 年,Soresi 第一次进行了经胸腔的食管裂孔疝外科手术的修复。1926 年,Akerlund 正式命名了"食管裂孔疝"这个疾病,并开创性地进行了食管裂孔疝的分型,并沿用至今。但这些认识和治疗只是聚焦在描述解剖缺损以及缺损的关闭,而并没有症状学的任何描述。

对于症状学方面,早期的认知仅仅局限在反流引起的食管炎以及食管裂孔疝本身引起的压迫、嵌顿上面,而没有认识到食管裂孔疝是引起反流症状的真正原因。1828 年 Charles Michel Billard 报道了第一例儿童食管炎;1855 年 Rokitansky 证明食管炎是由于胃食管反流引起;1879 年 Heinrich Quincke 将食管溃疡归因于胃液反流;1906 年 Wilder Tileston 描述了食管炎的典型症状;1920 年 Joseph Sheehan 通过食管内镜检查,描述了食管炎的表现;1925 年 Friedenwald 和 Feldman 提出了食管裂孔疝症状学,但并没有与反流联系起来;1930 年 Ritvo 指出,"后天性食管裂孔疝"的原因是腹腔内张力增加,这可能是由便秘、怀孕和肥胖等情况引起的;1932 年 Sauerbruch 报道了无症状的食管裂孔疝。

以上这些早期的认识、只注重缺损或食管本身修复的手术,往往起不到良好的抗反流作用,必将被更为先进的理念和技术取代。

二、外科治疗的转折

■ 从形态改变至功能变化,是认识 HH 的必由之路。

真正将解剖改变与功能联系起来的,是 Allison 和 Barrett。1951 年,Nroman Barrett 开创性地将胃食管反流与食管癌联系在一起,当时食管癌是影响人类健康的重要疾病之一。差不多相同的时候,Allison 将食管裂孔疝与胃食管反流联系起来,提出了恢复食管裂孔的解剖的同时,还要考虑胃食管结合部功能的修复。

1951 年 philip Allisons 在他的论著里面将食管裂孔疝相关的症状与胃内容物回流到食管和食管炎联系起来,认为这是引起症状的主要原因,并强调矫正贲门缺损为适当的治疗方法。但 Allisons 引入的术语"反流性食管炎"却让消化内科医师疑惑,他们认为与消化性溃疡一样,食管炎也是因为胃酸增加所致,因此他们主张抬高床头或药物减少胃酸作为食管炎的治疗手段。从此,消化内、外科医师开始了持久的争论:

内科强调使用抗酸药,外科重视恢复括约肌功能的手术,并寻求客观选择适合手术的患者。

Allison 第一个提出了合理的食管裂孔疝修补,将胃食管交界区还原到腹腔内原本位置,寄希望改善其功能。意识到修补术后症状和解剖学的高复发率后,Allison 在 1973 年停止了该手术,而改为更有效的方式,即将胃食管连接处与食管下端括约肌一起放置并固定在腹内位置。1967 年,Hill 提出将膈食管韧带和 EGJ 固定到主动脉裂孔中间的弓形韧带上。Nissen 胃底折叠术在 1956 年被引入,Belsey 在 1967 年指出,这两个手术都旨在建立食管腹内段、利用类似袖口胃折叠(Witzel 胃造口手术)增强食管下端括约肌的概念。

由于概念的简易、有效,Nissen 折叠在治疗进展期胃食管反流中很快就被广泛推广(详见第二节)。之后大量的研究集中在胃底折叠技术的改良,涌现了 Thal、Dor、Toupet、Rosseti 等等改良后的胃底折叠方式。提高了抗反流的效果,降低了术后的并发症。

■ Nissen 手术不但是形态修复,还有功能改变。

在 20 世纪 60—70 年代,胃食管反流疾病还被认为是完全独立于食管裂孔疝以外的疾病。而 1956 年在引入水灌注食管压力测定以后,食管下端括约肌被逐渐意识到是抗反流的主要屏障,而改善屏障功能也成为抗反流手术的效果评估指标。而 1973 年出现的 24 小时 pH 值监测让胃食管反流疾病程度得到量化,并且改善了手术患者的选择。

1990 年 Hill 提出贲门的胃食管阀瓣结构及 Hill 分级。这个理念让胃底折叠与功能的恢复更加紧密结合在一起。胃食管阀瓣的 Hill 分级沿用至今。

1991 年,比利时的 Bernard Dallemagne 做了第一台腹腔镜下 Nissen 胃底折叠术,该手术的理念已经深入人心,随之产生的各种折叠的改进方式,也进一步减少了术后并发症的发生,同时操作更简单、对解剖的干扰更少。

机器人技术的发展,也在食管裂孔疝、胃食管反流领域得到了良好的应用。2004 年 Hanly 报道了机器人辅助食管裂孔疝修补 + 胃底 Nissen 折叠,2015 年我国的田文也首次在国内使用机器人进行该手术。食管裂孔疝、胃食管反流病外科治疗才正式成为一个完整链条的学科(表 10-2-1)。

表 10-2-1　20 世纪 50 年代 HH 的治疗结果

手术进路途径	总计	失访	明显进展	症状持续	手术相关死亡	与手术不相关的死亡	明显反流	轻度反流	疝环较小	巨大疝
经胸	5	—	—	—	—	—	—	—	—	—
经腹	35	3	23	7	1	1	7	4	3	3

手术进路途径	总计	失访	明显进展	症状持续	手术相关死亡	与手术不相关的死亡	明显反流	轻度反流	疝环较小	巨大疝
胸腹联合	18	3	15	0	0	0	2	5	0	0
其他	13	—	—	—	—	—	—	—	—	—

虽然从 20 世纪 70 年代开始,更合理的经腹腔手术逐渐取代经胸腔方式,但即使在腹腔镜技术高度发达的今天,还有一些机构和单位在经胸腔进行 HH 和 GERD 的手术,这仍然需要我们共同的努力去改变这个现状。用腹腔镜治疗此病已经是不争的事实。

第三节　Nissen 医师与他的手术

> **导读**
>
> 毛泽东同志说,人的正确思想是从哪里来的? 是从天上掉下来的吗? 不是。是自己头脑里固有的吗? 不是。人的正确思想,只能从社会实践中来。
>
> 为什么要了解 Nissen 医师? 道理很简单。从 Nissen 医师的成长、外科的经历才能悟出 Nissen 手术的原理、原则。

一、Nissen 医师的长成

■ 了解一个术式,需要从了解一些人和事开始。

Rudolph Nissen(鲁道夫·尼森)1896 年 9 月 5 日,出生在当时普鲁士(现在的德国)一个叫 Neisse 的小城上(这个小镇现在的名字叫 Nysa),他的父亲名字叫 Franz Nissen,Franz 是当地著名的外科医师,是城里医院的外科主任,Franz 在婚后一年,他们的儿子诞生了,取名 Rudolph Nissen(鲁道夫·尼森)。小 Rudolph 从小就耳濡目染了医院,特别是外科治疗的情景,因为是在市医院里不多的建筑中,一幢两层楼的建筑里,上层是 Rudolph 的家,下层就是手术室。Rudolph Nissen 习惯了他父亲治病救人和手术的种种场景。随着年龄增加,Rudolph 成为了外科医师。

1913 年,17 岁的 Rudolph Nissen 被医学院录取,学习的缘故,来往于布莱斯劳和慕尼黑。入学两年后,第一次世界大战爆发。年轻的 Nissen 被征召入伍。

伤兵一批一批被送来,其中,还有他平时很熟悉、很亲密的伙伴,中了枪伤也没抢救过来,失去了年轻的生命。一次战斗中,一颗子弹击中 Nissen 医师,他倒了下去。幸好周围的同事救了他,止住了胸部伤口的出血。但受当时医疗条件的限制,那颗子弹还留在他的肺里。

1918 年末,一战结束,Rudolph Nissen 又回到了布莱斯劳完成了医学本科学业。终于本科毕业,但他需要找一家医院进行实习,又因为要做外科,竞争很大,很难找到适当的医院和适合的位子,他只能先跟随当时颇具影响力的 Ludning Aschoff 教授(弗莱堡大学),做外科病理研究工作,边做边等。一年左右,在离他家不远的布莱斯劳医院有个外科实习医师的位子,跟随的是著名的 Mikulicz 医师。但他父亲,老 Nissen 医师建议儿子去慕尼黑跟随最好的老师 Sauerbruch 教授学习更好的手术技术,因为当时的 Sauerbruch 教授,手术技术高超,是一位前途无量的人物。

Ferdinand Sauerbruch 在当时世界医学最发达的德国,主要从事骨科和胸科工作,建立了复杂的负压手术,被称为德国胸外科之父。

小 Nissen 去了慕尼黑找到了 Sauerbruch 教授,但也是没有位子。老 Nissen 说:"儿子,去做志愿者,边做边学边等,经济上父亲支持。"这样最终,Sauerbruch 教授收了 Nissen 医师,从最低的阶层做起。但是金子总会发光,Nissen 医师努力学习与工作,第一年发表了 2 篇论著,第二年发表了 4 篇。Sauerbruch 教授注意到了这位年轻人,发现他有惊人的观察力和动手能力,是一个很有潜质的好苗子。这样 Sauerbruch 教授给了 Nissen 正式的位子,正式进入学校教职,从外科助教做起。

六年后,随着技术的提高,名望也在增加,1927 年 Sauerbruch 和 Nissen 从慕尼黑迁移至柏林,平台更宽广,在德国首都柏林大学的医院继续从事医学教授和临床实践。Nissen 在老师 Sauerbruch 的一路指导下,临床经验和手术技能都日渐成熟。也由助教晋升为副教授,发表了 26 篇论文,成为 Sauerbruch 的最得力助手。

这一年在柏林的医院收治一位肺结核合并脓胸的 12 岁女患者,由 Nissen 医师主刀成功完成了肺切除手术,患者得救。这种手术是在欧洲、在世界的第一例肺切除,比美国医师足足早了两年。在德国外科界,Nissen 医师已崭露尖角,小有名气,是当时一颗冉冉上升的新星。

正当年轻的 Nissen 医师在事业上顺风顺水时,1929 年,经济大萧条来到了。

1933 年 1 月,德国希特勒政府采取了对犹太人的歧视、迫害手段。4 月 1 日,Nissen 医师及家人以度假名义前往意大利阿尔卑斯山脉的 Bolzano 小镇,逃离了德国。

二、逃亡
身为犹太裔的外科医师可逃向何方?

■ 经历与磨难对一个人而言,也是一种财富。

■ Nissen 医师并不是天才,之所以能够有所成就是因为付出了更多的辛勤和努力。

虽然说是度假,身处阿尔卑斯山脉的小镇上,Nissen 医师也是焦急万分。在无路的时刻,突然有传言说位于欧洲边界的土耳其国(奥斯曼帝国)欢迎来自欧洲的专业人士,包括犹太人。土耳其国,Nissen 医师想起来土耳其总统 Atatuk 曾造访过柏林,参观过 Sauerbruch 科室。Nissen 医师在当年给 Atatuk 留下了较深的印象,就这样机缘巧合,Nissen 以科学难民身份与家人来到了土耳其的伊斯坦布尔。Nissen 医师被任命为伊斯坦布尔大学医院外科主任,虽说条件比不上柏林,但在专业发展终于有了属于自己的舞台。

Nissen 医师的努力,开创了许多土耳其外科手术的第一,像肺切除、胸廓形成、食管切除、脊柱整形、全胃切除,甚至还成功救治了贯穿胸部伤及心肌的枪伤,上了报纸的头条。Nissen 医师所在外科,从初期手术量 150 台 / 年左右到其任外科主任一年后,手术量猛增至 1500 多台。在土耳其 5 年多的时间,在学术上发表论文 62 篇,专著 4 部,其中最为重要的一个手术,抗反流折叠也是在此完成(图 10-3-1)。同时还建立了外科临床的教学体系。

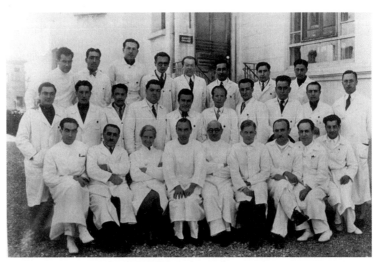

图 10-3-1　在土耳其时与所在科室同仁合影

1936 年的一天,一个 28 岁的年轻患者因贲门部的溃疡出血,急诊手术中发现溃疡已穿透膈肌和食管裂孔。Nissen 被召唤上台,术中切除了近端胃和 EGJ,将食管与残胃进行了吻合。当时怕术后吻合口出现瘘,将部分胃对食管进行包埋,即最初的 Nissen 手术原型,当时 Nissen 想到的是用 Wiztre 缝合方式处理。术后,患者痊愈出院。了解病史,该患者有严重的食管反流,经常会夜间加重。但这次手术彻底改变了患者的生活质量。对此 Niseen 医师一直随访治疗效果直到他离开土耳其。

1939 年初,土耳其的情况出现了变化,第二次世界大战在全球蔓延。原土耳其总统 Atatuk 去世,继任者政策有变。另外,一天,Nissen 本人在手术中突然出现发热,他意识到自己在第一次世界大战中留在肺里的那颗子弹出现了问题,在土耳其做这种手术太危险,到了要离开土耳其的时候了。

三、给爱因斯坦手术

爱因斯坦（Albert.Einstein，1879—1955年），出生于德国符腾堡王国乌尔姆市，也是犹太裔物理学家。现代物理学的开创者和奠基人，被公认为是自伽利略、牛顿以来最伟大的科学家、物理学家。因为是犹太人，二战时也逃亡至美国，在普林斯顿大学。

1939年尾，Nissen来到了美国纽约，与在此等候他的家人们团聚。1948年的秋天，这个时任普林斯顿大学教授，出色的物理学家爱因斯坦饱受腹痛的困扰，甚至病致呕吐，并且吐后症状也不能缓解。终于，住进了Nissen医师当时做外科主任所在的医院。

真如他乡遇故知一般，爱因斯坦与Nissen母语都是德语，都是因为第二次世界大战被迫流落他乡，移居美国，很自然医患间容易沟通与信任。

经检查发现，爱因斯坦的病是腹主动脉瘤（abdominal aortic aneurysm，AAA），瘤体约有10cm×7.5cm，将要破裂。腹痛的症状就源于这个将破裂的AAA，但当时对AAA还没有很好的治疗方法（人造血液是1951年以后在芝加哥才有应用）。怎么治？Nissen面临巨大的挑战与压力，最终确定了治疗方案，用一人工材料包绕2/3腹主动脉（包括瘤体）。什么人工材料？Cellophane（玻璃纸）（图10-3-2）。

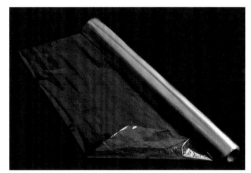

图10-3-2　Cellophane玻璃纸
玻璃纸是包装糖果的稍偏硬的透明的材料，当时在美国也用于家庭包装厨余垃圾的袋子，化学成分主要是纤维素成分（polymeric cellulose）。

Nissen医师考虑的用玻璃纸包绕瘤体，玻璃纸可刺激纤维组织再生和包裹，从而防止AAA瘤体破裂。如何缝合固定玻璃纸，难度作为外科医师可想而知，但Nissen医师做到了。术后两周，爱因斯坦可以下床，第三周出院了。爱因斯坦又活了七年，Nissen也随访了七年。

四、Nissen胃底折叠术的产生

其实，以历史角度看食管裂孔疝（HH）这个疾病，从发现、认识到治疗，外科医师足足花费了一个甲子的时间（60年），才清楚对于HH外科手术要通过什么方法，如何解决问题，最终在形态与功能疗效得到统一才能解决问题。60年时间可以说要三代外科医师们前仆后继、努力工作、细心观察和孜孜不倦思考，不断完善手术路径方法。因为HH不仅仅要通过手术解决形态学上存在的问题（食管裂孔的缺损问题），还要解决食管反流这样一个功能性问题。

正如本章第一节内容所描写的那样：在外科临床对HH和GERD只有形态与功能两条思路的交会时，一方面从解剖形态上侧重于疝缺损解决，另一方面生理学更强

调胃酸的反流作用,这两方面的互相作用影响对 HH 与 GERD 的临床治疗效果。

在这个过程中许多外科医师的付出都记录了下来,譬如英国的 Allison 和 Barrett 以及美国 Mayo clinic 的 Harriton、麻省总医院 Sweet 等医师对 HH 的治疗都做出了杰出的贡献。但几乎在同时代的 Nissen 医师更是通过他惊人的洞察力和密切的随访,最终决定了使用胃底折叠术。

"实践是检验真理的唯一标准"这一句话说得好,通过对具体文献复习、复盘。我们感觉上面的标准再加几个字:临床实践是解决医学难题的唯一标准。

从时间轴上,我们来看 Nissen 胃底折叠术的发展。

最初,在土耳其的伊斯坦布尔(1936 年),41 岁的 Nissen 医师任大学外科系主任。给一位 28 岁的高位消化性溃疡(贲门处)患者手术,因为溃疡穿透至膈肌出血(胸腹联合切口)。术中不得已切除了近端的胃,将食管与残胃进行了吻合。限于当时的条件,Nissen 医师想到了如何防止吻合口瘘的发生,将吻合口用残胃包埋了起来(图 10-3-3)。

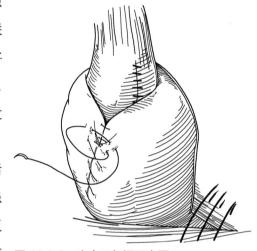

图 10-3-3　吻合口包埋示意图
为了防止吻合口瘘的发生,将吻合口用残胃包埋。

手术成功了,患者也痊愈出院,术后 Nissen 医师对这一患者随访得知,这个患者患有严重的 GERD 多年,原先患者的反流症状很重,经常会夜间痛醒,平日里烧心感很重。患者告诉 Nissen 医师这个手术使他像重获新生一样的感觉,术后一扫往日的症状,不仅治愈了 HH,还治愈了 GERD。Nissen 医师对此患者随访了 16 年,即使是离开了土耳其来到美国,他们之间仍有通信往来或与患者亲属代为沟通情况。这使 Nissen 医师对此病如何通过外科途径解决,心中决定有了深刻的影像,即把食管"包入胃中"会有抗反流作用。

十年后在美国纽约(1946 年),51 岁的 Nissen 医师忙碌在三个不同医院任职,一天收治了一位医学界当时赫赫有名的 X 线放射学大佬 Gustav Bucky(图 10-3-4)。时年 70 岁放射影像学教授的他体重只有 70 多斤,因为 HH 在胃食管裂孔出现了嵌顿,严重的消瘦和营养不良。当时 Nissen 首先想到这样

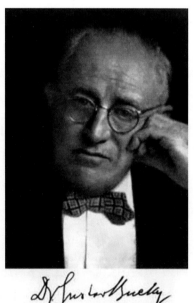

图 10-3-4　美国放射影像学专家 Gustav Bucky

的患者不能耐受开胸手术。

　　因为是放射学的专家,在术前诊断和术后随访(如上消化道造影、吞钡检查)都有十分便利的条件。手术像今天的"加快康复外科"一样,Nissen 医师没有切除他的胃,而是包绕折叠了 3cm。对 Bucky 教授随访了 11 年,直到他八十多岁平安地离世,HH 没有复发,也没有反流。这个病例奠定了 Nissen 医师将手术路径变为经腹腔路径。

　　1952 年,56 岁的 Nissen 医师想叶落归根,他从美国回到了欧洲瑞典的巴塞尔大学,除了手术之外,他还非常喜欢教学,教授外科学。

　　1956 年,时龄已经接近 60 岁的 Nissen 医师收治了一位 53 岁有严重食管反流的女患者,这位患者术前、术后都没有证实患有 HH,但做了胃底折叠术治愈了反流。

　　1957 年,Nissen 医师将他治疗 HH 和 GERD 方法(包括手术图示)写成论著发表,与医学同行分享。最终这一手术方法被写入了教科书。今天,我们都知道了这个以 Nissen 命名的胃底折叠术。

(陈　双　周太成　曾　兵　李英儒)

参考文献

[1] SCHLICH T. Asepsis and bacteriology: a realignment of surgery and laboratory science [J]. Med Hist. 2012, 56 (3): 308-334.

[2] DEWEY M, SCHAGEN U, ECKART W U, et al. Ernst Ferdinand Sauerbruch and His Ambiguous Role in the Period of National Socialism [J]. Ann Surg, 2006, 244 (2): 315-321.

[3] Editorial. Ferdinand Sauerbruch (1875—1951)—Thoracic Surgeon [J]. JAMA, 1964, 190 (2): 160-161.

[4] NISSEN R. Reminiscences—reflux esophagitis and hiatal hernia [J]. Rev Surg, 1970, 27 (5): 307-314.

[5] NISSEN R. Milestones in lung surgery [J]. Proc Rudolph Virchow Med Soc City NY, 1960, 19: 190-202.

[6] NISSEN R. Reports from Berlin Society of Surgery Session of November 14, 1932 [J]. Zentralbl Chir, 1933, 15: 888.

[7] WANGENSTEEN O H. Primary resection (closed anastomosis) of the colon and rectosigmoid [J]. Surgery, 1943, 14 (3): 403-432.

[8] RAVITCH M M. Anal ileostomy with sphincter preservation in patients requiring total colectomy for benign conditions [J]. Surgery, 1948, 24 (2): 170-187.

[9] MARTIN L W, LECOULTRE C, SCHUBERT W K. Total colectomy and mucosal proctectomy with preservation of continence in ulcerative colitis [J]. Ann Surg, 1977, 186 (4): 477-480.

[10] DOĞAN H, HOT I, TOPÇU I. Rudolph Nissen (1896—1981): his contributions to surgery and his role in Turkey [J]. Isr Med Assoc J, 2009, 11 (4): 255-258.

[11] COHEN J R, GRAVER L M. The ruptured abdominal aortic aneurysm of Albert Einstein [J]. Surg Gynecol Obstet, 1990, 170 (5): 455-458.

[12] FULTS D W, TAUSSKY P. The life of Rudolph Nissen: advancing surgery through science and principle [J]. World J Surg, 2011, 35 (6): 1402-1408.

[13] STYLOPOULOS N, RATTNER D. The history of hiatal hernia surgery: From Bowditch to laparoscopy [J]. Ann Surg, 2005, 241 (1): 185-193.

[14] RITVO M. Hernia of the stomach through the esophageal orifice of the diaphragm [J]. JAMA,

1930, 94: 15-21.

[15] SAUERBRUCH F, CHAOUL H, ADAM A. Hiatus hernia [J]. Dis Med Wochenschr, 1932, 82: 1709-1712.

[16] SORESI A L. Diaphragmatic hernia: its unsuspected frequency: diagnosis and technique for radical cure [J]. Ann Surg, 1919, 69: 254-270.

[17] HARRINGTON S W. Diaphragmatic hernia [J]. Arch Surg, 1928, 16: 386-415.

[18] HARRINGTON S W. The surgical treatment of the more common types of diaphragmatic hernia: esophageal hiatus, traumatic, pleuroperitoneal hiatus, congenital absence and foramen of Morgagni: report of 404 cases [J]. Ann Surg, 1945, 122: 546-568.

[19] SWEET R H. Diaphragmatic hernia. In: Sweet RH, ed. Thoracic Surgery [J]. philadelphia: WB Saunders, 1950, 316-334.

[20] SWEET R H. Esophageal hiatus hernia of the diaphragm: anatomical characteristics, technique of repair, results of treatment in 111 consecutive cases [J]. Ann Surg, 1952, 135: 1-13.

[21] ALLISON P R. Reflux esophagitis, sliding hiatal hernia and anatomy of repair [J]. Surg Gynecol Obstet, 1951, 92: 419-431.

[22] ALLISON P R. Hiatus hernia (a 20 year retrospective survey)[J]. Ann Surg, 1973, 178: 273-276.

[23] BARRETT N R. Hiatus hernia [J]. Br J Surg, 1954, 42: 231-243.

[24] FYKE F E, CODE C F, SCHIEGEL J F. The gastroesophageal sphincter in healthy beings [J]. Gastro-enterologia, 1956, 86: 135-150.

[25] KRAMER P, INGELFINGER F J, ATKINSON M. The motility and pharmacology of the oesoph-agus in cardiospasm [J]. Gastroenterologia, 195, 86: 174-178.

[26] HABIBULLA K S, COLLIS J L. Intraluminal pressure, transmucosal potential difference and pH studies in the oesophagus of patients before and after Collis repair of a hiatal hernia [J]. Thorax, 1973, 28: 342-348.

[27] NISSEN R. Exstirpation eines ganzen Lungenflugels [J]. Dtsch Zbl Chir, 1931, 58: 3003-3006.

[28] NISSEN R. Die transpleurale Resection der Kardia [J]. Dtsch Z Chir., 1937, 249: 311-316.

[29] NISSEN R. Gastropexy as the lone procedure in the surgical repair of hiatus hernia [J]. Am J Surg, 1956, 92: 389-392.

[30] BOEREMA I, GERMS R. Fixation of the lesser curve of the stomach to the anterior abdominal wall after reposition of the hernia through the esophageal hiatus [J]. Archivum Chirurgical Neerland-icum, 1955, 7: 351-359.

　　食管裂孔疝和胃食管反流病外科治疗

第十一章 手术原理及手术设计

第一节 手术原理分析

 腹腔镜手术与开放手术相比,在视轴、视距和视野上改变和颠覆了以往。要做好一种手术,先要从原理出发,才能事半功倍。

一、透过现象看本质

本质是指什么?

其实,这是属哲学范畴的问题。本质就是事物的根本性质,是事物固有的内部联系。由事物所包含的特殊矛盾所构成,并由其主要矛盾的主要方面所决定,它与"现象""症状"相对应。

疾病就是这样,一种疾病的本质往往是病因,或者是指与这个病根本性质关联的主要因素,或为病和机体固有的内部联系。但疾病往往是隐藏的,要通过现象即症状来反映,或表现出来,往往不能直观认识。HH 和 GERD 就是这样一类疾病,其临床表现还呈多样性、复杂性。所以,找寻手术原理的过程还要防止误入歧途。

这里,提出一个问题:

"世上是先有鸡还是先有蛋?"

其实从数学和哲学上来看,这可能就是一个"悖论"。

什么是"悖论"? 译自英文 parodox,是指逻辑推理产生了相互矛盾。这些矛盾通常是逻辑或常识的矛盾,其结果可能是逻辑错了,也可能是常识有误,甚至有可能是我们平时习以为常的观念或原则错了,再经过一系列逻辑推演导致了逻辑上的自相矛盾。有时这些矛盾匪夷所思。

在临床实际工作中,大多都是先有手术(实践),患者治愈或转差了,再分析手术原理,因为医学本身就不是一个成熟的科学,需要不断地总结、不断地探索、不断地认识、

> ■ 现象与本质是揭示事物内部联系与外部表现的相互关系,呈对立统一的关系。世界上不存在不表现为现象的本质,也没有离开本质而存在的现象。

分析上升至手术原理和外科理论的高度。

在上一节里,已经说明了这样一条真理:

"(临床)实践是检验真理(外科理论)的唯一标准。"

手术就是一种方法,可改变机体结果的方法,手术原理可使医师更好地做好手术。

譬如腹沟股疝,开放经典的 Bassini 修补原理就是加强腹股沟管后壁的缝合修补,它是基于"腹股沟盒(ingunal box)"的理念,相反 Ferguson 修补是加强前壁的缝合修补。腹腔镜腹沟股疝的修补原理可概括为两句话,它是基于肌 - 耻骨孔的修补;基于补片的修补。对任何类型的腹沟股疝,它是以"不变应万变"。

这样,不禁问:HH 与 GERD 治疗,其手术原理是什么?

我们还需要通过推理分析,找出手术原理。寻找的过程是要通过正确的方法,利用历史与现实中存在的数据、证据,应用物理学、逻辑学等方面知识,就是通往原理的阶梯,获得手术原理,进而提升外科学理论。如果外科医师不能从手术原理得到提升,其结果只能是手术照葫芦画瓢,简单的手术也许好画,但达到好的手术效果或疗效又从何谈起。

还要指出的是,流行的东西并不一定好,再有就是不要将所谓的"循证医学""随机对照",视为无敌的法宝,其只是一种数据的处理方法。首先要通过逻辑学推演一下,有没有"悖论"的成分,再有就是要看外科要看手术质量能否到位一致(即同质化),若不能同质化,手术质量是形成数据的重要成分,这两项为前提,否则再好的数据处理加工也难有可靠的结论,也容易掉进"悖论"的怪圈。

二、关于抗反流手术的"LOTUS 研究"及其背景

LOTUS 研究是这些年欧洲的一项随机对照研究。凡是做 HH 和 GERD "外科抗反流手术",也许不太深究手术原理,但一定知道什么是 PPI(质子泵、抑制剂)。譬如奥美拉唑、兰索拉唑等。

■ 中国传统说,治病要治本,要标本兼治,不能只治标不治本。

这里先介绍一篇在英国著名 SCI 杂志(*GUT*)上刊登的论文,时间是 2008 年 7 月的期刊上,发表题目是 *Comparing laparoscopic antireflux surgery with esomeprazole in the management of patients with chronic gastro-oesophageal reflux disease:a 3-year interim analysis of the LOTUS trial*(腹腔镜抗反流手术与埃索美拉唑对慢性胃食管反流治疗效果的比较,简称为 LOTUS 实验)。

我们将该论文的摘要的原文及翻译如下,建议有感兴趣的读者可以上网下载全文阅读。

(网址:https://www.ncbi.nlm.nih.gov/pmc/articles/PMC2565581/)

Abstract（摘要）

Background（背景）：

With the introduction of laparoscopic antireflux surgery（LARS）for gastro-oesophageal reflux disease（GORD）along with the increasing efficacy of modern medical treatment, a direct comparison is warranted. The 3-year interim results of a randomised study comparing both the efficacy and safety of LARS and esomeprazole（ESO）are reported. ［随着腹腔镜抗反流手术（LARS）治疗胃食管反流病（GORD）的引入，以及现代内科药物治疗效果的提高，有必要进行直接比较。下面这项研究展示了一项比较 LARS 和埃索美拉唑（ESO）疗效和安全性的随机研究的 3 年中期结果。］

Methods（方法）：

LOTUS is an open, parallel-group multicentre, randomised and controlled trial conducted in dedicated centres in 11 European countries. LARS was completed according to a standardised protocol, comprising a total fundoplication and a crural repair. Medical treatment comprised ESO 20 mg once daily, which could be increased stepwise to 40 mg once daily and then 20 mg twice daily in the case of incomplete GORD control. The primary outcome variable was time to treatment failure（Kaplan-Meier analysis）. Treatment failure was defined on the basis of symptomatic relapse requiring treatment beyond that stated in the protocol. ［该研究 LOTUS 是一项开放的平行组多中心随机对照试验，在 11 个欧洲国家设有中心。腹腔镜抗反流手术（LARS）是根据标准化方案完成的，包括 360°胃底折叠术和食管裂孔的缝合修补术。药物治疗包括 PPI 即 ESO（埃索拉唑）20mg，每天 1 次，若效果不好，存在 GORD 症状情况下，逐步增加至 40mg，每天 1 次，然后每天 2 次 20mg 控制。主要结果变量是治疗失败时间，使用 Kaplan-Meier 分析。治疗失败是根据症状复发，需要治疗的剂量超出了本研究方案来定义的。］

Results（结果）：

554 patients were randomised, of whom 288 were allocated to LARS and 266 to ESO. The two study arms were well matched. The proportions of patients who remained in remission after 3 years were similar for the two therapies：90% of surgical patients compared with 93% medically treated for the intention to treat population, $P=0.25$（90% vs. 95% per protocol）. No major unexpected postoperative complications were experienced and ESO was well tolerated. However, postfundoplication complaints remain a problem after LARS. ［共计 554 名患者被随机分组，其中 288 名分配到 LARS，266 名分配到 ESO。两个组匹配得很好。3 年后两种疗法相比：90% 的手术患者与 93% 的药物治疗患者，$P=0.25$（每个协议 90% vs. 95%）。术后无严重意外并发症，ESO 耐受性良好。

■ 马克·吐温说："世界上有三种谎言：谎言、该死的谎言和统计数据"。其实有人对统计学存在一定的误解，认为统计学是数字游戏。实际上，统计学成为谎言是方法不对，但统计学绝对是一门科学，一种可以做出决策的科学。

然而,术后的不适仍然是一个问题。]

Conclusions(结论):

Over the first 3 years of this long-term study, both laparoscopic total fundoplication and continuous ESO treatment were similarly effective and well-tolerated therapeutic strategies for providing effective control of GORD. [在这项长达 3 年的研究中,腹腔镜下 360° 的胃底折叠术和连续服用 ESO 治疗是同样有效的,且两者的耐受性良好可对 GERD 提供有效的控制。]今天看来这是一篇价值 SCI 影响因子为 19.075 分(图 11-1-1)的文章,LOTUS 试验也对专家共识和临床指南均有较深的影响。

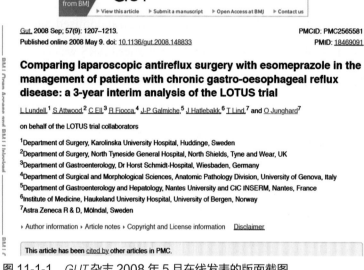

图 11-1-1　GUT 杂志 2008 年 5 月在线发表的版面截图

如果读者可作为此文的评论员的话,依据临床实际,客观地评价这篇文章。除了已得出的结论外,从其背后还可感受到如下几个方面:

(1)所谓的"疗效","LUTOS"设计中,犯了一错误结果的比较。不在同一水平,一个是治"标",一个是治"本",就像文章作者的常识方面出现了问题,常识出现了问题就可以产生"悖论"。若服药组一旦停止治疗,症状出现,或者成为"复发"的可能为 100%(理论)。

(2)从手术组(LARS)266 人的有效率在 93% 来看,好像疗效很好,但若从腹股沟疝手术治疗效果来看,这种疗效会被认为不行,而且可能不会被患者所接受。换言之,这一结果意味着参加研究的外科医师对手术的技术还有待进一步提高。如何提高外科医师的操作水平,首先让医师明白手术原理和达到原理的操作。

(3)此"LOTUS"开放、随机的临床试验,历时多年,欧洲(主要是北欧)有 11 个国家参与,耗时、费力、花费大量的资金。但由厂(商)家参加其中,包括设计、实施及论文分析等全过程。因此,商业利益与学术价值的矛盾夹杂在其中,所以"LUTOS"研究的学术价值可能就备受质疑。文章的结果提示"埃斯美索拉唑"这个"药"好,好到与手术一样有效治疗 GERD。

作者在撰写论文的过程中特别注到最后,即文章致谢和脚注部分:

致谢(译文):

我们感谢来自 AstraZeneca 的 Madeline Frame,她提供了由以下机构资助的医学写作支持。

手稿大纲由 LL 准备,SA 和 LL 都准备了讨论。OJ 是负责统计科。MF 为医学写作提供了摘要、方法、文档的结果和编辑。所有作者在每个审查阶段都为文件提供了意见。

脚注:

该项目资金:由阿斯利康(AstraZeneca)提供全额资助。

竞争利益关系:作者 SA 是 Aspect 试验的指导委员会成员,该委员会得到阿斯利康的部分支持,同样还是阿斯利康讲者。作者 Janssen Cilag 是"Ethicon Endosurgery(子公司)"赞助的会议的演讲者约翰逊。作者 JPG 是多家制药公司(阿斯利康、杨森 - 西拉格、Negma Gild,赛诺菲 - 安万特)发言者。他的研究得到了阿斯利康、Negma-Gild 和詹森 - 西拉格的支持。作者 TL 和 OJ 是阿斯利康公司的员工。

■ 利益可能是悬在学术头顶上的一把达摩克利斯之剑。

三、分析抗反流手术原理

(一) 从形态结构改变到抗反流功能丧失

回顾本书第三章的内容,我们知道人的膈肌食管胃交界处(EGJ),有两个最重要的部分决定此处正常的功能,即防止出现胃反流。一个是 LES,另一个是 CD 及筋膜(图 11-1-2)。

■ 这里的 coincide 不是简单的"重叠",而是有时间(先后,吞咽时 dLES 从上至下出现)与空间(内外)关系。

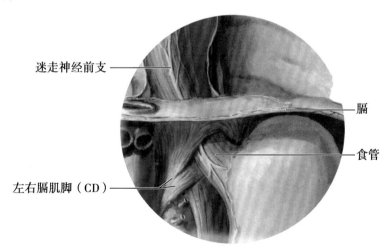

迷走神经前支

膈

食管

左右膈肌脚(CD)

图 11-1-2　LES 与 CD 的关系示意图
图中去除肝左叶的影响,由膈延伸下来形成膈肌脚(CD)分为左右两边,包绕 LES,腹段食管虽短,但功能与位置都很重要。

LES 长度为 3~4cm,位于膈和 CD 水平和以下(食管腹腔段),CD 通过膈肌食管筋膜(膈食管韧带)与 EGJ 产生固定(即 coincide 重叠),形成此处的结构。

这里所谓的"结构"是指他们彼此间存在着一定空间位置。

LES 相当于直肠的内括约肌,而 CD 则是外括约肌。这两个部分空间位置很重要,一旦发现了位置或结构上的变化,如 LES 上移进入了胸腔,就会产生反流。当然,这个过程是一个缓慢逐渐的过程。

外科手术不能解决食管与胃肌层的内在联系,不能解决 tLESR 产生,因此,外科是通过手术方法恢复此处的结构问题的。手术的焦点是重建结构,强调结构决定功能。外科要恢复腹段食管的位置,也即是 LES 与 CD 位置关系,由图 11-1-3 中可看出两者的位置关系,最近的研究也显示在 GERD 患者中,LES 与 CD 分离的客观证据,其中 CD 功能受损是最强关联的因素。

> ■ LES 与 CD 位置是外科手术力求解决的关键所在。

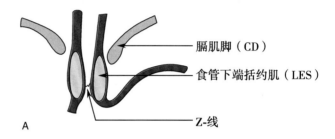

膈肌脚(CD)

食管下端括约肌(LES)

Z-线

A

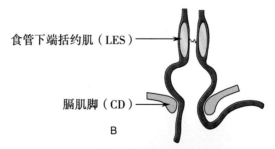

食管下端括约肌(LES)

膈肌脚(CD)

B

图 11-1-3　CD 与 LES 位置关系示意图

A. CD 与 LES 关系正常状态;B. 滑动疝时出现的 LES 与 CD 分离。

(二)胃底折叠术过程

从 Nissen 的开放胃底折叠术至今已经过去了一个甲子时间(60 年),现阶段以腹腔镜方法替代开放手术也经历了约 30 年。

迄今手术的基本过程和步骤变化并不大,主要包括:

1. 游离下端食管及 EGJ(包括处理胃短血管),即恢复腹段食管的长度,也就是恢复了 LES 的位置。

2. 缝合关闭 CD,食管裂孔的"向心化"处理,需要强调的是"向心化"是向膈的中央部位,而不是向边缘。缝合关闭 CD,使食管裂孔进一步向膈顶方向(称之为腹段食管

　食管裂孔疝和胃食管反流病外科治疗

的"向心化"处理),这与腹沟股疝的"壁化精索"相反(图11-1-4)。

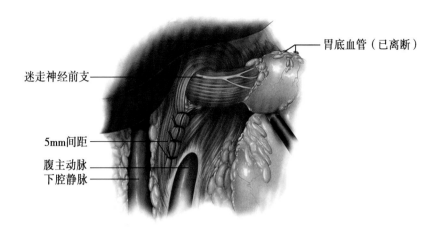

胃底血管(已离断)

迷走神经前支

5mm间距
腹主动脉
下腔静脉

图 11-1-4 "CD 向心化"缝合关闭示意图
所谓的向心化就是用缝合的方法将食管向中央推移使食管下段成为腹腔内位
器官,LES 受力(腹压)更均匀。

3. 开放手术时手的托垫作用,同时左手吊带向下牵拉(图11-1-5)。图中,右手伸
入至胃食管结合部的后方,在另一手下拉吊带作用下,很容易将胃底托垫包绕胃食管
下端后方,包绕的高度需要拿捏得准确到位,这也是折叠手术的关键。

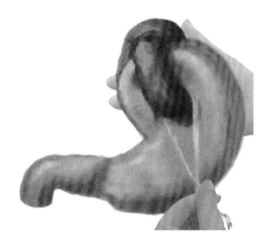

图 11-1-5 开放 Nissen 手术胃底折叠时两手的配合
图中两只手的方向、作用、包绕的高矮都与术后的抗
反流疗效有关。

通过以上的操作步骤一方面是要恢复 LES 和 CD 的重叠(coincide)关系,即两者
空间的结构,另一方面将腹段食管从腹腔间位器官变成腹腔内位器官,腹段食管受力
(腹腔内压)更均匀。

4. 胃底的折叠(图11-1-6)。胃底的折叠关键是到位,即"颈肩领带"技术(图11-1-7)。
另一是折叠的深度,后沟最深处 3cm。

■ "颈肩"技术与
"领带"技术是手术
的核心技术。

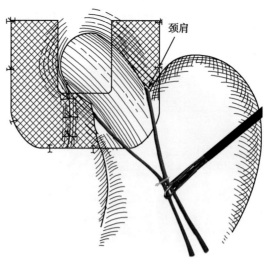

图 11-1-6　抗反流手术的颈肩示意图
红色胶管所在的位置是颈(食管)肩(胃底),如箭头所示。

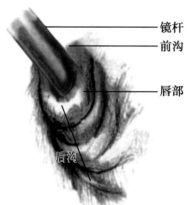

图 11-1-7　由内镜从内位"倒置"所见示意图
所谓的后沟即上一图中红色胶管向下牵拉形成,图中镜像所见正好相反,如图所示,手术所折叠的深浅前后并非一致,后沟较深,前沟较浅。

(三) 从物理学机械动力观点看抗反流

以前自行车内胎的"气门芯"就是一个比较形象的例子,即如何做一个单向阀结构。

从自行车内胎"气门芯"(英式)说起,"气门芯"结构实际上是一"单向阀"(图11-1-8),形成"单向阀"的原理是由于"橡胶管"结构具有一定的弹性和压缩性,使得这一结构中存在压力差。"胶皮管"中央的压力在打泵气时,会高于四周的压力(图11-1-9),同样,胃底的折叠后也形成了类似"气门芯"结构(图11-1-10)。

但在我们机体中,真正的 EGJ 不能只是"单向阀",有时还要是"双向"的,即气体能上得去,食团也下得来。从功能上讲,食管下段的 EGJ 不能只是单向阀,因为,EGJ 是允许气体上来的,或者说,允许气体的反流。如"呃逆",就是胃内的气体上来。这就需要将折叠个性化,拿捏得恰到好处。

这里,举一个不合适的例子,肛门。肛门也是一个有双重括约肌的器官,肛门感觉是非常发达的。诸位闭上眼睛都能感觉到肛门所排出来的东西是软的还是硬的,是气体还是液体,如果气体、液体的感觉出了问题,结果是难以想象的。

■ 仿生学是生物学、数学和工程技术学互相渗透而结合成的一门新兴的边缘科学。仿生学的任务是研究生物系统的优异能力及产生的原理,并把它模式化,然后应用这些原理去设计和制造新的技术或产品。

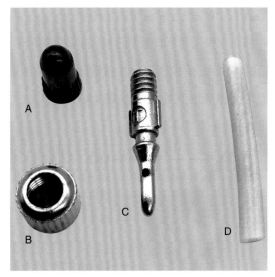

图 11-1-8　气门芯构成基本元素

A 为气门嘴帽,B 为固定圈,C 为气门芯,D 为橡胶管。

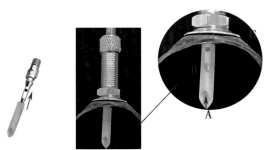

图 11-1-9　气门芯防止漏气的示意图

"气门芯" 防止漏气的原理是 "橡胶管" 内压(图中所标 "B")高于外周。

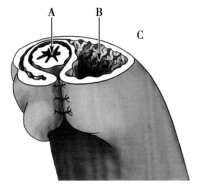

图 11-1-10　抗反流手术折叠后压力分析

A、B、C 所在之处压力是 A>B>C,A 内的压力受制于 B 和 C。

也许 EGJ 的感觉没有这么精准,胃内气体多,气体可以通过打个 "饱嗝" 排出来,也就是生理学中所说的 "tLESR" 作用,即一过性食管下端括约肌松弛。正常情况下液体不会打饱嗝,除非喝酒过多,液体也会当 "饱嗝" 打出来,这样的结果也会难以想象,其实,这就是反流,当反流次数和情况严重时,即酸暴露时间过长,对食管和有关的器官造成损伤就是 GERD。

(四) 折叠后内镜观察及 Hill 的观念

胃底折叠术一段时间后,通过内镜进入胃内观察有三种表现:

1. 完整的 360°　胃底折叠(Nissen)术后可产生乳头状突起的圆形瓣膜,这个结构为什么会抗反流? 因为这个乳头状突起的内腔是空心的,类似于一个 "气门芯" 的作用,但受周围压的影响,其内压力高过外周,内镜进入胃,镜头在胃内 U 形转弯后,内镜屏幕画面上,其瓣膜呈 O 形,瓣膜的唇缘应较薄,瓣膜的主体应具有与内镜长轴对齐为"堆叠轴向同心圆"外观,并且瓣膜可紧包镜身上。

由于"颈肩"的收紧"领带"动作使得所折叠的部分前后存在差别,从内镜观察就是后方折得多一点,后沟较深,前沟较浅。白线表示胃折叠的适当方向,正好位于膈肌下方,并指向垂直于内镜并平行于膈的方向(图11-1-11)。

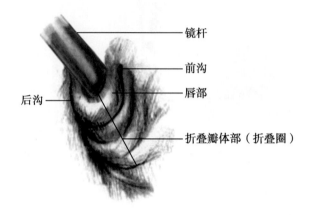

镜杆

前沟

唇部

后沟

折叠瓣体部(折叠圈)

图 11-1-11　胃底折叠(Nissen)术后内镜观察示意图
反"Ω"两个下角靠得很近。

2. 270° 后的包绕(如 Toupet 胃底折叠)术　也可产生瓣膜,这个瓣膜呈"Ω"样,且瓣膜也可良好地贴合在镜身上,具有抗反流作用(图11-1-12)。

3. 仅是 180° 的从前折叠(如 Dor 胃底折叠术),也可产生瓣膜。其瓣膜也是"Ω"形,只是下面的两个角分得比较开,边缘对镜身的包绕性比前者更差,沟应浅而宽(图11-1-13)。

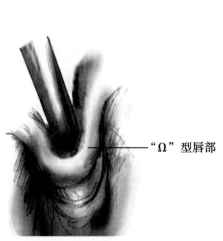

"Ω"型唇部

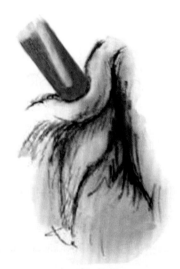

图 11-1-12　胃底折叠(Toupet)术后内镜观察示意图
反"Ω"两个下角间存在距离。

图 11-1-13　胃底折叠(Dor)术后的内镜观察示意图
反"Ω"的两个下角间距离更大。

360° 包绕,270° 包绕,甚至 180° 包绕所形成的基本原理是一致的,只是程度上存

　食管裂孔疝和胃食管反流病外科治疗

在差别而已。

最后，我们就上面关于外科抗反流手术原理做以下小结：①恢复腹段食管；②恢复结构，LES 与 CD 的 concide（重叠）；③食管的"向心化"处理；④用"颈肩""领带"技术折叠；⑤"Ω"的形态取决于食管下端的压力、直径及疾病的严重性等因素。

参考文献

［1］LUNDELL L, ATTWOOD S, ELL C, et al. LOTUS trial collaborators. Comparing laparoscopic anti-reflux surgery with esomeprazole in the management of patients with chronic gastro-oesophageal reflux disease: a 3-year interim analysis of the LOTUS trial [J]. Gut, 2008, 57 (9): 1207-1213.

［2］GALMICHE J P, HATLEBAKK J, ATTWOOD S, et al. LOTUS Trial Collaborators. Laparoscopic antireflux surgery vs esomeprazole treatment for chronic GERD: the LOTUS randomized clinical trial [J]. JAMA, 2011, 305 (19): 1969-1977.

［3］FIOCCA R, MASTRACCI L, ENGSTRÖM C, et al. LOTUS trial collaborators. Long-term outcome of microscopic esophagitis in chronic GERD patients treated with esomeprazole or laparoscopic anti-reflux surgery in the LOTUS trial [J]. Am J Gastroenterol, 2010, 105 (5): 1015-1023.

［4］HATLEBAKK J G, ZERBIB F, BRULEY DES VARANNES S, et al. LOTUS study group. gastroesophageal acid reflux control 5 years after antireflux surgery, compared with long-term esomeprazole therapy [J]. Clin Gastroenterol Hepatol, 2016, 14 (5): 678-685.

［5］LUNDELL L, HATLEBAKK J, GALMICHE J P, et al. Long-term effect on symptoms and quality of life of maintenance therapy with esomeprazole 20mg daily: a post hoc analysis of the LOTUS trial [J]. Curr Med Res Opin, 2015, 31 (1): 65-73.

［6］WOOD N J. GERD: Modern antireflux therapy for chronic GERD achieves and maintains remission at 5 years. Nat Rev Gastroenterol Hepatol [J], 2011, 8 (8): 417.

［7］SPECHLER S J. Comparison of medical and surgical therapy for complicated gastroesophageal reflux disease in veterans. The Department of Veterans Affairs Gastroesophageal Reflux Disease Study Group [J]. N Engl J Med, 1992, 326 (12): 786-792.

［8］HILL L D, KOZAREK R A, KRAEMER S J, et al. The gastroesophageal flap valve: in vitro and in vivo observations [J]. Gastrointest Endosc, 1996, 44 (5): 541-547.

［9］HILL L D, KOZAREK R A. The gastroesophageal flap valve [J]. J Clin Gastroenterol, 1999, 28 (3): 194-197.

［10］KRAEMER S J, AYE R, KOZAREK R A,[J]. Laparoscopic Hill repair [J]. Gastrointest Endosc, 1994 Mar-Apr; 40 (2 Pt 1): 155-159.

［11］THOR K B, HILL L D, MERCER D D, et al. Reappraisal of the flap valve mechanism in the gastro-esophageal junction. A study of a new valvuloplasty procedure in cadavers [J]. Acta Chir Scand, 1987, 153 (1): 25-28.

［12］RUSSELL C O, POPE C E 2ND, GANNAN R M, et al. Does surgery correct esophageal motor dysfunction in gastroesophageal reflux [J]. Ann Surg, 1981, 194 (3): 290-296.

［13］AYE R W, HILL L D, KRAEMER S J, et al. Early results with the laparoscopic Hill repair [J]. Am J Surg, 1994, 167 (5): 542-546.

［14］AyE R W, REHSE D, BLITZ M, et al. The Hill antireflux repair at 5 institutions over 25 years [J]. Am J Surg, 2011, 201 (5): 599-604.

［15］NISSEN R. Eine einfache Operation zur Beeinflussung der Refluxoesophagitis [A simple operation for control of reflux esophagitis][J]. Schweiz Med Wochenschr, 1956, 86 (Suppl 20): 590-592.

［16］ LORD R V, DEMEESTER S R, PETERS J H, et al. Hiatal hernia, lower esophageal sphincter incompetence, and effectiveness of Nissen fundoplication in the spectrum of gastroesophageal reflux disease [J]. J Gastrointest Surg, 2009, 13 (4): 602-610.

［17］ REBECCHI F, GIACCONE C, FARINELLA E, et al. Randomized controlled trial of laparoscopic Heller myotomy plus Dor fundoplication versus Nissen fundoplication for achalasia: long-term results [J]. Ann Surg, 2008, 248 (6): 1023-1030.

［18］ DU X, HU Z, YAN C, et al. A meta-analysis of long follow-up outcomes of laparoscopic Nissen (total) versus Toupet (270°) fundoplication for gastro-esophageal reflux disease based on randomized controlled trials in adults [J]. BMC Gastroenterol, 2016, 16 (1): 88.

［19］ HÅKANSON B S, LUNDELL L, BYLUND A, et al. Comparison of laparoscopic 270° posterior partial pundoplication vs total fundoplication for the treatment of gastroesophageal reflux disease: a randomized clinical trial [J]. JAMA Surg, 2019, 154 (6): 479-486.

［20］ ROKS D J, KOETJE J H, OOR J E, et al. Randomized clinical trial of 270° posterior versus 180° anterior partial laparoscopic fundoplication for gastro-oesophageal reflux disease [J]. Br J Surg, 2017, 104 (7): 843-851.

［21］ BROEDERS J A, ROKS D J, AHMED ALI U, et al. Laparoscopic anterior 180-degree versus nissen fundoplication for gastroesophageal reflux disease: systematic review and meta-analysis of randomized clinical trials [J]. Ann Surg, 2013, 257 (5): 850-859.

［22］ HOPKINS R J, IRVINE T, JAMIESON G G, et al. Long-term follow-up of two randomized trials comparing laparoscopic Nissen 360° with anterior 90° partial fundoplication [J]. Br J Surg, 2020, 107 (1): 56-63.

［23］ NIJJAR R S, WATSON D I, JAMIESON G G, et al. International Society for the Diseases of the Esophagus-Australasian Section. Five-year follow-up of a multicenter, double-blind randomized clinical trial of laparoscopic Nissen vs anterior 90 degrees partial fundoplication [J]. Arch Surg, 2010, 145 (6): 552-557.

［24］ BROEDERS J A, ROKS D J, JAMIESON G G, et al. Five-year outcome after laparoscopic anterior partial versus Nissen fundoplication: four randomized trials [J]. Ann Surg, 2012, 255 (4): 637-642.

第二节　操作的基本原则

导读 无论是 HH 还是 GERD，当今的手术治疗手段都是通过腹腔镜完成，如何操作，如何将视轴、视角、视距等参数考虑周全，还是要回到腹腔镜操作的基本原则上。

一、抗反流手术操作的基本原则

（一）视向一致的视轴原则

腹腔镜显示屏犹如人体眼睛的视网膜,是手术的中心,显示器、手术靶目标、手术视野、腹腔镜要形成方向一致的轴线。穿刺孔设计和人员站位方面,均应围绕着该中轴线进行布置和安排(图11-2-1)。

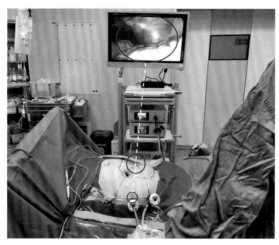

图 11-2-1　视向一致的视轴

（二）手术台高度近肘原则

手术台高度在主刀肘关节以下水平,从人体工程原理出发,调节手术台高度使建立气腹后腹壁的高度与术者屈肘 90° 持平或者一拳的距离,可明显减轻术者操作动作所产生的疲劳和僵硬,符合人体工程学基本原理。另外手术台上的各种缆线(超声刀线、吸引管线、电刀线、光纤、镜头线等)也要考虑轴—枢—致原则(图11-2-2)。

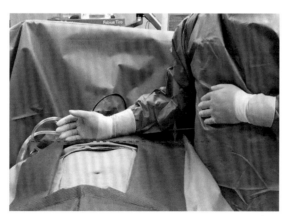

图 11-2-2　手术台高度符合人体工程学屈肘 90° 持平

（三）左右手交角近 60° 原则

依据腹腔镜原理,术者左右手器械的交角越接近 60°,对显示屏上所见的图像画面处理就越方便容易,减少器械间的相互影响即"筷子效应",可增加手术的操控性。

（四）体位安全性原则

任何手术的设计必须考虑到安全性原则。考虑到观察的便捷性,抗反流手术体位通常采取头高位分腿位(reversed trendelenburg position),固定好下肢的同时,还需将手术床中心下降形成类似"凹"字,以防止患者从手术床跌落(图11-2-3)。

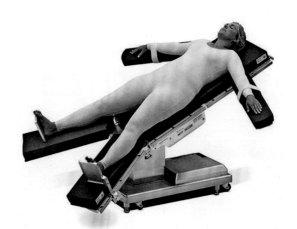

图 11-2-3　利用地球引力的显露体位

（五）充分显露和观察的原则

充分显露术野是完成高质量手术的前提。抗反流手术中充分的胃底折叠,需要适当游离近端胃短血管。脾上极胃短血管较为深入,因此,观察孔的设计需要在脐上3~4cm,才能良好地显露和观察。

二、HH 与 GERD 手术的穿刺孔设计

观察孔如何设计,取脐上还是脐下有利于视野观察? 主刀和助手站位如何分配? 主刀的主操作孔和副操作孔如何设计,才有利于食管和胃底的游离? 助手操作孔如何设计,才有利于术野的显露和张力的维持?

目前传统的手术体位通常患者取头高脚低位、常规 5 孔法,主刀位于患者两腿之间(图 11-2-4),助手 1 位于患者左侧,助手 2 和扶镜手均位于患者右侧。取脐上缘约 3cm 置入 10mm 观察孔,便于越过胰腺和胃体对视野的阻挡,有利于观察。于左锁骨中线偏左肋缘下 2~3cm 置入 12mm Trocar 作为主刀的主操作孔,于右锁骨中线肋缘下 2~3cm 置入 5mm Trocar 作为主刀的副操作孔。于左侧腋前线平脐水平置入 5mm Trocar 作为助手的主操作孔,剑突下置入 5mm Trocar 作为助手的副操作孔或置入托肝器。

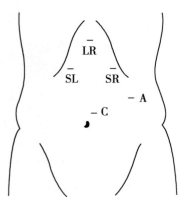

图 11-2-4　术者位于两腿之间
C. 观察孔; A. 助手操作孔; SR. 主刀医师右手; SL. 主刀医师左手; LR. 肝脏牵开器。

该站位和布孔设计的优点有：在行胃底折叠缝合时，持针器与缝合线趋于平行，缝针的方向与缝合线垂直，便于缝合打结。不足之处是：①主刀左手容易与镜子"打架"；②助手 2 和扶镜手均位于患者右侧，容易疲劳；③助手能发挥支架作用，但胃底游离、胃短血管显露时，助手无法维持良好的张力。

第三节　抗反流手术设计的核心

导读　什么是设计？直接的理解就是设想与计划。设想的过程中可能存在创新的成分，应用某一理论或原理，具体的再创作就是创新。计划则强调实施的步骤，优化解决问题的方案。因此设计具有创新性（新颖性）、直接性、简洁性、独特性，以达到模式性和安全性生产。

我们知道，一部电影（大片）、一出舞台剧非常讲究"场景"，其实"场景"就是导演要在单位时间内，包括有限的空间内，通过人物角色背景等因素有序的表达。实质也是一种设计（对剧本再创作或具体实施的设计）。那些著名的大片或剧本，其成功最根本的原因是导演能在单位时间内通过角色制造出冲突与矛盾而抓住观众。

腹腔镜（包括机器人辅助的腔镜），也是一种单位时间内，在有限的空间内的一种有序的操作与场景的表达方式。镜头下画面效果也可以通过不同镜头角度，仰视、俯视、侧视，视距的近远产生出犹如"万花筒"般的腔镜画面。所以，在什么样的画面下手术，再加上前面所述，使得我们可以从手术原理上进行手术设计。

一、腹段食管长度和 coincide 位置

病理状态下，上述 coincide 结构被破坏，腹段食管向胸腔移行而缩短，下段食管括约肌、胃食管阀瓣失去了原有的形态和功能。腹段食管变短，食管内压变小；下段食管括约肌变形和"变软"，失去了内括约肌功能。如何通过手术恢复抗反流结构呢？其核心之一就是腹段食管的长度和 coincide 结构。

在解剖的章节已经介绍过，腹段食管由膈肌脚的筋膜和膈食管筋膜包被。因此，需要将间位食管完全游离出来，恢复 4~6cm 的生理长度。然后通过缝合膈肌脚和胃底折叠恢复 coincide 结构。

二、食管裂孔"向心化"

前面章节在解剖和病理生理方面已经详细讲到,膈是一个有"深度"的结构,膈肌脚是一个有"坡度"的结构,多数食管裂孔的双侧壁均由右侧膈肌脚组成,少数由左侧膈肌脚组成。食管裂孔处的膈肌环绕于胃食管结合部周围,膈食管韧带将胃食管结合部固定于食管裂孔处膈肌上,在功能上类似于外括约肌。膈的"深度"、膈肌脚的"坡度",以及膈肌的外括约肌功能是构成防御胃食管反流的外部结构屏障。

在病理情况下,食管裂孔变大,膈肌脚的"坡度"消失,食管裂孔处的膈肌失去对胃食管结合部的控制。因此,在手术设计时,重建恢复上述结构十分重要。食管裂孔的处理需要重点考虑以下几点:

1. 食管裂孔必须向心化 首先,只有从下向上缝合关闭膈肌脚,将食管裂孔"向心化"才能使得腹段食管在腹腔内的四周压力是均衡的。其次,"向心化"才能够获得足够长度的腹段食管,才有利于将胃底折叠在最合适的位置,加强 LES 的张力和建立阀瓣。再者,只有将食管裂孔"向心化"才能够恢复合适的膈肌脚"坡度"。

2. 手术操作要点 在缝合膈肌脚,食管裂孔"向心化"时,建议用不可吸收缝线间断缝合进行重建,以恢复膈肌脚的"坡度"和生理功能。通常缝合 3~4 针缩小食管裂孔,使食管裂孔处的膈肌恢复生理状态下能随呼吸运动而发挥外括约肌作用的生理功能。但是需要留有合适的空间,以防止术后食管水肿卡压导致吞咽困难,一般可留 1cm 左右。但是留的空间太大,有增加复发的风险。

3. 补片的使用 通常情况下,如果构成抗反流屏障的外部结构和 coincide 结构均发生病理变化,失去正常的功能结构时,这种情况往往需要补片加强。补片的作用稳定膈肌脚的"坡度"和食管裂孔的大小,使得抗反流屏障的外部结构更加牢靠。在不合并食管裂孔疝的反流性疾病中,由于抗反流屏障的外部结构并未发生结构上的变化,补片的使用可能不会带来获益。

三、"阀瓣"的设计

1996 年 Hill 等证实胃食管阀瓣的存在,并提出 Hill 分型,得到欧美、日本等国的认可。通过内镜检查评定胃食管阀瓣分级,可以判断胃食管反流状态、胃食管阀瓣分级与食管裂孔疝的关系。

前面章节在解剖和病理生理方面已经讲到,下段食管括约肌、膈食管韧带、扣状纤维、吊索纤维、胃食管阀瓣以及其形成的 His 角这些结构构成的 coincide 结构是构成抗反流屏障的重要内部结构。EGJ 单向只允许少量气体出去,有精准的调控,手术必须进行精准的阀瓣设计。胃食管阀瓣和 His 角的形态和功能是可以通过重建获得的。因此,在抗反流手术设计中,胃食管阀瓣的设计是其中的重要一环节。胃食管阀

■ 食管裂孔的"向心化"缝合与腹股沟疝腔镜手术的"壁化精索"是背道而驰的。

■ 胃底的折叠依靠"颈肩"技术决定折叠的部位,"领带"技术控制"前沟""后沟"的深浅。

瓣的设计主要包括以下几点：①胃底折叠。胃底折叠是重建胃食管阀瓣的核心，经典的方法是将胃底从食管后方包绕进行胃底折叠。具体折叠多少度，需要根据患者的症状和测酸、测压结果综合评定。②恢复功能性 His 角。这一步在胃食管阀瓣重建的过程中尤为重要，通过"颈肩"和"领带"动作模拟扣状纤维和吊索纤维，恢复功能性 His 角，即锐角的角度。

（曾 兵　江志鹏　马 宁　陈 双）

参考文献

［1］ 陈双, 周太成, 马宁. 食管裂孔疝的病理生理 [J]. 中华胃食管反流病电子杂志, 2019, 6 (2): 49-54.

［2］ 周太成, 于洪燕, 马宁, 等. 食管裂孔疝患者胃底折叠术后吞咽困难的处理 [J]. 中华胃食管反流病电子杂志, 2019, 6 (2): 61-65.

［3］ 陈双, 周太成, 马宁. 食管裂孔疝修补—力求结构与功能的统一 [J]. 中华胃肠外科杂志, 2018, 21 (7): 734-739.

［4］ BAIU I, LAU J. Paraesophageal Hernia Repair and Fundoplication [J]. JAMA, 2019, 322: 2450.

［5］ Jamieson GG, Watson DI, Britten-Jones R et al. Laparoscopic Nissen fundoplication [J]. Ann Surg, 1994, 220: 137-145.

［6］ BROEDERS J A, BREDENOORD A J, HAZEBROEK E J et al. Reflux and belching after 270 degree versus 360 degree laparoscopic posterior fundoplication [J]. Ann Surg, 2012, 255: 59-65.

［7］ WiTTEMAN B P, CONCHILLO J M, RINSMA N F et al. Randomized controlled trial of transoral incisionless fundoplication vs. proton pump inhibitors for treatment of gastroesophageal reflux disease [J]. Am J Gastroenterol, 2015, 110: 531-542.

［8］ COLLARD J M, DE GHELDERE C A, DE KOCK M et al. Laparoscopic antireflux surgery. What is real progress？ [J]. Ann Surg, 1994, 220: 146-154.

［9］ JoHNSON D A, YOUNES Z, HOGAN W J. Endoscopic assessment of hiatal hernia repair [J]. Gastrointest Endosc, 2000, 52: 650-659.

［10］ SPECHLER S J, HUNTER J G, JONES K M et al. Randomized Trial of Medical versus Surgical Treatment for Refractory Heartburn [J]. N Engl J Med, 2019, 381: 1513-1523.

［11］ HAKANSON B S, LUNDELL L, BYLUND A, et al. Comparison of Laparoscopic 270 degrees Posterior Partial Fundoplication vs Total Fundoplication for the Treatment of Gastroesophageal Reflux Disease: A Randomized Clinical Trial [J]. JAMA Surg, 2019, 154: 479-486.

［12］ KATKHOUDA N, KHALIL M R, MANHAS S et al. Andre Toupet: surgeon technician par excellence [J]. Ann Surg, 2002, 235: 591-599.

第十二章　具体操作步骤

导读　治大国,若烹小鲜——出自老子《道德经》第六十章。其实做手术也是如此,这句话看似简单,却意义深刻。

第一节　胃底折叠术的七步法

导读　"七步法"要表达的是方法论的范畴,"七步法"也是推广手术标准化的抓手。外科医师需要手术完美,如何才能"纲举目张"。

一、为什么是七步法?

为什么而不是更少的四步法、五步法? 或六步法?

因为,一个完整的上腹部手术操作步骤包括技术、技巧,若只以四、五或六步去解释阐明,会发现明显因操作步骤划分太少,而显得粗糙,甚至无法描述清楚一个完整手术的重点与过程。

■ 数学上"7"是个神奇的数字。

相反,为什么不用八步法、九步法或十步法? 这样可能会更详尽、更全面,但内容越多记起来越难。

7 是一个神奇的数字,有人说,若你将 7 的倒数,即 1/7=0.142 857 142 857 142 857 (可无限循环)可得到 142 857。这一组数字据说曾在埃及金字塔中发现了这组数字。那么它神奇在哪里呢?

可以把 142 857 这组循环数字分别乘以 1~7,看看会发生什么?

142 857×1=142 857

142 857×2=285 714

142 857×3=428 571

142 857×4=571 428

142 857×5=714 285

142 857×6=857 142

142 857×7=999 999

999 999 取合数：999 999（9+9+9+9+9+9）≥ 54（5+4）≥ 9

若将 142 857 继续乘下去：

142 857×8=1 142 856　　1+142 856=142 857

142 857×9=1 285 713　　1+285 713=285 714（只是数字排列的方式）

……

而 142+857=999　　14+28+57=99　　1+4+2+8+5+7=27（2+7=9）

142 857×142 857=20 408 122 449

前五位加上后六位：20 408+122 449=142 857

我们再看看，化学中的 pH 值：

通常 pH 值是一个介于 0 和 14 之间的数，当 pH 值<7 时溶液呈酸性，当 pH 值>7 时溶液呈碱性，当 pH 值 = 7 时溶液呈中性。很奇怪，7 作为酸碱分界线，但是这个 7 不是凭空指定的，因为理想纯水的氢离子浓度的负对数正好是 7。

有人说，上帝造人用了七天，故此，数百年以来，我们的生活周期就是七天，从周一至周日，七天就是一个星期，一个生活的周期，日常的工作生活都是依此而作息，在现代社会已经数百年，周而复始。人记忆的项目数量及顺序以七最方便。

七，不但可以是一个周期，还代表一个节奏，在音乐上，任何乐器在发音上，音阶的变化也是 1、2、3、4……7。在这七个节阶的基础上，不同的作曲家通过七个音阶上的变化，配合长短、快慢，可谱写出成千上万的美妙动听的音乐与旋律。另外，科学也证明，对于生活、工作上的具体事项，人的记忆因为习惯，在七以内的数字、事项、要点，包括七在内是容易记住的，而且顺序上也不易搞混，若超过七，就可能记不完整或在顺序上容易混淆。

中国悠久的文化告诉我们："大道至简"，如果一个看来颇为复杂的手术步骤能以七步说清楚，那么，推广起来就有抓手，就易在广大医师中建立标准和规范，这对提高我国疝外科整体水平很有意义。所以，在 2015 年第二届"全国疝和腹壁外科医师学术大会"（福州）上，时任中国医师协会疝和腹壁外科医师委员会主任委员的陈双教授提出并设计了一系列的"七步法"手术操作，如李金斯坦手术七步法、网塞手术七步法、腹膜前修补七步法，以及腔镜的 TAPP 手术七步法和 TEP 手术七步法等。经过数年的实践、总结，特别是在微信公众号"南方疝论坛"上，TAPP 手术七步法和 TEP 手术七步法操作技巧的多次反复推出，最终使"七步法"广为流传，逐步深入人心。

■ "大道至简"其实要说的是"道"与"本"。道是河，术是舟；道是方向，术是方法；道是法则，术是谋略。

"七步法"说到底就是方法论,就是从方法论入手,以解决临床操作问题为目标的步骤与体系,方法论常涉及对问题阶段、任务、工具、方法技巧的论述,如何从看似杂乱的手术过程厘清问题的主要方面,如何分解技术与技巧,也是"七步法"摸索和研究的内容。

当然,从方法论的角度还有更高深的层面,七步法不在乎形式、更在乎内容。本节可以说七步法的每一步都不是作者头脑里固有的或凭空想象而来的。每一步都是经过了大量临床实践,参阅了大量(从 pubmed 筛选的 200 余篇)文献,还观看了自己和国内外同行的数百个腹腔镜手术视频。在腹腔镜下,这些原理的操作技巧在哪,如何更安全,如何化繁为简,如何使整个手术在腹腔镜直视下能做到既精确又精致到位。

这里的"七步法"仍只是对 HH 和 GERD 手术操作的术式、方法进行分析研究、系统总结并提出较为一般性的原则。起到纲举目张的效果。七步法还要注重手术过程的时间顺序和术后 EGJ 的空间结构。当七步法完成后就达到了原先手术原理上所有的要求。

实践证明用"七步法"来推广 HH 和 GERD 外科手术的规范化和标准化是十分有效的方法。

以上就是编写"七步法"的缘由。

二、总体步骤与要点

七步法所强调的不仅是手术过程和时间、空间顺序,更重要的还是对操作动作分解,如何完成手术原理,达到应有的术后效果。

第一步:体位与布孔(设计最佳腹腔镜视野及合理左右手操作角度)。

第二步:探查和确认有无缺损及类型(有无疝,分型及解决嵌顿问题)。

第三步:游离腹段食管(直视下找出解剖间隙)。

第四步:腹段食管的"向心化"(腹段食管的腹腔化)。

第五步:CD 及裂孔的强化是否使用补片加强(取决于 CD 间的大小与张力)。

第六步:构建抗反流结构(选准正确位置,折叠适中)。

第七步:冲洗创面及关闭穿刺孔(减轻手术的影响)。

整个手术操作的核心要点在于:第三步到第六步,即,如何在腹腔镜直视下完成游离腹段食管,然后通过对腹段食管有效牵引、把控,完成接下来重建食管裂孔脚(CD)以及构建抗反流结构,实现手术原理,达到 EGJ 的 coincide 的空间结构、构建抗反流作用(图 12-1-1)。为易于讲解与学习,同时本书还配有手术视频,供阅读时理解与参考。做好每个步骤以提高抗反流手术的总体疗效。

■ 像打仗一样,讲究战略与战术,外科手术也有整体观和局部观。

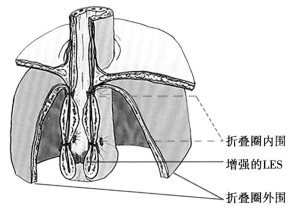

折叠圈内围

增强的LES

折叠圈外围

图 12-1-1　抗反流结构示意图

■ 实际上,折叠不是一样的深度。

三、手术操作技术与技巧(七步法)

1. 第一步　体位与布孔。

体位:患者采用 Trendelenburg 位(近乎平卧),头高脚低,斜度 20° 左右(图 12-1-2)。

保证患者安全,髋关节微屈并使用足踏板同时还要缚以约束带,以避免患者在手术过程中出现下滑的可能。

■ 注意:不是平卧,大腿微屈,减少术中患者由于体位的滑动或移动。

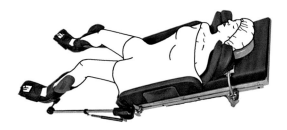

图 12-1-2　患者体位

采用 Trendelenburg 体位,注意双腿的微屈,可阻止患者的整体下滑。

布孔遵循腹腔镜操作的基本原则,即镜轴枢显示屏一致的原则,主刀医师一般站立于患者两腿之间进行操作,而持镜者立于患者右侧,助手位于患者左侧,监视器置于患者头侧或头侧两端。上台手术护士位于患者足端(图 12-1-3)。

由于手术操作部位集中于胃食管结合部(EGJ),腹腔镜穿刺器布孔总体更加靠上,特别是腹腔镜观察孔的位置在脐上 3~4cm,以增加镜杆与术野的角度,从而获得更好的术野画面。

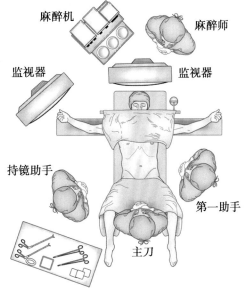

麻醉机

麻醉师

监视器

监视器

持镜助手

第一助手

主刀

图 12-1-3　手术人员站位布局

由于解剖和体位关系,手术过程中肝脏的左外叶需要较长时间托举以显露术野和EGJ,因此,左侧需要有专门的穿刺孔。此孔的位置为右上腹(靠近剑突),其投影位置在肝下缘紧贴肝圆韧带右侧(图12-1-4,视频6)。也可用于安装机械性的牵引装置(图12-1-5)。

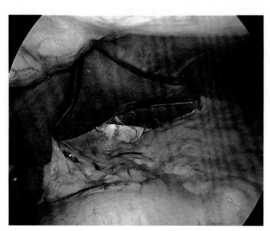

图 12-1-4　托举肝左外叶的穿刺孔

肝脏左叶会阻挡手术的进行,需要进行托举或悬吊。从专门的穿刺孔内托举可以暴露不同部位,从而满足分离、缝合等操作的需要。

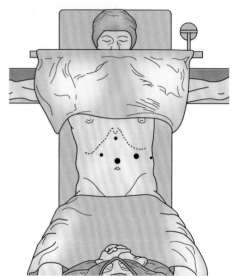

图 12-1-5　套管穿刺部位的选择

常规五孔法穿刺套管的布局,方便主刀及助手的操作。依据腹腔两手最佳交角镜操作原则,即两手所持器械最佳相交角度在45°~60°。

常规采用五孔法:术者主操作孔(右手)在患者左侧锁骨中线平肋缘水平下2cm(使用12mm穿刺器),术者的左手主操作孔在患者右侧锁骨中线平肋缘水平下2cm(使用5mm穿刺器),助手操作孔位于剑突下2cm偏右侧暴露肝左叶(使用5mm穿刺器),另一助手操作孔位于左侧腋前线平观察孔,牵拉暴露(使用5mm穿刺器)。

2. 第二步　探查和确认有无缺损及类型。

鸟瞰腹腔全貌,了解腹腔内有无其他特殊情况。

接下来托举起肝左外叶,观察食管裂孔位置、大小、有无缺损。若存在缺损以明确疝内容物、疝的分型,初步评估食管下端长度与宽度。同时辨认有无迷走神经高位肝胆支,必要时保护(图12-1-6)。

对于 I 型滑疝(也称轴向疝),由于体位和腹腔的关系,可能不易观察,可以通过改变腹压观察 EGJ 位置变化和周围组织张力变化加以发现。

3. 第三步　游离腹段食管。

有人说"上帝为你关上一扇门,却给你留下了一扇窗",果真如此,做此手术的这扇窗在哪?

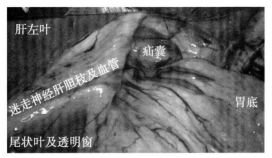

图 12-1-6 腹腔镜探查,了解裂孔及疝内容物情况

探查了解裂孔大小、明确裂孔疝的类型,辨识重要血管及神经,比如迷走神经肝胆枝及伴行血管。

其实,前面两步都是为整个手术而做的铺垫,对食管下端的操作还未真正开始。从哪下第一刀? 答案从"透明窗"开始(图 12-1-7)。

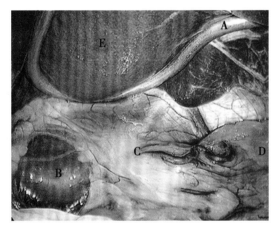

图 12-1-7 肝尾状叶小网膜的透明窗

A. 托举肝左叶的拉钩; B. 尾状叶及尾状叶上方覆盖的透明的小网膜(即透明窗); C. 胃小网膜; D. 胃底及胃短血管; E. 肝左叶。

在肝尾状叶(也称舌状叶)前面的小网膜几乎是透明的(无论患者胖瘦),手术就在此开始,切开透明窗,切开的方向与胃小弯平行,进入小网膜囊,切口方向沿胃小弯向上 8cm 左右(注意胃左血管,勿拉伤,切口应在腹腔干及胃左血管上方),然后调整视轴,即旋转光纤,将 30° 镜的斜面对准小网膜囊内。进入小网膜囊内切开网膜的顶,即所谓的 Right Posterior Approach,我们也称为进入正确的右后入路。

因为在解剖上胃属腹腔内位器官,腹段食管只是腹腔的间位器官,从右后入路切开小网膜囊的顶后,就可进入食管后间隙。此间隙为疏松组织,可通过腔镜纱布轻轻推开,就像直肠癌手术找到直肠全系膜切除一样,需要进入一个 Holly plane,即所谓的"神圣平面",做此手术的"神圣平面即在此"(图 12-1-8)。然后右与左会师贯通,用一红色胶管(小儿尿管)穿过,在 7cm 左右对折,红色胶管上夹一个大号 Hemolock,完成腹段食管的初步游离。

■ 建立"抓"和牵引是十分重要的。保持适度的张力是切开和分离组织的核心要素。

在此基础上,可以通过穿过的红胶管作为抓手,继续向左、右、上、下游离(图12-1-9)。分别从左侧后方分离至左侧膈肌脚(CD),显露左侧膈肌脚全部及食管裂孔的左上缘。同样,牵开食管分离右侧膈肌脚(CD)向上与左上缘相会,将食管下端游离拉下约6cm,是否切除或分离整个疝囊,不做强求。

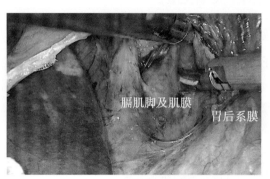

图 12-1-8　胃食管系膜后方的神圣平面
此平面位于膈肌脚、肌膜与胃系膜之间,平面间隙内无血管、神经,在此平面内分离可将手术损伤降到最小化。

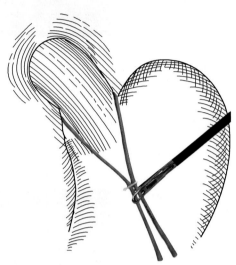

图 12-1-9　颈肩领带技术示意图
贯通食管后间隙,此时可置入吊带,一是易把控手术需要显露的方向,另一是向下就是"领带"技术,"折叠"胃底的深度。

■ 记住,保持正确的层面,损伤可控制在最小化。

过度的分离疝囊与胸膜损伤成正比。

在此过程中,注意保护迷走神经前后的主干。

一般来说,迷走神经前支辨认存在较多不易,而后支较为粗大,位置也较为固定,且与食管肌外层有 0.5cm 左右的距离,不易损伤(图12-1-10)。

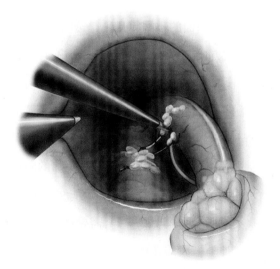

图 12-1-10　迷走神经前后的主干及保护
图中位于食管前后方的绿色条索,分别为迷走神经前后干(支)。有时前干不明显。

4. 第四步　缝合 CD，腹段食管的"向心化"。

充分游离腹段食管后，基本上腹段食管一般可拉下长度为 6cm 左右。辨认左右膈肌脚(CD)，测量大小观察 CD 有无筋膜腱化成分，作为缝合进针地方。缝合依据双侧 CD 大小宽度，缝合采用间断或 8 字缝合，缝合材料宜采用不吸收的尼龙线或丝线，新的食管裂孔大小约 2cm。

什么是"向心化"？向心化处理腹段食管是指与腹股沟疝处理精索相反，使精索生殖血管壁化(parietaligation)。"向心化"是将边缘的 CD 缝合关闭，食管裂孔移向中心(图 12-1-11，视频 7~视频 9)。

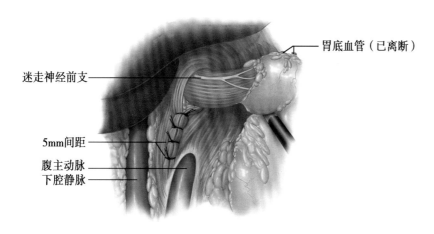

图 12-1-11　食管向心化示意图

这理念与腹股沟疝手术"壁化精索"背道而驰。

为什么要"向心化"？向心化即将食管向膈方向拆移，可使腹段食管完置于腹腔中，成为腹腔内位器官。使得食管下端 LES 完全暴露在腹腔压力下，在腹腔内不但有利于 LES 位置恢复，还有利于 LES 功能。

需要注意的是，食管裂孔的修复不像切口疝一样完全闭合，而在 CD 上方要给食管留相应的空间以利于吞咽的食物通过。另外，由于膈肌需一直处于运动中，应使用不可吸收缝线进行缺损的缝合，以防止可吸收线被吸收后而引起 HH 的复发。

对于小的食管裂孔疝缝合，可使用不可吸收线间断缝合，在尽量缝合到膈肌脚的腱膜部位或分散的肌束间进针。文献和临床试验提示缝合出问题的多在右侧，右侧 CD 术中切勿看走眼，勿将腹主动脉当做 CD 来缝合，以免引起出血。因间断缝合张力大，容易撕裂膈肌或膈肌脚，可以先使用倒刺线连续缝合，或缝针点垫入可吸收止血材料以增加阻力，减少缝线的切割，再使用不可吸收线间断加固，以起到减张缝合、勿撕裂膈肌脚的目的(视频 10)。

应该说，CD 是由横纹肌构成的，若张力大，在技术上则需要游离彻底，缝针间距适当逐步收紧，几乎很少有无法靠拢关闭的情况。

视频 7
缝合关闭
CD

视频 8
缝合后的食管裂孔和 CD 情况

视频 9
胃底折叠的"领带"技术与"擦皮鞋"动作

视频 10
HH 的缝合修补(连续加间断)

5. 第五步　关闭 CD 的技巧。

上一步完成了缝合即 CD 的靠拢关闭,重建了食管裂孔即食管的向心化。接下来的问题是,CD 及裂孔是否需要加强。

这里强调的是此手术不讲疝的"无张力"修补,因为 HH 与 GERD 手术同腹股沟疝手术不是一样的理念,HH 与 GERD 手术重点是结构重建与功能的恢复。

所以,CD 及裂孔处是缝合重建后的加强(reinforcement),目前这种加强是采用修补材料来实现的。

首先需要回答两个问题:具体到手术患者是否需要材料来加强? 在 CD 和裂孔处要用什么样的材料?

第一个问题的回答:目前,对于是否使用材料(补片),尚有争议。普遍认为,小的缺损(<3cm)或膈肌脚肌纤维无明显萎缩,可以不使用补片;中等大小(3~5cm)的缺损可以使用补片材料,而对于较大的缺损,即使勉强缝合上,也还要使用补片材料加强。注意:补片加强不用 keyhole 方法,即补片中留有孔,食管从中穿过。

第二个问题的回答:首先要明确材料(补片)也是把双刃剑,双刃剑就是指材料的不正确使用也会给患者带来灾难。例如,ePTFE 加聚丙烯(PP)的复合材料易硬化,可产生食管或胃的侵蚀,导致术后严重并发症。在临床上,如果使用没有防粘连功能的 PP 材料来作为膈肌脚的加强,其灾难性的后果显而易见;另外,还有人用交联的"生物补片",由于不能被血管长入其内,"加强"的作用也就是做做样子而已。

实践表明,目前临床上对于 CD 的加强,较适合的补片主要分为两种类型:可吸收的生物补片(SIS 或脱细胞真皮基质)、具有涂层的合成防粘连补片(图 12-1-12)。严格禁止使用不具备防粘连的合成补片。

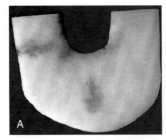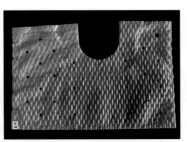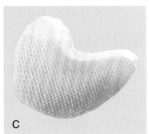

图 12-1-12　常用的食管裂孔缺损修补补片
A. 脱细胞的猪真皮基质补片,为可吸收生物补片;B. 来源猪小肠黏膜下层生物补片,为可吸收补片;
C. 复合防粘连补片,一面为聚酯材料、一面为防粘连层,补片不可吸收。

具体如何放置和固定补片材料,有以下三个方面。

(1)补片的形状和大小:无论是 HH 还是 GERD 患者,都不能用 Keyhole 方法,即在补片上,剪个"洞"将食管套上,因为食管要通过食团、水、空气,要主动松弛(relax)。补片上若有"洞"或"孔",术后会发生旁疝嵌顿,甚至补片侵蚀,造成上消化道瘘。

> ■ CD 脚间的加强材料上需要"防粘连"的材料。

> ■ Keyhole 方法不适合 HH,简言之,Keyhole 没有考虑到膈的运动及"各向异性"。

这种情况甚至要将食管下端切除，让人触目惊心，所以千万不能用 Keyhole 形状（图 12-1-13）。

视频 11 测量修补后食管裂孔的 CD

现今的补片，大都为 6cm×8cm 大小，还需要根据不同人的局部解剖，进行个体化的裁剪。一般会在使用补片之前，测量食管裂孔周围的主要几个距离（视频 11、视频 12）：食管通过的大小、右侧膈肌脚距离肝脏尾状叶的距离、重建裂孔后下缘与缺损下缘的距离。然后在补片上修剪成为"门"字形或"心"形。

（2）强调补片的展平、服帖：这点与其他疝修补类似，HH 和 GERD 手术中如果使用补片，也必须尽量展平，利于组织的长入、形成新的抗张力结构。展平补片的技巧在于充分的膈肌脚前间隙游离、适当的补片裁剪以及妥善的固定方法。

视频 12 食管裂孔"功能"修补的松紧度观察

需要注意的是，补片距离食管后方需要有 0.5cm 左右的安全距离，对于合成防粘连补片更是如此，可以减少补片侵蚀食管的发生。过大则增加复发风险。

（3）补片固定：对于补片的固定方式，现在也没有统一的标准，可采取的方式主要包括钉枪和缝合固定；一般可采用可吸收钉枪钉合合成防粘连补片，而缝合方式适用于生物和防粘连合成补片的固定。

需要指出的是，对于生物补片的固定，缝合是最适合的方式（图 12-1-14），无论是猪小肠黏膜下层补片，还是猪真皮基质补片，不可能被可吸收钉枪（protack）钉合，只能缝合固定。可吸收线、不可吸收线均可在此进行缝合固定（视频 13）。

视频 13 生物可吸收材料缝合

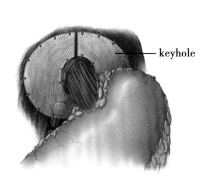

图 12-1-13　被淘汰的补片 Keyhole 摆放

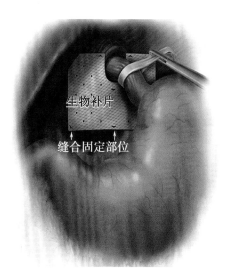

图 12-1-14　生物补片的缝合固定
强调：多数生物材料无法用"钉合"方法固定。

如果使用钉枪固定合成补片，需要注意钉脚高度，有些钉脚过长或者是消瘦的患者，有可能因为固定钉损伤重要血管甚至心包，导致患者生命危险。所以一般建议使用短钉脚的可吸收钉（严格禁止金属钉枪），在重要或危险部位采用缝合固定（图 12-1-15，视频 14）。

视频 14 防粘连 PCO 补片的强化与可吸收钉合固定

6. 第六步 构建抗反流结构。

构建抗反流结构主要就是在胃底进行折叠,怎样折叠才有功效,首先需要讲清楚影响功效的参数:① EGJ 食管的直径,直径大需要折叠稍多些,反之少些;②食管进入胃角度,可以通过折叠部位和折多少进行调整角度;③折叠 360° 或 270° 还是 180° 要根据患者具体的食管测酸、测压结果,在术前就有打算。

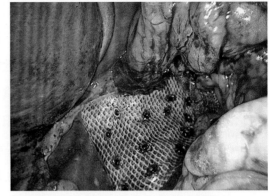

图 12-1-15 合成防粘连补片的钉合固定
术中使用的为复合合成防粘连补片,使用可吸收螺旋钉进行固定。

怎样操作达到效果?

通过"颈肩领带法"(图 12-1-16)所示。所谓的"颈肩"即是食管进入胃的 EGJ,用力下拉红色的导管,即是"领带",这时可在领带与后背部凹下,即折叠的部位用针在左右将食管包绕缝合,折叠在 2cm。前后不一致,后方可以达 2.5cm,前方 1.5cm,根据患者的具体情况(食管的直径、术前的测酸测压、胃张力性等)决定(视频 15、视频 16)。

视频 15
胃底折叠的
"领带"技术
(180° 包绕
的 Dor)
术式

视频 16
胃底折叠的
"领带"技术
(360° 包绕
的 Nissen)
术式

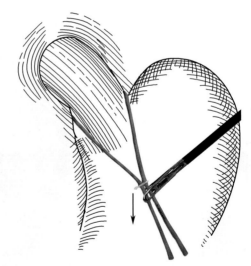

图 12-1-16 颈肩"领带"法
"领带"向下拉局部作用力容易控制折叠的深度。

折叠包绕后,如果用内镜从胃内观察,折叠抗反流效果如 Ω 形凸起。

完整的 360°(Nissen)胃底折叠术后可产生乳头状突起的圆形瓣膜。瓣膜的主体应具有沿内镜长轴对齐为"堆叠轴向等圆"外观,并且瓣膜可紧包镜身。由于"颈肩"的收紧领带动作使得后沟较深,前沟较浅。白线表示胃折叠的适当方向,正好位于膈肌下方,垂直于内镜并平行于隔膜的方向(图 12-1-17,视频 17)。

视频 17
胃底折叠的
Nissen
术式

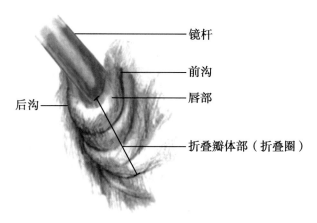

图 12-1-17 Nissen 折叠内面观

缝合后,内镜下呈倒 Ω 形。

　　270° 的包绕(如 Toupet 胃底折叠),也可产生瓣膜。呈 Ω 形,其唇缘稍厚,并且瓣膜也可良好地贴合在镜身(图 12-1-18)。

　　仅是 180° 的从前折叠(如 Dor 胃底折叠术),也可产生瓣膜。其瓣膜也是 Ω 形,只是下面脚分得比较开,边缘对镜身的包绕性比前者更差,沟更浅而已(图 12-1-19,视频 18)。

视频 18
胃底折叠的
Dor 术式

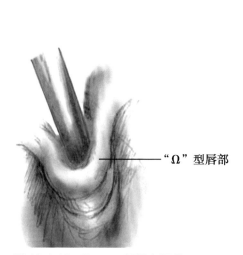

图 12-1-18　Toupet 折叠内面观

缝合后,内镜下呈倒 Ω 形。

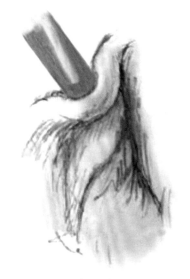

图 12-1-19　Dor 折叠内面观

缝合后,内镜下呈分离较开的倒 Ω 形。

　　7. 第七步　冲洗创面及关闭穿刺孔。

　　冲洗创面,冲洗彻底性与患者术后恢复有关。这一步的目的是在外科手术之后,消除、观察不稳定的因素。

　　将患者体位放平、观察食管有无滑动,利用生理盐水冲洗水化防粘连补片;冲洗需要大量生理盐水(1 000ml),观察创面有无渗血,冲洗可以去除手术创面渗液,带走炎症因子,利于术后的快速康复。

参考文献

［1］ YU H X, HAN C S, XUE J R, et al. Esophageal hiatal hernia: risk, diagnosis and management [J]. Expert Rev Gastroenterol Hepatol, 2018, 12 (4): 319-329.

［2］ SIEGAL S R, DOLAN J P, HUNTER J G. Modern diagnosis and treatment of hiatal hernias [J]. Langenbecks Arch Surg, 2017, 402 (8): 1145-1151.

［3］ MASUDA A, FUJITA T, MURAKAMI M, et al. Influence of hiatal hernia and male sex on the relationship between alcohol intake and occurrence of Barrett's esophagus [J]. PLoS One, 2018, 13 (2): e0192951.

［4］ YEOM J S, PARK H J, CHO J S, et al. Reflux esophagitis and its relationship to hiatal hernia [J]. J Korean Med Sci, 1999, 14 (3): 253-256.

［5］ SEO H S, CHOI M, SON S Y, et al. Evidence-Based Practice Guideline for Surgical Treatment of Gastroesophageal Reflux Disease 2018 [J]. J Gastric Cancer, 2018, 18 (4): 313-327.

［6］ HANSDOTTER I, BJÖR O, ANDREASSON A, et al. Hill classification is superior to the axial length of a hiatal hernia for assessment of the mechanical anti-reflux barrier at the gastroesophageal junction [J]. Endosc Int Open, 2016, 4 (3): E311-317.

［7］ JUNG H K. Epidemiology of gastroesophageal reflux disease in Asia: a systematic review [J]. J Neurogastroenterol Motil, 2011, 17 (1): 14-27.

［8］ WEBER C, DAVIS C S, SHANKARAN V, et al. Hiatal hernias: a review of the pathophysiologic theories and implication for research [J]. Surg Endosc, 2011, 25 (10): 3149-3153.

［9］ KAHRILAS P J. The role of hiatus hernia in GERD [J]. Yale J Biol Med, 1999, 72 (2-3): 101-111.

［10］ HOJO M, NAGAHARA A, HAHM K B, et al. The international gastroenterology consensus symposium study group. management of gastroesophageal reflux disease in Asian countries: results of a questionnaire survey [J]. Digestion, 2020, 101 (1): 66-79.

［11］ RICHTER J E, RUBENSTEIN J H. Presentation and epidemiology of gastroesophageal reflux disease [J]. Gastroenterology, 2018, 154 (2): 267-276.

［12］ HORGAN S, POHL D, BOGETTI D, et al. Failed antireflux surgery: what have we learned from reoperations？[J]. Arch Surg, 1999, 134 (8): 809-815; discussion 815-817.

［13］ YALAV O, GUMUS S, ERDOGAN O, et al. Laparoscopic revisional surgery for failed anti-reflux procedures [J]. Ann Ital Chir, 2021, 92: 353-360.

［14］ SCHLOTTMANN F, LAXAGUE F, ANGERAMO C A, et al. Outcomes of laparoscopic redo fundoplication in patients with failed antireflux surgery: a systematic review and meta-analysis [J]. Ann Surg, 2021, 274 (1): 78-85.

［15］ AWAIS O, LUKETICH J D, SCHUCHERT M J, et al. Reoperative antireflux surgery for failed fundoplication: an analysis of outcomes in 275 patients [J]. Ann Thorac Surg, 2011, 92 (3): 1083-1089; discussion 1089-1090.

［16］ YATABE K, OZAWA S, ITO E, et al. Late esophageal wall injury after mesh repair for large esophageal hiatal hernia: a case report [J]. Surg Case Rep, 2017, 3 (1): 125.

［17］ 周太成, 马宁, 陈双. 食管裂孔疝的腔镜修补规范化操作七步法 [J]. 中国普通外科杂志, 2019, 28 (10): 1186-1191.

［18］ 陈双, 周太成. 食管裂孔疝解剖学观点 [J]. 临床外科杂志, 2019, 27 (9): 745-747.

［19］ 陈双, 周太成, 马宁. 食管裂孔疝的病理生理 [J]. 中华胃食管反流病电子杂志, 2019, 6 (2): 49-54.

［20］ 周太成, 于洪燕, 马宁, 等. 食管裂孔疝患者胃底折叠术后吞咽困难的处理 [J]. 中华胃食管反流病电子杂志, 2019, 6 (2): 61-65.

［21］ 陈双, 周太成, 马宁. 食管裂孔疝修补——力求结构与功能的统一 [J]. 中华胃肠外科杂志, 2018, 21 (7): 734-739.

［22］ 陈双. 腹腔镜操作技能基础 [M]. 广州: 广东科技出版社, 2020.

［23］ 汤睿, 吴卫东, 周太成. 腹外疝手术学 [M]. 北京: 科学出版社, 2019.

第二节 场景细节与手术技巧

导读 外科医师对于手术也要精益求精,如何做到? 还是古人说得好"问渠那得清如许? 为有源头活水来"。

有研究显示,腹腔镜下胃底折叠术的学习曲线在 20 例左右,初学者前 20 例的手术,最好有经验丰富的高年级医师全程监督指导、注意细节。这样才能最大限度地减少与个人学习曲线相关的不良结果。

该手术包含几个关键技巧:①如何避免损伤血管神经的前提下,又快又好地游离出腹段食管;②如何固定、展平补片;③如何做好折叠、恢复 GEV。同时吸取教训,避免操作的失误与错误,我们将在这一节的内容中具体予以阐述。

一、手术细节与技巧

(一)游离腹段食管的技巧

游离腹段食管在该手术中占据核心地位,是手术的"限速酶",良好的开端是成功的一半。我们的临床实践表明:15 分钟左右完成此操作,手术有可能在 1 小时左右完成。

食管胃底的游离,按照前述解剖以及七步法的内容,从正确的右后方(RPA)入路进入神圣平面是关键,进入系膜层面后,然后进一步将食管、胃底系膜适当游离,并将腹段食管延长 4~6cm。

消化道属于内胚层组织,胚胎发育 20 多天之后中胚层完全包裹住了原肠,内胚层的脏器全部向中线聚拢,在两侧形成膜状结构,成为原始系膜。发育 35 天之后,气管分叉之下,食管形成系膜状结构,称之为"食管系膜"(图 12-2-1)。

胃食管结合部的系膜也类似。食管、胃食管结合部的系膜,包绕食管下端的固有筋膜类似一个"信封",食管下端及胃食管结合部的血供、伴行的迷走神经均被"信封"包绕,信封周围组织,比如膈肌脚的筋膜、腹主动脉的鞘膜与食管、胃食管结合部的系膜之间形成了疏松的间隙(图 12-2-2),沿此间隙中更容易进行解剖分离,同时不容易损伤血管及神经(图 12-2-3)。

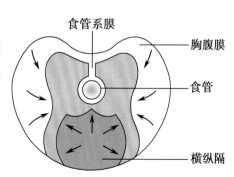

图 12-2-1 "食管系膜"示意图

靠近 EGJ 部位的食管,也有类似系膜的结构,将血管和神经包裹。

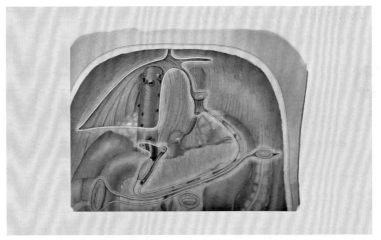

图 12-2-2　胃系膜及周围间隙
迷走神经胃后方通过系膜附着于后腹膜、肌肉上,系膜内有血管、淋巴管
被包裹。

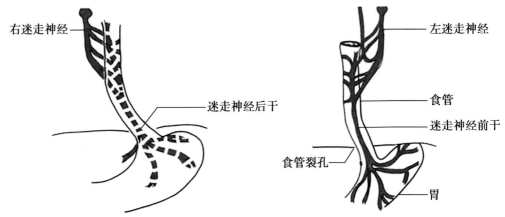

图 12-2-3　迷走神经前后干及其分支示意图
迷走神经前后干及其分支均包含在胃、食管系膜之内。

这个间隙往胃体系膜下方继续延伸,就能进入到胰腺包膜的上缘,一般游离到此
就足够摆放补片了。通过这个间隙游离出来的空间,我们暂且可以称为膈肌脚前方间
隙(图 12-2-4)。

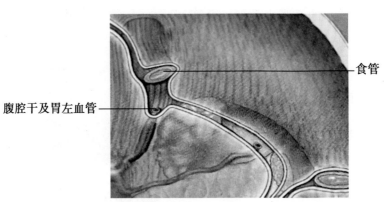

图 12-2-4　后腹膜与食管关系
食管下段为腹腔间位器官,另外,胃背部系膜化不全,在后腹上留下间隙。

　食管裂孔疝和胃食管反流病外科治疗

在食管裂孔疝形成的过程中,膈食管膜薄弱,被逐渐挤压入胸腔,从而造成了胃系膜、食管系膜内的组织往胸腔移动。在食管裂孔疝手术中游离食管下端:首先打开肝胃韧带的无血管区,注意保护迷走神经肝支,然后注意辨认下方的右膈肌脚筋膜与腹段食管或胃系膜之间残留膈食管膜(图 12-2-5),将这层膜打开(图 12-2-6)。

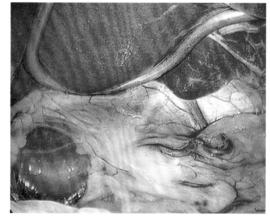

图 12-2-5　小网膜上的透明窗
是打开游离食管钥匙。

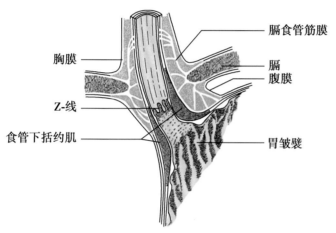

图 12-2-6　膈食管膜结构
联通膈肌脚及食管肌层的纽带。

对于胃食管结合部及胃上部上移的较大的食管裂孔疝,此处主要表现为右膈肌脚筋膜与胃系膜之间的膜间隙,通过主刀向右侧牵拉右膈肌脚,助手向左牵拉肝胃韧带、胃壁,切开右膈肌脚与胃系膜之间的白黄交界线,向前上延伸即可分离疝囊与膈肌脚筋膜之间的间隙。沿此间隙往上方游离,如果疝囊巨大,在靠近上方胸膜壁层时,往往粘连致密或壁层胸膜很薄,容易损伤壁层胸膜,此时横断疝囊即可。

将胃系膜后方、膈肌脚前方间隙打通后,置入吊带将胃系膜向腹腔内牵拉,胃系膜前后侧保持张力,更好地暴露、分离胃系膜、食管系膜与胸膜之间的间隙。通过吊带不同方向的牵引,更容易游离并离断疝囊,继续向胸腔分离胃系膜、食管系膜与胸筋膜之间的粘连(图 12-2-7)。

对食管胃系膜、神圣平面解剖的运用,我们能在避免副损伤的同时,又快又好地完成食管腹段的游离、裂

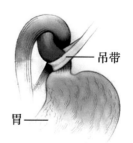

图 12-2-7　吊带的应用
游离好膈肌脚前方、胃食管后方的间隙,置入吊带后,可以往不同方向牵拉,有利于进一步游离。

孔疝疝囊处理及食管下端延长。当然这需要一定数量手术的积累。

（二）补片摆放固定技巧

在食管裂孔疝修补手术中,补片具有重要的作用,但其使用与腹股沟疝、切口疝等不同,具有其独特的一些方法、技巧。

一方面,由于部位的特殊性,食管裂孔周边存在肝脏、脾脏以及腹部大血管,造成了其形状的特殊性;另外一方面,补片与膈肌、食管关系紧密,食管及膈肌每天要进行不断地呼吸、吞咽等动作,这也导致了补片使用的特殊性。

因为补片摆放不佳,临床上发现一定数量的复发、食管侵蚀等并发症(图 12-2-8),所以补片的摆放和固定值得外科医师重视。

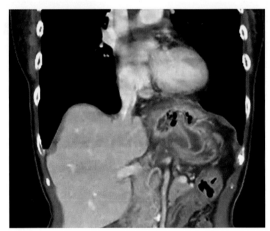

图 12-2-8　补片摆放不当导致的食管被侵蚀

补片进入食管,导致局部瘘、炎症。

如上所述,食管裂孔周边的器官、组织,决定了补片的摆放与其他疝不同。

1. 食管开口的裁剪　首先,补片上要留一个容纳食管通过的凹形,库克生物补片是圆弧的凹形、PCO 防粘连补片是心形的凹形,大部分补片需要术者自行裁剪,一般大小是 2cm×2cm,或者是直径 2cm 的半圆形(图 12-2-9)。

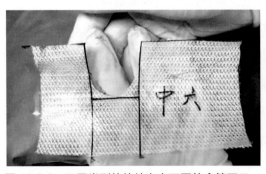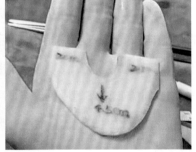

图 12-2-9　不同类型的补片上方不同的食管开口

以往还存在类似 Keyhole 的补片,将食管周围 360° 环绕(图 12-2-10),由于存在较大可能的食管侵蚀,现在已经很少应用。

2. 覆盖范围的裁剪 补片向患者右侧要抵达肝尾状叶后方,向下要完整覆盖缺损并超越1cm,向左侧要超越膈肌脚形成的3D结构并抵达脾脏后方。所以补片一定需要进行裁剪。术中可以使用尺或带刻度的管进行范围的测量,然后进行精准裁剪。裁剪得越合适,补片摆放会越平整,同时会与膈肌更好地接触,无论是可吸收的生物补片还是具有涂层的合成防粘连补片,都需要完全展平、良好组织接触,以利于细胞和纤维的长入(图12-2-11)。

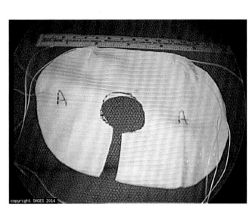

图12-2-10 现在已经少用的Keyhole型补片

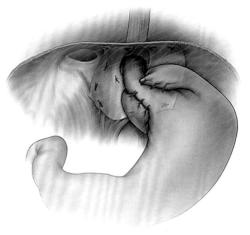

图12-2-11 补片的覆盖范围
此处补片覆盖,不是越大越好,需要进行测量,越合适越好。

3. 补片的固定 补片固定的目的是除了防止其移位、卷曲以外,还为了让补片更好地贴合膈肌,利于组织长入。

对于具有涂层的合成防粘连补片,有条件的单位可采用钉脚较低(5mm之内)的可吸收钉枪进行点状固定(图12-2-12、图12-2-13),或者使用缝合的方法进行固定。

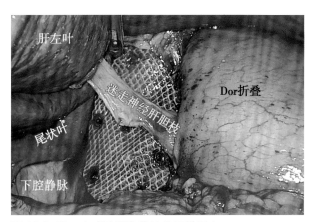

图12-2-12 合成防粘连补片的钉枪固定
补片上紫色的点,为可吸收螺旋钉枪钉合部位,注意避开心包及大血管。

对于可吸收的生物补片,由于其难以被可吸收钉枪打穿,一般采用缝合的方法进行固定。可以采用可吸收或不可吸收线进行缝合,固定 6~8 针或是更多(图 12-2-14)。

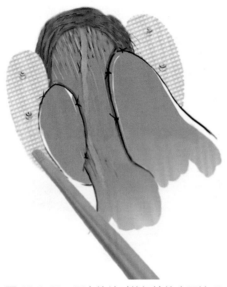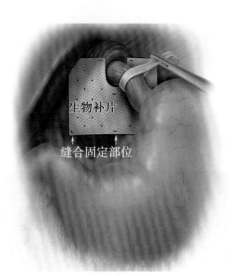

图 12-2-13　固定补片时的钉枪的应用技巧
钉枪固定几要素:注意避开右侧的下腔静脉、上方的心包区域、左膈肌脚下方的腹主动脉等危险部位;做到心中有数,3 点成一线,注意好投影位置;不能不用力,不能太用力。

图 12-2-14　生物补片的缝合固定
生物补片并不能被可吸收钉枪钉穿,只能逐点缝合固定、展平。

对于这个部位的补片固定,有些专家会采用胶水,胶水的固定本身会阻碍组织的长入,所以胶水固定补片的临床证据尚需要进一步临床研究支持。

(三) 折叠的关键操作、技巧

主要是把握关键的两个:折叠部位、张力。前者需要正反向擦皮鞋动作,后者需要适当的胃底游离。

1. 正反向"擦皮鞋"动作　为了避免出现折叠部位不准确(图 12-2-15),同时最大程度恢复 His 角和胃食管阀瓣,必须把食管种入胃底。如何实现食管下端"种入"胃底,其关键操作是用牵引带在食管 - 胃底角处向下的反向"擦皮鞋"动作(Shoeshine action)(图 12-2-16),即"领带"颈肩技术。

如果要完成 Nissen 或 Toupet 折叠,需要把胃底从食管后方包绕过来,还需要做正向的"擦皮鞋"动作向下来回牵拉,以测试胃底的紧张度和张力,最大限度地避免折叠过紧导致的术后吞咽困难。正向擦皮鞋动作的要点是,助手往下牵拉悬吊食管下端的吊带,主刀左右手的无创抓钳抓住 A、B 两点,在食管下端反复牵拉,以确保胃底包绕部位在 EGJ 上方(图 12-2-17)。

在做 Nissen 折叠、Toupet 折叠之前,需要完成领带颈肩(反向)+ 正向的"擦皮鞋"动作,而在做 Dor 折叠前,只需要完成领带颈肩(反向"擦皮鞋")动作,以获得形成

GEV 和 His 角的基础,再完成包绕食管前方 180° 的折叠、缝合。

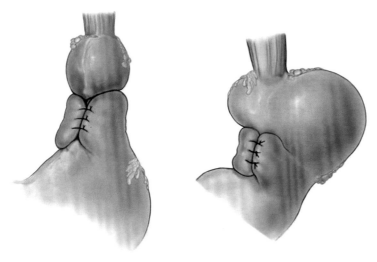

图 12-2-15　不准确的折叠部位
折叠部位过低,甚至形成两个胃腔,确认"颈肩"是关键。

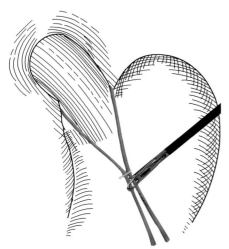
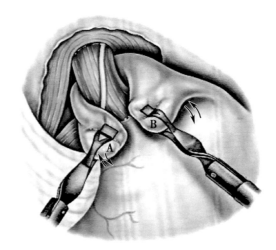

图 12-2-16　重建抗反流屏障的关键动
作—颈肩领带技术
牵引带在食管 - 胃底角处的向下反向"擦
皮鞋"动作将食管"种入"胃壁内。

图 12-2-17　正向擦皮鞋动作模式图

2. 折叠紧张度的把握　无论是哪种折叠,过松则容易导致反流症状的复发,过紧则会导致术后吞咽困难的发生。如何保证折叠松紧度适合,对于初学者甚至是从事过一段时间的外科医师来讲,都是比较难的操作。其主要需要注意以下几点。

(1)胃底的适当游离:在食管裂孔疝手术中需要适当游离胃底。游离范围太大、胃短血管离断太多,容易导致更多的损伤,同时浪费手术时间。游离过小、不处理胃短血管,在折叠时容易导致张力过大、折叠过紧。现在普遍的共识是离断最靠近胃底上方的 2~3 支胃短血管,这样足够完成常见的 Nissen、Toupet 或 Dor 折叠(图 12-2-18)。

最靠近胃底上方的2~3支胃短血管往往处于深部,不容易暴露,并且牵拉的过程中容易导致脾脏的撕裂。离断的技巧在于:贯通食管后方间隙后,使用吊带牵拉胃食管结合部,在食管的左侧方找到胃短血管,小心予以离断,必要时采用血管夹。

(2)缝合的松紧度:在国外,现在有专门的术中胃食管内支架,支架内附有压力测定装置,以指导缝合的松紧度。国内尚没有广泛的应用。

现在普遍的做法是,术中留置胃管或支撑管,进行折叠,折叠后予以拔除(图12-2-19)。折叠完成后,可以使用无损伤钳或吸引器等器械,通过胃底和食管之间的折叠圈,如果能自由通过则显示不过紧。

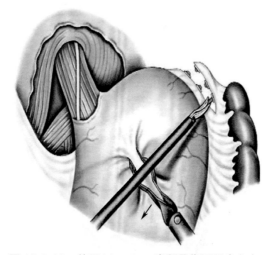

图12-2-18　使用 Ligasure 离断最靠近胃底上方的2~3支胃短血管

此处容易出血,导致手术的失败,需要谨慎处理。

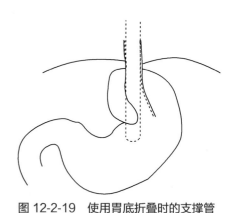

图12-2-19　使用胃底折叠时的支撑管作用示意图

图中虚线显示为食管胃内的支撑管,防止缝合后 EGJ 口太紧、太小。

二、操作失误与错误

食管裂孔疝、胃食管反流手术是恢复正常功能的手术,往往存在较高的难度,需要丰富的经验才能把受到损坏的功能尽量修复。

有大量的文献报道手术不当的地方,现在给读者一一分析,希望尽量缩短初学者的学习曲线、减少并发症的发生。

(一) 食管裂孔关闭过松导致的解剖复发

食管裂孔的关闭需要术者丰富的经验:过紧容易导致术后食管狭窄、过松容易导致复发。这种情况导致的复发主要为解剖学复发,主要有以下三种类型(图12-2-20)。

Ⅰ A 型:胃食管结合部以及折叠圈均滑入食管裂孔,进入膈肌上方。

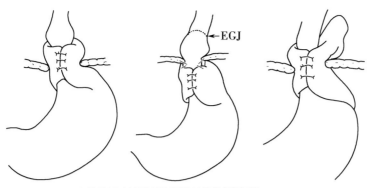

图 12-2-20　食管裂孔关闭过松导致的解剖学复发

ⅠB 型：胃食管结合部滑入食管裂孔、进入膈肌上方，折叠圈位于膈肌下方。

Ⅱ型：胃食管结合部以及折叠圈、部分胃底均滑入食管裂孔，进入膈肌上方。

为了防止以上情况的发生，我们在关闭、重建食管裂孔时：食管放松状态下，新的裂孔需要刚好容纳食管通过；拉紧食管后，食管后方需要有大概不超过 0.5cm 的距离。同时还需要固定好折叠圈（后文有相关描述）。

（二）折叠过长、过紧

如前所述，从后方包绕的 360° Nissen 折叠，强调短松，一般是 3 针，长度为 2~3cm。松紧度要恰当，一般可容纳吸引器自由通过为宜（图 12-2-21）。

（三）折叠过松或线松脱

折叠过松的原因有两个，一个是在做正向"擦皮鞋"动作时，B 点把握不准确，距离过远，导致胃底折叠没有张力，这样形成的折叠瓣不完整（图 12-2-22）。

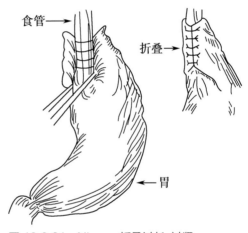

图 12-2-21　Nissen 折叠过长、过紧
临床上常见经验不足时折叠过长、缝合 **5~6** 针者有之，同时过紧，导致术后比较严重的吞咽困难，而不得不再手术拆除或重做折叠。

另一个是折叠缝合后，缝线崩解、滑脱或松脱（图 12-2-23），导致折叠瓣长度不足。我们平时都会使用 2-0 的普里灵线进行缝合，普里灵线为单股编织的不可吸收线，比较容易滑脱。这就要求打结技术要过关，同时可打 4~5 个结防止此情况发生。

（四）折叠部位不准确

我们对手术的要求是，折叠圈必须围绕食管下端，也就是 EGJ 以上的食管部位。临床上常见折叠的部位不准确是包绕到了 EGJ 以下的部位，与反向"擦皮鞋"动作不足或折叠时助手往下牵拉 EGJ 部位不够有关。这样会导致折叠圈进一步往胃体部滑脱，进而失去抗反流作用（图 12-2-24）。

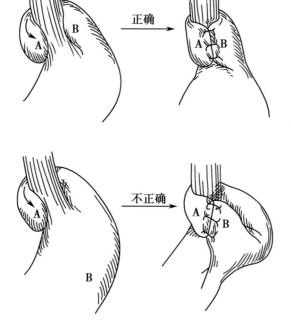

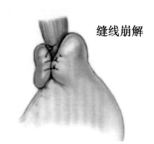

图 12-2-22　正向擦皮鞋动作不准确导致的折叠过松：右手抓持的 B 点过远。

图 12-2-23　缝线崩解导致的折叠过松

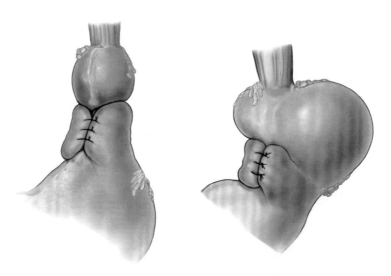

图 12-2-24　折叠部位不准确示意图
折叠部位不准确及进一步发展成为"两个"胃腔，是一定会出现不适症状的。

（五）折叠圈未固定

Nissen 和 Toupet 折叠完成后，左右两侧必须缝合固定在膈肌或补片上，以防止术后食管活动导致折叠圈缩入膈肌以上（特别是合并食管裂孔关闭过松的情况下），同时防止术后胃蠕动产生的胃底扭转（特别是合并胃底游离范围过大的情况下）（图 12-2-25）。

Dor 折叠在前方缝合的 4~5 针已经把折叠圈完全固定在膈肌上。所以不需要额外的缝合固定。

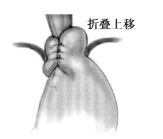
折叠上移

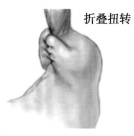
折叠扭转

图 12-2-25　折叠圈未固定示意图
折叠圈未缝合固定在膈肌上导致的上滑和扭转。

（六）合成补片离食管过近

合成防粘连补片在覆盖食管裂孔缺损的时候需要距离食管后方约 0.5cm 的距离。初学者有时候为了尽量修复缺损，会把补片完全覆盖、紧贴食管后壁，这是非常危险的。若合成防粘连补片与食管距离太近，由于存在食管上下活动，会导致补片切割、侵蚀进入食管壁等严重并发症（图 12-2-26）。

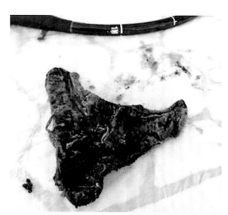
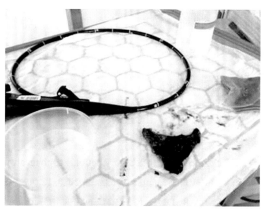

图 12-2-26　补片侵蚀进入食管、内镜下取出
这种聚丙烯（PP）与膨化聚四氟乙烯（ePTFE）材料已被淘汰。

另外，使用的 Keyhole 覆盖食管裂孔的方法，也易导致食管的侵蚀，现在已经很少使用（图 12-2-27）。

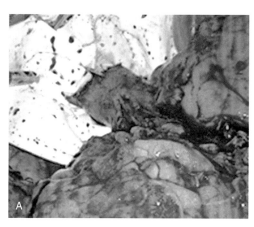
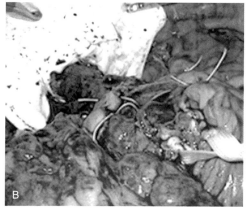

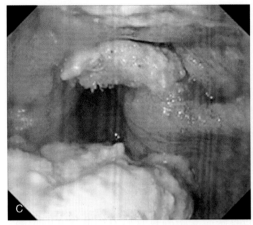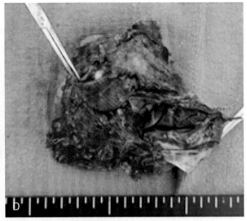

图 12-2-27　补片 keyhole 摆放后侵蚀进入食管、手术切除食管下端后取出

A、B. 术中补片 Keyhole 摆放；C. 术后数年后胃镜下看到的位于食管内的补片；D. 切除 EGJ 后，补片侵入情况。

以上所述是比较常见的操作错误或失误，还有一些少见的失误，比如术中损伤胃食管导致术后的穿孔、损伤迷走神经主干导致的胃肠动力障碍、损伤大血管引起的大出血、钉合损伤心包导致的心包压塞等，都需要我们在每一步中做到谨慎操作、时刻预防。

（周太成　李英儒　江志鹏　陈　双）

参考文献

［1］YU H X, HAN C S, XUE J R, et al. Esophageal hiatal hernia: risk, diagnosis and management [J]. Expert Rev Gastroenterol Hepatol, 2018, 12 (4): 319-329.

［2］SIEGAL S R, DOLAN J P, HUNTER J G. Modern diagnosis and treatment of hiatal hernias [J]. Langenbecks Arch Surg, 2017, 402 (8): 1145-1151.

［3］MASUDA A, FUJITA T, MURAKAMI M, et al. Influence of hiatal hernia and male sex on the relationship between alcohol intake and occurrence of Barrett's esophagus [J]. PLoS One, 2018, 13 (2): e0192951.

［4］YEOM J S, PARK H J, CHO J S, et al. Reflux esophagitis and its relationship to hiatal hernia [J]. J Korean Med Sci, 1999, 14 (3): 253-256.

［5］SEO H S, CHOI M, SON S Y, et al. Evidence-Based Practice Guideline for Surgical Treatment of Gastroesophageal Reflux Disease 2018 [J]. J Gastric Cancer, 2018, 18 (4): 313-327.

［6］HANSDOTTER I, BJÖR O, ANDREASSON A, et al. Hill classification is superior to the axial length of a hiatal hernia for assessment of the mechanical anti-reflux barrier at the gastroesophageal junction [J]. Endosc Int Open, 2016, 4 (3): E311-317.

［7］JUNG H K. Epidemiology of gastroesophageal reflux disease in Asia: a systematic review [J]. J Neurogastroenterol Motil, 2011, 17 (1): 14-27.

［8］WEBER C, DAVIS C S, SHANKARAN V, et al. Hiatal hernias: a review of the pathophysiologic theories and implication for research [J]. Surg Endosc, 2011, 25 (10): 3149-3153.

［9］KAHRILAS P J. The role of hiatus hernia in GERD [J]. Yale J Biol Med, 1999 Mar-Jun; 72 (2-3): 101-111.

［10］HOJO M, NAGAHARA A, HAHM K B, et al. The international gastroenterology consensus symposium study group. management of gastroesophageal reflux disease in Asian countries: results of a questionnaire survey [J]. Digestion, 2020, 101 (1): 66-79.

［11］ RICHTER J E, RUBENSTEIN J H. Presentation and epidemiology of gastroesophageal reflux disease [J]. Gastroenterology, 2018, 154 (2): 267-276.

［12］ HORGAN S, POHL D, BOGETTI D, et al. Failed antireflux surgery: what have we learned from reoperations？[J]. Arch Surg, 1999, 134 (8): 809-815; discussion 815-817.

［13］ YALAV O, GUMUS S, ERDOGAN O, et al. Laparoscopic revisional surgery for failed anti-reflux procedures [J]. Ann Ital Chir, 2021, 92: 353-360.

［14］ SCHLOTTMANN F, LAXAGUE F, ANGERAMO C A, et al. Outcomes of laparoscopic redo fundo-plication in patients with failed antireflux surgery: a systematic review and meta-analysis [J], Ann Surg, 2021, 274 (1): 78-85.

［15］ AWAIS O, LUKETICH J D, SCHUCHERT M J, et al. Reoperative antireflux surgery for failed fundoplication: an analysis of outcomes in 275 patients [J]. Ann Thorac Surg, 2011, 92 (3): 1083-1089; discussion 1089-1090.

［16］ YATABE K, OZAWA S, ITO E, et al. Late esophageal wall injury after mesh repair for large esopha-geal hiatal hernia: a case report [J]. Surg Case Rep, 2017, 3 (1): 125.

［17］ BATHGATE G, ALI H, ABOUL ENEIN M, et al. An unusual cause for halitosis [J]. BMJ Case Rep, 2016: 10. 1136/bcr-2015-213271.

［18］ 周太成, 马宁, 陈双. 食管裂孔疝的腔镜修补规范化操作七步法 [J]. 中国普通外科杂志, 2019, 28 (10): 1186-1191.

［19］ 陈双, 周太成. 食管裂孔疝解剖学观点 [J]. 临床外科杂志, 2019, 27 (9): 745-747.

［20］ 陈双, 周太成, 马宁. 食管裂孔疝的病理生理 [J]. 中华胃食管反流病电子杂志, 2019, 6 (2): 49-54.

［21］ 周太成, 于洪燕, 马宁, 等. 食管裂孔疝患者胃底折叠术后吞咽困难的处理 [J]. 中华胃食管反流病电子杂志, 2019, 6 (2): 61-65.

［22］ 陈双, 周太成, 马宁. 食管裂孔疝修补——力求结构与功能的统一 [J]. 中华胃肠外科杂志, 2018, 21 (7): 734-739.

［23］ 陈双. 腹腔镜操作技能基础 [M]. 广州: 广东科技出版社, 2020. 10.

［24］ 汤睿, 吴卫东, 周太成. 腹外疝手术学 [M]. 北京: 科学出版社, 2019. 3.

第十三章　与代谢减重外科的交叉

第一节　如何打破死循环

> **导读**
>
> 从某种程度上讲 GERD 与机体的代谢、肥胖有关,因为肥胖加剧了腹压,腹压增加后,胃的反流就更严重,与 GERD 形成了"恶性循环"效应。

最近 30 年,肥胖症在世界各地的发病率都在增加。研究表明,超重和肥胖与胃食管反流病(GERD)密切相关。超重(BMI 25~29.9kg/m^2)和肥胖(BMI ≥ 30kg/m^2)患者患 GERD 的风险较高。即使是 BMI 正常(18~24.9kg/m^2)的患者,体重增加与反流的风险也是成正比,而体重减轻与反流症状成反比。

超重和肥胖患者发生食管裂孔疝的概率是正常人的 3 倍。这是由于肥胖患者腹压增加,吸气时胃内压力和胃食管压力梯度增加,外侧膈肌脚和食管下端括约肌(LES)之间的轴向分离增加,导致食管裂孔疝的发生。

超重和肥胖患者内脏脂肪增加,导致胃内压力增加,容易形成反流的压力梯度。据报道,与 BMI 正常的 GERD 患者相比,肥胖患者的食管动力障碍发生率更高。

脂肪因子也是 GERD 和肥胖症研究的一个重要领域,尤其是对生长素释放肽(ghrelin)和瘦素的研究。生长素释放肽(ghrelin)是一种促食欲激素,通过激活神经肽 Y(NPY)和刺鼠相关肽(AgRP)神经元在下丘脑弓状核中起作用,导致食物摄入增加。ghrelin 与 Barrett 食管呈正相关,但与 GERD 症状呈负相关。

■ 治疗 GERD 首先是改变生活方式,减轻体重就是目标之一。

瘦素与 GERD 症状有关。在一项针对埃及 GERD 患者的研究中,发现瘦素与症状评分严重程度、体重、BMI、腰围、腰臀比、腹部总脂肪、皮下腹部脂肪组织和腹内脂肪组织呈显著正相关,与腰臀比呈负相关。

最近的一项研究还表明,非酒精性脂肪性肝病(NAFLD)和 GERD 之间存在联系。虽然 NAFLD 与肥胖有已知的关联,但在这项针对单个中心的 206 名 NAFLD 门诊患者的研究中,与对照组相比,这些患者的典型 GERD 症状发生率更高,且与 BMI 无关。作者在 NAFLD 患者中发现的某些细胞因子的血清水平较高,这可能与肥胖无关,并且也在 GERD 患者的食管黏膜中过度表达,这可能有助于解释这些发现。

总之,食管裂孔疝的易感性和内脏肥胖是直接关联的。需要进一步地研究分析脂肪因子对该人群 GERD 发展的影响,以及性别和种族在 GERD 发病率方面的潜在差异。

一、治疗 GERD 必须要打破死循环

肥胖与三种食管疾病相关:GERD、Barrett 食管和食管腺癌。这些疾病的风险也随着体重的增加而逐渐增加。治疗 GERD 的目标不仅是减少 GERD 症状,还要降低患上其他更严重的食管疾病的风险,因此对于超重和肥胖患者,首先要减肥(图 13-1-1)。

减轻 GERD 症状最有效的干预措施是减肥,如果反流症状发生在睡眠期间,则抬高床头。2012 年发表在 *Obesity* 杂志上的一项研究显示,大多数超重或肥胖的人参加了结构化的减肥计划后,包括饮食、身体活动和行为改变,他们的 GERD 症状得到了完全解决。体重减轻与症状缓解之间的关系取决于体重减轻的量,因此受试者减轻的体重越多,他们看到的症状改善越大。女性在减轻 5%~10% 的体重后 GERD 症状有所改善,而男性在减轻 10% 的体重后症状有所改善。因此,减肥有助于患者减少使用或者不用抗酸药。

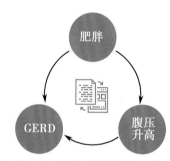

图 13-1-1　肥胖、腹压升高和 GERD 的关系图

肥胖可导致腹压升高,也可导致 GERD,同时腹压升高也加重 GERD 的症状。

■ 有条件的话,先"减肥"再治疗"HH"与"GERD"。

二、肥胖 GERD 患者非手术方法

1. 改善生活方式　通过运动、控制饮食、增加水果和纤维的摄入量,一方面可以减肥,另一方面可以减少 GERD 的症状。

2. 减少咖啡和咖啡因的摄入　有研究表明咖啡因可以降低 LES 的压力。

3. 多吃蛋白质少吃脂肪　研究发现,摄入蛋白质会增加 LES 的压力,摄入脂肪反而降低 LES 压力。有 GERD 症状的患者摄入总脂肪、饱和脂肪和胆固醇量高于没有症状的患者。

4. 药物治疗　抗酸药、H_2 受体拮抗剂(H_2RA)和质子泵抑制剂(PPI)都是可以使用的。PPI 对 GERD 肥胖患者的疗效不受 BMI 的影响。

三、肥胖 GERD 患者手术方式

常见的减重手术方式有袖状胃切除、胃旁路手术以及胃捆绑手术。接下来主要介绍袖状胃手术和胃旁路手术。

第二节　SG 袖状胃手术

> **导读**　代谢外科的"袖状胃"手术可以明显缓解 GERD 的症状，因为术后大大限制了胃液产生和胃酸的总量。

袖状胃是减重手术的主要方式之一，下面介绍袖状胃的手术方式。传统的腹腔镜下袖状胃切除是采用 5 孔法，把胃大弯切除，使得胃部形成一个约 150ml 的小胃囊。该手术的优点就是不需要在体内置入外来物，就能达到减肥的效果。手术切掉 8 成的胃体积，可以降低食量，更可减少刺激食欲的荷尔蒙 ghrelin 的分泌。

一、适用范围

手术的适应证：①2 型糖尿病病程 ≤15 年，且胰岛仍存在一定的胰岛素分泌功能，空腹血清 C 肽水平 ≥ 正常值下限的 1/2；② BMI ≥27.5kg/m^2；③男性腰围 ≥90cm、女性腰围 ≥85cm 时，可酌情提高手术推荐等级；④建议年龄 16~65 岁。

手术不适用人群：①明确诊断为非肥胖型 1 型糖尿病患者；②胰岛 β 细胞功能已基本丧失，血清 C 肽水平低下；③ BMI<25kg/m^2 的患者目前不推荐手术；④妊娠糖尿病或其他特殊类型糖尿病；⑤精神疾病患者。

二、手术步骤

第一步：体位布局和戳卡位置

体位布局：患者仰卧，呈"大字"分腿位。主刀站在患者右侧，扶镜站在患者的两腿之间，另一助手站在患者左侧。器械护士在患者左下肢旁，主显示器位于患者头部。

戳卡位置：脐部 4cm 设 12mm 戳卡作观察口，左右两侧各放置两个戳卡（图 13-2-1）。注意左右手术操作孔的位置可根据患者的身高、腹壁厚度、原有瘢痕位置、术者位置、腹腔镜头长度、超声刀长度、器械长度等进行适当调整。

第二步：确认幽门，分离胃结肠韧带

进入腹腔，探查肠管是否损伤，腹盆腔脏器情况。在巡回护士协助下使用36Fr胃导管将胃内气体或内容物排空然后退出。确认幽门环的位置，在距离幽门环2~6cm处做标记，用超声刀开始行胃结肠韧带游离。注意可先从胃大弯中部进行，这样较易操作。进入网膜囊后，继续沿胃大弯向上游离至胃食管交界处，向下分离至标记处。注意游离时在胃网膜左右血管弓内进行，勿损伤血管弓（图13-2-2、图13-2-3）。

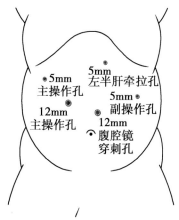

图13-2-1 戳卡分布图
对于操作成熟的医师，还可以用"三孔"法进行手术。

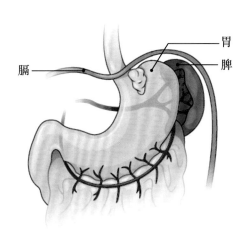

图13-2-2 全面探查腹腔，并确认幽门管的位置
一般在距离幽门环2~6cm开始进行胃大弯的切除。

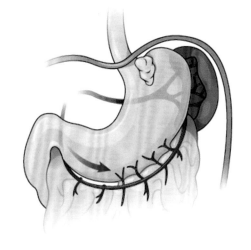

图13-2-3 沿胃网膜弓内游离，打开胃结肠韧带，进入小网膜囊

第三步：分离胃底，暴露左膈肌脚

往上游离胃结肠韧带至胃脾韧带，凝断胃短血管。注意避免太靠近胃壁，同时避免造成脾脏损伤或出血。继续向上游离暴露胃食管交界处和左膈肌脚。注意避免损伤或切断膈肌底部膈血管（图13-2-4）。

第四步：分离胃后壁

分离胃窦后壁时，注意勿超过距离幽门的标记处，勿损伤胃网膜右血管和胃十二指肠动脉。分离胃中部后壁时，应在胃后壁和胰腺体之间的膜结构进行，勿损伤胃左动脉（图13-2-5）。

第五步：切割胃大弯，制定袖状胃

在主刀协助下，巡回护士将36Fr胃管插至幽门部标记处，即起始切割点在距幽门

2~6cm处。为减少狭窄,切割时保持胃外侧对称牵引。最后的切割应在胃食管交界处的脂肪垫外1cm处;胃食管交界处的血供存在差异,如太多靠近食管,会增加术后吻合口漏的风险。注意根据胃壁的厚度来依次选择不同高度的钉仓(图13-2-6、图13-2-7)。

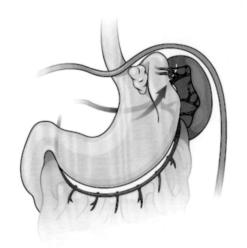

图 13-2-4　游离胃大弯侧胃结肠韧带,进入小网膜囊

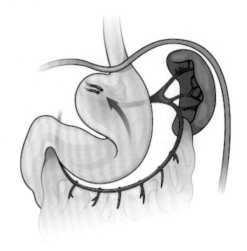

图 13-2-5　沿着胃后系膜层面,一直延伸向上并打通

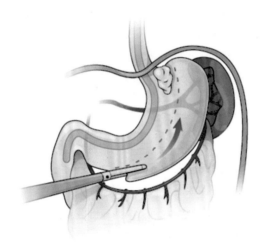

图 13-2-6　距离幽门管 2~6cm 处切割胃大弯

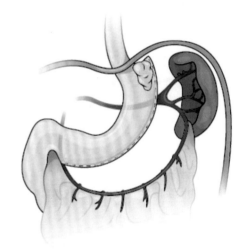

图 13-2-7　最后的切割应在胃食管交界处的脂肪垫外 1cm

第六步:加固胃切缘,复位大网膜

从胃底切缘开始,从上至下,用可吸收倒刺线连续缝合胃浆肌层并包埋,以减少出血或术后胃漏的风险;注意缝合时,勿钩到胃壁的血管,进针不能过深,以免造成出血。加固缝合胃切缘时,勿拔出胃管,以免引起狭窄。

第七步:取出标本,缝合戳孔

通过观察孔取标本时避免污染脐部切口,应用标本袋装好标本。为了防止胃内出血或狭窄,术中可行胃镜检查明确是否出现胃漏。在直视下通过 10mm 脐孔取出 12mm 戳卡并用疝修器缝合,以防止戳卡孔疝的发生。关腹缝合皮肤,手术结束。

食管裂孔疝和胃食管反流病外科治疗

总之,腔镜袖状胃切除术手术步骤清楚,过程简单,有利于缩短学习曲线,减少术后并发症发生。但是减重也绝不是只需要一个手术就一劳永逸的,还需要术后遵从医师的建议,合理饮食、适度运动等系统的健康管理,才能维持最佳的减重效果。

［1］ SONG J H, CHUNG S J, LEE JH, et al. Relationship between gastroesophageal reflux symptoms and dietary factors in Korea [J]. J Neurogastroenterol Moti, 2011, 17: 54-60.

［2］ JACOBSON B C, SOMERS S C, FUCHS C S, et al. Body-mass index and symptoms of gastroesophageal reflux in women [J]. N Engl J Med, 2006, 354: 2340-2348.

［3］ WILSON L J, MA W, HIRSCHOWITZ B I. Association of obesity with hiatal hernia and esophagitis [J]. Am J Gastroenterol, 1999, 94: 2840-2844.

［4］ PANDOLFINO J E, EL-SERAG H B, ZHANG Q, et al. Obesity: a challenge to esophagogastric junction integrity [J]. Gastroenterology, 2006, 130: 639-649.

［5］ ROMAN S, PANDOLFINO J E. Environmental-lifestyle related factors [J]. Best Pract Res Clin Gastroenterol, 2010, 24: 847-859.

［6］ WU J C, MUI L M, CHEUNG C M, et al. Obesity is associated with increased transient lower esophageal sphincter relaxation [J]. Gastroenterolog, 2007, 132: 883-889.

［7］ TER R B. Gender differences in gastroesophageal reflux disease [J]. J Gend Specif Me, 2000, 3: 42-44.

［8］ RICHTER J E, BRADLEY L A, DEMEESTER T Ret al. Normal 24-hr ambulatory esophageal pH values. Influence of study center, pH electrode, age, and gender [J]. Dig Dis Sci, 1992, 37: 849-856.

［9］ CLOSE H, MASON J M, WILSON D, et al. Hormone replacement therapy is associated with gastro-oesophageal reflux disease: a retrospective cohort study [J]. BMC Gastroentero, 2012, 12: 56.

［10］ ZHENG Z, MARGOLIS K L, LIU S, et al. Effects of estrogen with and without progestin and obesity on symptomatic gastroesophageal reflux [J]. Gastroenterology, 2008, 135: 72-81.

［11］ MENON S, PREW S, PARKES G, et al. Do differences in female sex hormone levels contribute to gastro-oesophageal reflux disease？[J]. Eur J Gastroenterol Hepatol, 2013, 25: 772-777.

［12］ CORLEY D A, KUBO A, ZHAO W. Abdominal obesity, ethnicity and gastro-oesophageal reflux symptoms [J]. Gut, 2007; 56: 756-762.

［13］ STARK R, ASHLEY S E, ANDREWS Z B. AMPK and the neuroendocrine regulation of appetite and energy expenditure [J]. Mol Cell Endocrinol, 2013, 366: 215-223.

［14］ MYERS M G, COWLEY M A, MÜNZBERG H. Mechanisms of leptin action and leptin resistance [J]. Annu Rev physio, 2008, 70: 537-556.

第三节　Roux-en-Y 胃旁路术

一、手术概述

胃旁路手术全名为"腹腔镜 Roux-en-Y 胃旁路手术",是消化道捷径手术,即一种改变肠道结构、舍弃了大部分胃功能的手术。实现这一构想的是外科器械,随着腔镜技术和器械的发展,该术式的实质是在相应的器械出现以后才能安全、有效地进行(图13-3-1)。

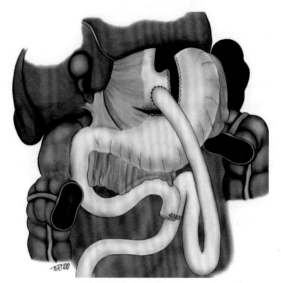

图 13-3-1　胃旁路手术示意图

手术将患者的胃分成上下两部分,用于容纳食物的只有原来胃部的 1/6~1/10,然后在小胃的切口处开一条"岔路",接上截取的一段小肠,重新排列小肠的位置,改变食物经过消化道的途径,以减缓胃排空速度,缩短小肠,降低吸收,从而达到减肥的目的。胃旁路手术不仅可以减重,还可以控制血糖甚至是治疗糖尿病,以及减轻或治疗胃食管反流病。

二、手术治疗 GERD 的原理

由于改变了食管和胃的关系,同时将大部分胃旷置,一定程度上减少胃酸产生、胆汁和酸液的反流,所以胃旁路手术(图13-3-2)可以作为 GERD 的替代手术。许多研究表明,在肥胖合并胃食管反流患者中,胃旁路手术不但可以起到很好的减重效果,同时还能大大缓解胃食管反流的症状;另外的研究表明,在一些合并严重食管动力不足,甚至是食管瘫的 GERD 患者中,做胃底折叠术后出现吞咽困难、食管排空障碍的可能性很大,选择胃旁路手术在减轻胃酸反流症状的同时,术后并不会出现食管动力不足的表现。

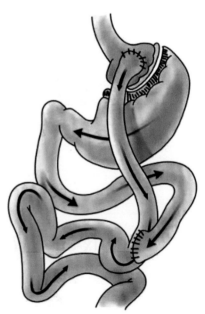

图 13-3-2　胃旁路手术后食物、胃肠液走向示意图

三、手术步骤

随着我国减重领域的发展,现阶段腹腔镜下 Roux-en-y 胃旁路术已经趋于规范化,其操作步骤如下。

第一步:体位、建立 Trocar

患者置分腿“大”字仰卧位后双下肢弹力绷带加压,术者站于患者两腿之间,扶镜手站于患者右侧,第一助手站于患者右上侧,第二助手站于患者左上侧。也可置患者并腿位,术者站立于患者右侧,助手与扶镜手站于患者左侧(图 13-3-3)。

根据术者习惯及手术细节决定,通常采用五孔法,手术步孔与胃腔镜手术步孔类似。

如果采用分腿位,则脐部置一个 10mm 套管作为观察孔(根据患者情况该观察孔可上移或左移 10cm),左锁骨中线平脐处置一个 5mm 套管作为术者右手主操作孔,右腋前线平脐处置一个 12mm 套管作为术者左手主操作孔,剑突下 3~5cm、左锁骨中线肋缘下 3~5cm 分别置一个 5mm 套管作为辅助操作孔,气腹压力调节为 13mmHg,将患者体位调整头高脚低 30°,左侧调高 10°~15°。

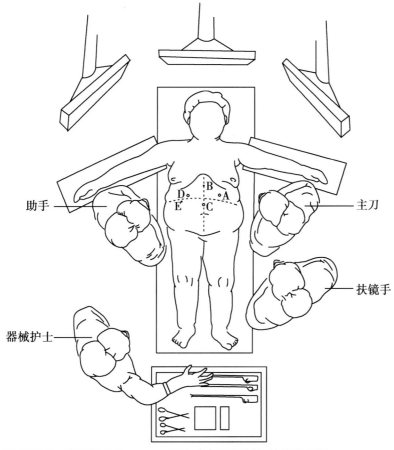

图 13-3-3　腹腔镜下 Rou-en-y 胃旁路术手术体位、站位示意图
患者仰卧位,两个监视器位于头端两侧,主刀站于患者右侧偏头端,一助手站于患者左侧,扶镜助手站于患者右侧偏脚端。上台护士及器械台位于患者足侧。

第二步:制作胃小囊

用超声刀或者能量器械,在距离贲门下方约5cm处分离胃小弯打开胃小网膜囊,建立进入小胃囊的隧道入口,通过此隧道置入直线型切割吻合器(60mm蓝色钉仓),朝胃大弯方向切割吻合胃的前后壁,继续用超声刀向His角方向分离拓展胃后壁隧道为第二枪切割闭合做准备,巡回护士在术者的协助引导下将38 Fr胃管置入胃小弯侧,沿此胃管为指引切割吻合胃的前后壁,完成切割吻合后暂将胃管退至食管处;继续分离拓展小胃囊隧道贯通至His角后方,用直线型切割吻合器(60mm蓝色钉仓)制作完成一个大小约30ml小胃囊(图13-3-4)。

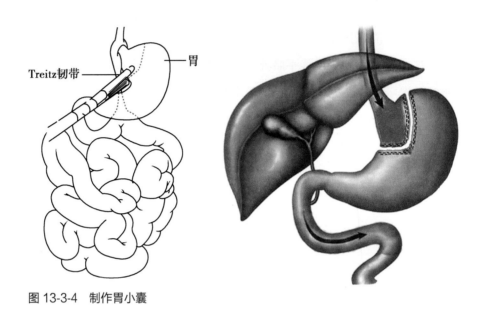

图 13-3-4　制作胃小囊

此过程需要2~4枚直线切割吻合器,注意最后一枪击发的位置需与胃食管结合部留适当的距离,为1~1.5cm,以避免损伤贲门;胃小囊的容积约为30ml,过大易发生吻合口溃疡,过小则增加胃空肠吻合难度。

第三步:离断出胆胰臂(BPL)、测量好Roux臂(RL)

将小肠在不同部位离断,为bypass肠管吻合做准备,具体操作如图13-3-5、图13-3-6。

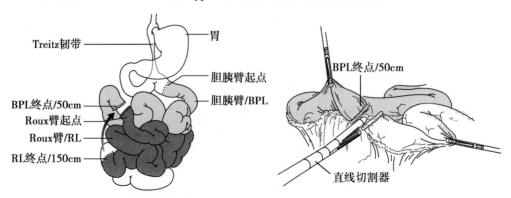

图 13-3-5　胆胰臂(BPL)的离断
BPL起始于Tretiz韧带下方,长度约50cm,予以离断BPL臂终点处空肠。

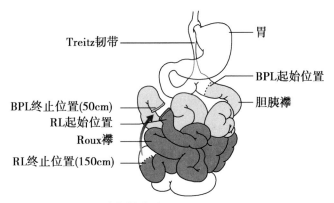

图 13-3-6　Roux 臂的辨认测量

RL 臂起始于 BPL 臂的终点,长度约 150cm。

第四步:吻合 BPL 臂和 RL 臂

BPL 臂和 RL 臂侧侧吻合的准备:在 BPL 臂及 RL 臂小肠远断端对系膜缘侧分别用电钩做小切口,用分离钳撑开小切口间隙,建立小肠小肠侧侧吻合的通道。

小肠小肠侧侧吻合:从术者左手操作孔置入直线型切割吻合器(60mm 白色钉仓),分离钳协助吻合器置入小肠,行小肠小肠侧侧吻合,吻合口直径为 4~6cm。

关闭小肠小肠侧侧吻合口的共同开口及系膜裂孔:用 2-0 可吸收线连续缝合关闭共同开口,继续用该线缝合共同开口的浆肌层;连续缝合关闭小肠 - 小肠系膜裂孔防止内疝发生,建议使用不可吸收缝线(图 13-3-7)。

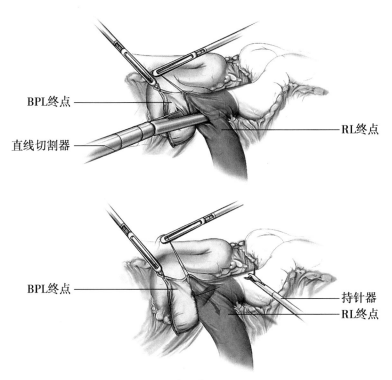

图 13-3-7　吻合 BPL 臂和 RL 臂示意图

将 BPL 臂的终点与 RL 臂的终点予以侧侧吻合,并关闭共同开口、系膜裂孔。

第五步：胃小囊空肠吻合

胃小囊空肠吻合分为结肠前和结肠后两种吻合方式，结肠后的吻合可减轻胃空肠吻合口的张力，完成胃肠吻合后，需将横结肠裂孔和 Peterson 孔关闭，以防止发生内疝；结肠前吻合的操作更简便，手术时间更短，内疝的发生率较低。但完全关闭 Peterson 孔相对困难，一旦发生 Peterson 孔疝，容易疝入大段小肠。胃小囊空肠吻合还分为胃前壁和胃后壁吻合，胃前壁吻合更容易在腹腔镜下完成共同开口的缝合操作。

结肠前吻合和结肠后吻合两种吻合方式各有优缺点，可根据术者的习惯和熟练程度来选择，目前临床上以结肠前较为多见。

胃小囊空肠吻合可以通过线形切割器纯手工缝合，或用圆形吻合器完成。但常用线形切割器完成。用电钩在小肠对系膜侧和小胃囊右侧第一枪断端前壁分别开一个小口，分离钳拓宽间隙，置入直线型切割吻合器（60mm 蓝色钉仓）在小胃囊前壁行胃空肠吻合，吻合口直径大小为 1.0~1.5cm。关闭胃肠吻合口的共同开口将胃管（38Fr）置入共同吻合口至小肠远端约 1cm 作为支撑管，2-0 可吸收缝线连续内翻缝合关闭胃小囊空肠吻合口的共同开口（图 13-3-8）。

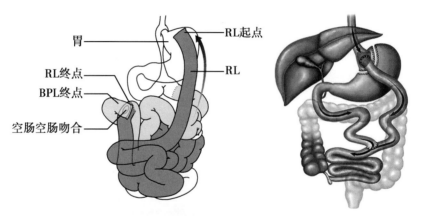

图 13-3-8　胃小囊 - 空肠吻合示意图
将 RL 臂的起点与胃小囊前壁予以侧侧吻合，关闭共同开口、加固吻合口。

第六步：关闭横结肠小肠系膜裂孔或横结肠系膜缺损和 Peterson 孔

若为结肠前胃肠吻合，则两个助手协助扇形展开横结肠系膜，显露横结肠与小肠系膜之间形成的系膜裂孔，用不可吸收缝线连续缝合关闭系膜裂孔；若为结肠后胃肠吻合，则需要显露横结肠系膜裂孔，用不可吸收缝线连续缝合关闭横结肠系膜裂孔，显露 Peterson 孔，继续用不可吸收缝线连续缝合关闭 Peterson 孔。

第七步：放置引流管、关闭腹腔穿刺孔

该手术的难点在于制作与把握小胃囊大小和确定胆胰支、营养支的长度，确切的胃空肠吻合、空肠空肠吻合，以及对于横结肠系膜缺损和 Peterson 裂孔的关闭。要达到娴熟规范的 LRYGB 手术操作，肥胖与代谢病外科医师不仅需要熟悉手术操作步骤,还要掌握肥胖与代谢病外科基本理论和手术原理,缩短学习曲线,从而减少因手术操作引起的并发症,保障患者围手术期安全及临床疗效。如果要达到规范化的手术操作和良好的手术效果,还要遵循标准的诊断、精准解剖、循证医学、多学科综合治疗、加速康复外科理念、术后综合管理的原则。

参考文献

［1］ GUYEN N T, DEMARIA E J, et al. The SAGES manual: a practical guide to bariatric surgery [M]. New York: Springer Science+Business Media, 2008.

［2］ Schauer P R, SCHAUER P R, SCHIRMER B D, et al. Minimally invasive bariatric surgery [M]. New York: Springer Science+Business Media, 2007.

［3］ 王存川,董志勇,张鹏,等. 腹腔镜 Roux-en-Y 胃旁路术规范化手术操作指南 (2019 版)[J]. 中华肥胖与代谢病电子杂志, 2019, 5 (2): 63-69.

［4］ AKPINAR E O, LIEM R S L, NIENHUIJS S W, et al. Metabolic effects of bariatric surgery on patients with type 2 diabetes: a population-based study [J]. Surg Obes Relat Dis, 2021, 17 (7): 1349-1358.

［5］ 张忠涛. 腹腔镜 Roux-en-Y 胃旁路术 [J]. 中华普外科手术学杂志 (电子版), 2020, 14 (2): 125.

［6］ 朱乾坤,任海洋,李小东,等. 合并肥胖的胃食管反流病外科策略选择 [J]. 世界华人消化杂志, 2020, 28 (2): 43-49.

［7］ 皮尔地瓦斯·麦麦提玉素甫,艾克拜尔·艾力,买买提·依斯热依力,等. 减重手术类型与胃食管反流病发病相关性的研究进展 [J]. 中华胃食管反流病电子杂志, 2019, 6 (3): 161-165.

［8］ SURVE A, COTTAM D. Laparoscopic Roux-en-Y gastric bypass reversal for chronic nausea and vomiting using the side-to-side anastomosis [J]. Surg Obes Relat Dis, 2020, 16 (4): 592-593.

第四节　短食管的处理（Collis 手术）

导读　胸腔内为负压,腹腔内为正压,胃是腹腔内器官,一旦进入胸腔,常不能正常工作而使患者产生症状,但真正原发性短食管发病较少甚至罕见。

一、手术理念的提出

早在 20 世纪,Collis 意识到了临床上确有短食管的患者,认识到增加腹段食管的长度以形成 His 角,有助于加强抗反流作用,他提出了 Collis 手术,即切割部分胃底,使与食管延续的剩余胃小弯部分成为延长的食管,以便更好地形成 His 角。

解决这一问题,也在等待着外科技术特别是消化道的切割缝合技术有根本化改变。直到 1971 年器械化切割吻合器出现后,Peason 提出 Collis-Belsey 手术,1989 年 Stirling 提出 Collis-Nissen 胃成形术等。Collis 胃成形术可与任何一种胃底折叠术组合,对于绝对短食管的患者,共同发挥抗反流的作用。这些术式的实质是指要有相应的器械出现以后才能使得这些手术安全、有效成为可能。

这里需要提醒外科医师,真正的“短食管”是很少见的,确有大多都是先天性的。有些疾病的转归可能会发展成为“短食管”,如硬皮病的上消化道病变。对这些后天形成的短食管,手术需要谨慎。

■ 减重手术的困难
——显露。

二、早期 Collis 手术

原本的 Collis 手术(20 世纪 50—60 年代),是通过经胸入路做的开放手术,我们以 Collis-Nissen 手术来回顾一下这个对于短食管的患者手术。

1. 麻醉插管前,先经口插入扩张食管 50F 食管探条,并将此探条留置,或拔除探条,另插一导管,作为食管的标志。

2. 左胸后外侧切口经第 7 或第 8 肋间进胸。切断下肺韧带,将左下肺叶牵向上方。于下肺静脉水平切开纵隔胸膜,打开膈食管膜,游离食管下段并套带牵引。

3. 暴露膈肌及食管裂孔部位,分别离断胃短血管和胃左动脉分支,使胃底完全游离,将胃提入胸腔(图 13-4-1),所有接下来的操作均在胸腔内完成。

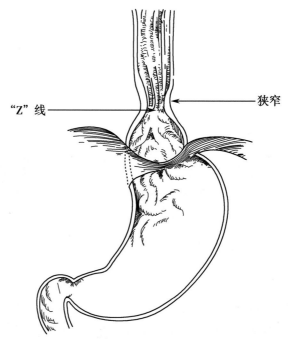

"Z" 线 ——
狭窄 ——

图 13-4-1 短食管或同时有食管下端狭窄
从胸腔入路,只能从上方将胃提入胸腔进行游离操作,
甚至需要切开膈肌,导致损伤。

4. 紧贴食管探子放置切割缝合器(图 13-4-2)。缝合成形后的延伸食管与原食管

粗细大致相等。

小心不要误钉食管及胃小弯内的支架管,支架管的支撑作用保证切割胃底后新形成的食管与原来食管宽度相当(图13-4-2)。

包埋缝合好切缘,浆膜化代食管、胃底的切开部位。防止术后出现切缘瘘。同时在膈肌脚部位预先缝合好数针,以做缩小裂孔作用,先不打结,待胸腔内操作完成后再打结(图13-4-3)。

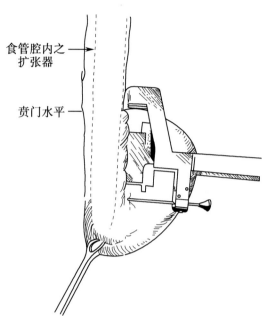

图 13-4-2　切割形成新的食管下端
经胸手术,紧贴食管探条,做一纵向切割(切割器),直线使之成为食管下端,在食管与胃腔内下扩张器(50#Maloney),将胃底切开,以延长食管。

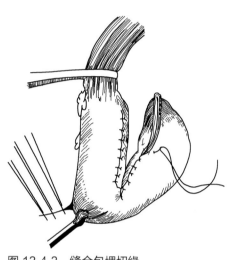

图 13-4-3　缝合包埋切缘
形成食管的延长,同时在左右膈肌脚缝线,不打结,以备缩小膈食管裂孔。关闭切开的胃底,备以胃底折叠。

5. **胃底折叠**　用切口的胃底部分包绕新延长的食管下端2cm(图13-4-4~图13-4-5)。

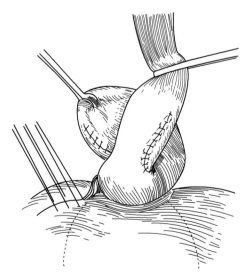

图 13-4-4　将新胃底从新食管后方拉至右侧
将胃底绕"新食管"下端做360°的包绕折叠。

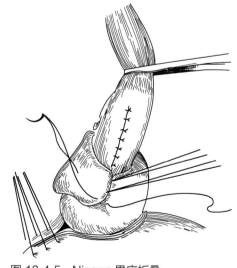

图 13-4-5　Nissen 胃底折叠
胃底绕过"新食管"360°包绕缝合,长约2cm。

以 Nissen 折叠为例,进行抗反流屏障的重建。将新形成的胃底,包绕在新形成的食管部位,即从后方 360° 的全折叠。

缝合三针左右,保持合适的折叠松紧度。同时需要注意折叠的位置,以包绕新食管为宜,过高胃底长度不够、过低不易形成新的抗反流屏障。完成折叠后,胸腔内的操作基本完成。

6. 把包绕好的食管下端推入腹腔内(图 13-4-6)

胸腔内的切割、缝合、折叠完成以后,用手小心地将折叠好的折叠圈塞入腹腔,注意力度轻柔,切忌暴力挤压导致折叠圈松脱以及切割部位破裂。

7. 膈脚缝线打结,使环绕缝合之胃底不能再进入胸腔,最后将胃底与膈顶缝合固定 2 针。将之前预先缝合在食管裂孔部位的缝线收紧、打结,注意保持一个合适的紧张度,过紧可导致吞咽困难、过松容易导致食管裂孔疝的复发。最后将胃底与膈顶在可视情况下缝合 2 针固定,防止折叠圈滑入胸腔(图 13-4-7)。

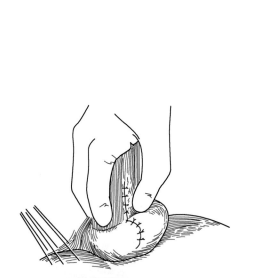

图 13-4-6　将折叠圈复位
环绕缝完后将胃底推入腹腔内。

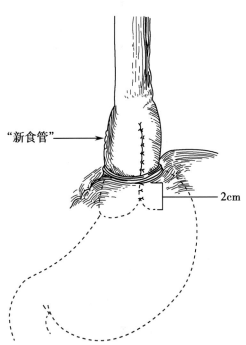

图 13-4-7　缝合固定折叠圈
膈脚缝线打结后,再缝合数针固定。

通过以上古老的经胸 Collis 胃成形手术,我们能看到经胸途径的困难:不能很好地暴露胃底部分,虽然延长食管下端,但仍不能很好地在腹腔内延展、固定,不能将补片放置于正压的腹腔内。

三、经腹 Collis 手术

随着腔镜技术及器械的发展、对胃食管反流病的认知进步以及胃肠道手术技巧的发展,Collis 胃底成形术已经逐步演变成为腹腔镜下的操作。在减重、食管癌、胃食管反流疾病的手术领域继续发挥巨大的作用。

以下是腹腔镜下 Collis+Nissen 手术的具体步骤。

第一步:按照前述食管裂孔疝修补七步法,使用五孔法建立手术通道。

手术体位、参加人员站位、穿刺孔设置跟前述食管裂孔疝腹腔镜修补一样。

第二步:将胃从胸腔拉入腹腔(图 13-4-8)

探查以后,尽量将胃从胸腔拉回腹腔内进行操作。由于短食管,此时回纳胃会有困难,注意轻柔操作、充分暴露。

第三步:游离、清理胃底(图 13-4-9)

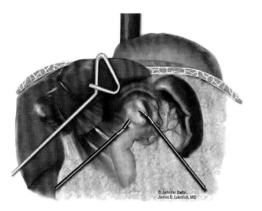 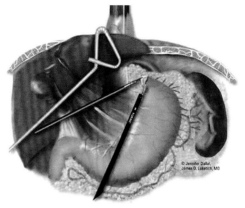

图 13-4-8　还纳疝内容物
腹腔镜下通过“交替”动作,将位于胸腔的胃回纳入腹腔。

图 13-4-9　游离胃底
将胃底前壁的脂肪清理干净,离断胃短血管 **4~5** 支。

由于存在短食管情况,跟常规食管裂孔疝手术不同在于,进一步的操作需要更多的胃底来进行食管的延长、胃底的折叠。所以,游离胃底需要更多,一般需要切断靠上方 4~5 支的胃短血管,甚至更多。

所以从左侧入路进行胃底游离、离断血管会更加容易暴露、更容易操作。

左侧入路游离充分以后,再从右侧入路进行膈肌脚显露、贯通胃后间隙。

第四步:打通胃底(图 13-4-10)

胃底充分游离、胃后间隙贯通以后,就可以开始进行胃底的切割、延长食管的操作。使用吻合器,将胃前后壁、双层钉合切割出一个贯穿胃前后壁的孔,为 2~3cm 大小,以利于直线切割缝合器的置入及使用。

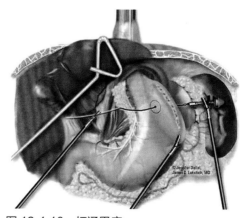

图 13-4-10　打通胃底
使用吻合器,紧贴支架管,透壁全层将胃底打穿,留下一个 **25mm** 左右的孔。

孔的右侧边缘距离胃小弯的距离就是新食管的宽度,注意保持约 2.5cm,防止过窄、术后狭窄的同时,也要防止过宽导致的抗反流屏障减弱。

如果胃内置有支架管或胃管,吻合器打通前后壁的过程中,注意不要钉合住支架管或胃管。

第五步:切割胃底(图 13-4-11)

使用内镜下的直线切割缝合器,沿着支撑管进行胃底的纵行切开缝合,以建立新的腹段食管,重建胃底作为包绕的部分。此处应注意保持新食管宽度的一致性。切割闭合好以后,可以连续或间断缝合浆膜化切缘。

第六步:胃底折叠(图 13-4-12)

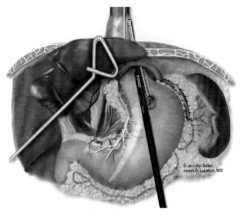

图 13-4-11 切割胃底
使用直线切割闭合器,紧贴支架管,通过打穿的孔,平行于支架管切割胃底,直至切断。

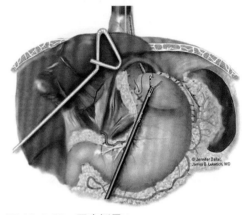

图 13-4-12 胃底折叠
将形成的胃底 360° 缝合包绕于新的食管上。

行 360° 的 Nissen 折叠,可以在此情况下先行完成。按照七步法胃底折叠的步骤,将重建好的胃底,从后方 360° 包绕新食管,缝合 2~3 针包绕,注意把握合适的包绕紧张度。

第七步:修补缺损、补片、固定(图 13-4-13)

在将食管裂孔缝合修补以后,根据不同情况选择是否使用补片、使用何种补片(原则与之前七步法相同)。并将补片展平、妥善固定在膈肌上方。折叠圈固定在膈肌脚或补片上。

与前述经胸途径的 collis 手术比较,我们能发现经腹途径能更好地游离胃底、减少牵拉引起的损伤。可以在腹腔内微创操作、尽量延长食管,同时将折叠好的折叠

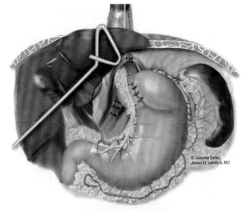

图 13-4-13 缺损处理及折叠圈固定
缝合裂孔缺损、放或不放置补片、固定折叠圈。

圈牢固固定在膈肌脚,防止其术后滑入胸腔。最后还可以将补片放置在腹腔,从力的起始方向发挥屏障作用、抵抗腹压对膈肌的冲击。

总之,Collis 胃底成形术,配合不同的胃底折叠,可以很好地解决短食管情况,更利于胃底折叠及抗反流屏障的建立。经过多年的实践,也取得了良好的效果。

（周太成　曾　兵　江志鹏　陈　双）

参考文献

[1] COLLIS J L. An operation for hiatus hernia with short oesophagus [J]. Thorax, 1957, 12: 181-188.

[2] PEARSON F G, LANGER B, HENDERSON R D. Gastroplasty and Belsey hiatus hernia repair [J]. J Thorac Cardiovasc Surg, 1971, 61: 50-63.

[3] STIRLING M C, ORRINGER M B. Continued assessment of the combined Collis-Nissen operation [J]. Ann Thorac Surg, 1989, 47: 224-230.

[4] 黄孝迈. Collis-Belsey 食管胃联合部再建术——适应证、生理及技术操作 [J]. 国外医学参考资料, 外科学分册, 1977 (1): 30-33.

[5] 王其彰. Collis-Nissen 手术 [J]. 食管外科电子杂志, 2013, 1 (3): 139-140.

[6] 崔若恒. 并用 Collis-Nissen 手术治疗反流性食管狭窄 [J]. 首都医学院学报, 1989 (1): 18.

[7] DAHLBERG P S, DESCHAMPS C, MILLER D L, et al. Laparoscopic repair of large paraesophageal hiatal hernia [J]. Ann Thorac Surg, 2001, 72: 1125-1129.

[8] PIERRE A F, LUKETICH J D, FERNANDO H C, et al. Results of laparoscopic repair of giant paraesopahgeal hernias: 200 consecutive cases [J]. Ann Thorac Surg, 2002, 74: 1909-1916.

第十四章 特殊膈疝的处理

膈疝(diaphragmatic hernia)是指膈肌存在缺损以至于腹腔内容物进入胸腔。膈疝可分为先天性膈疝、医源性膈疝和创伤性膈疝。除 HH 外,常见先天性膈疝包括 Morgagni 疝和 Bochdalek 疝。本章主要介绍先天性膈疝和创伤性膈疝。

第一节 膈的发育

在介绍先天性膈疝之前,先从胚胎学回顾下膈的发育(图 14-1-1)。

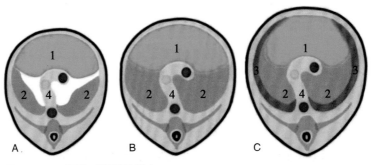

图 14-1-1 胚胎时期膈的发育

A. 第 5 周膈发育图,B. 第 7 周膈发育图,C. 第 4 个月膈发育图。1. 原始横膈; 2. 胸腹膜; 3. 外周体壁肌肉; 4. 食管系膜。

胚胎时期的膈由 4 部分组成,分别是原始横膈(septum transversum)、胸腹膜(pleuroperitoneal membranes)、外周体壁肌肉(peripheral body wall muscle)、食管系膜(mesentery of oesophagus)。出生后,原始横膈发育成膈肌中心腱,胸腹膜、外周体壁肌肉发育成膈肌肌肉部,食管系膜发育成膈肌脚(图 14-1-2)。

在胚胎第 5 周的时候,原始横膈开始从前至后发育,与胸腹膜部融合,胸腔、腹腔开始分隔。经过 4 个月发育,原始横膈、胸腹膜和外周体壁肌肉融合,形成出生后的膈。

食管裂孔疝和胃食管反流病外科治疗

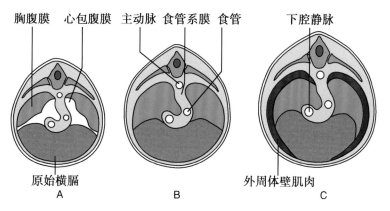

图 14-1-2　膈的发育过程
A. 胸腹膜皱襞在胚胎第 5 周的时候出现；B. 在胚胎第 7 周时，胸腹膜皱襞
与原始横膈融合，分隔胸腔和腹腔；C. 胚胎第 4 个月，外周体壁肌肉形成
膈的最外围。

　　正是因为膈肌是由多个部分融合而成，因此融合点就成了膈肌的薄弱点(图 14-1-3)，容易出现先天性的膈疝。如胸肋三角的 Bochdalek 疝、胸骨后的 Morgagni 疝。接下来将会细说这两种疝。

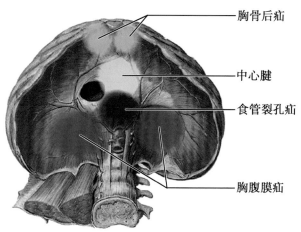

图 14-1-3　膈发育的薄弱点
常见的薄弱点在胸骨后、食管裂孔、胸肋三角，分别形成
Morgagni 疝、食管裂孔疝、Bochdalek 疝。

■ 除 HH 之外，所谓的"特殊膈疝"，几乎都是少见疝或罕见疝。

参考文献

［1］ CHAVHAN G B, BABYN P S, COHEN R A, et al. Multimodality imaging of the pediatric diaphragm: anatomy and pathologic conditions [J]. RadioGraphics, 2010, 30 (7): 1797-1817.

［2］ PANICEK D M, BENSON C B, GOTTLIEB R H, et al. The diaphragm: anatomic, pathologic, and radiologic considerations [J]. RadioGraphics, 1988, 8 (3): 385-425.

［3］ CANNATA G, CAPORILLI C, GRASSI F, et al. Management of congenital diaphragmatic hernia (CDH): role of molecular genetics [J]. Int J Mol Sci, 2021, 22 (12): 6353.

［4］ ZANI A, CHUNG W K, DEPREST J, et al. Congenital diaphragmatic hernia [J]. Nat Rev Dis Primers. 2022; 8 (1): 37.

第二节 Morgagni 疝

Morgagni 疝又叫胸骨后疝,是常见的先天性膈疝的一种,是膈疝的四种类型之一,其他三种类型包括:Bochdalek 疝,膈肌后外侧缺损所致;食管裂孔疝,食管裂孔缺损所致;食管旁疝,缺损位于食管裂孔旁。Morgagni 疝缺损部位是前胸骨后的膈肌位置。Morgagni 疝发病率较低,症状少,一般不会发生呼吸功能障碍等并发症。Morgagni 疝占先天性膈疝的 2%~5%(图14-2-1)。

一、病因

Morgagni 疝常见于婴幼儿,有 34%~50% 的概率合并其他先天性异常,最常见的有心脏缺陷(25%~60%)和21-三体综合征(15%~71%)。与 Bochdalek 疝早期出现呼吸困难的症状不同,Morgagni 疝大部分没有症状。由于心包的阻挡,Morgagni 疝多发生于右侧(91%),左侧仅为 5%,双侧则为 4%。

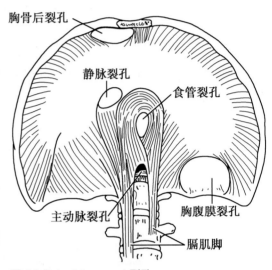

图 14-2-1　Morgagni 裂孔

二、流行病学

Morgagni 疝真实发病率尚不清楚,估计为 1/5 000~1/2 000,占所有先天性膈疝的 2%~5%。

三、病理生理

Morgagni 疝位于胸骨后外侧,是由于肋软骨的腱鞘部分未能与胸骨融合而引起,右侧融合失败是 Morgagni 疝,左侧融合失败通常叫 Larrey 疝。由于心包位于胸骨后左侧并附着于膈肌,能阻挡腹腔内容物进入胸腔。因此,91% 的 Morgagni 疝都是发生于胸骨后右侧。该类型的疝都有疝囊,随着疝内容物的增加,疝囊会逐渐增大。疝内容物以大肠(54%~72%)或大网膜(65%)为多见,也可以是小肠、胃或者肝脏。

四、临床表现

Morgagni 疝的症状出现通常比 Bochdalek 疝要晚,以呼吸道和上消化道症状为主。但是,也可能超过 50% 的患者一直到影像学诊断清楚时都没有症状。儿童

食管裂孔疝和胃食管反流病外科治疗

最常见的是呼吸道不适,例如呼吸窘迫或呼吸急促(20%~73%)和复发性肺部感染(29%~55%)。有时也会表现为胃纳差,生长发育迟缓、咳嗽,甚至喂养时窒息。成年则胃肠道和呼吸道症状均可出现,包括胸骨后痛或胸痛站立可缓解、呼吸困难、腹胀、消化不良或痉挛。创伤、肥胖、怀孕、慢性便秘或慢性咳嗽等腹压升高因素,会导致大网膜和肠管突出而诱导症状发作。如果疝内容物是肠管,则在胸部听诊可闻及肠鸣音。当出现压痛、反跳痛、心动过速、持续呕吐、血便时,要考虑到疝内容物嵌顿的可能,需要迅速进行液体复苏、紧急手术,评估肠管情况,并进行缺损的修复。

五、诊断

Morgagni 疝早期多无症状,随着疝内容物增加,可出现呼吸道或消化道症状。大部分患者是在体检时偶尔发现的。因此,Morgagni 疝可以通过胸部 X 线、CT 进行诊断及鉴别诊断。

Morgagni 疝通过影像学就可以进行诊断,首先包括正侧位胸部 X 线片。疝内容物为肠管时,胸部正位片可见心包旁气体阴影,侧位片则位于胸骨后。如果疝内容物为肠管,仅胸片的诊断率就可达到 71%。如果疝内容物为网膜或实体器官,右侧心膈角变圆钝,在这种情况下,可进一步检查进行确诊,例如胸部 CT 扫描、食管吞钡。CT扫描是诊断的金标准,简单方便,判断缺损准确率达 100%。当疝内容物为大网膜时,CT 扫描将显示出胸骨后脂肪密度,或者如果疝内容物为肠管时,缺损内则将看到含空气的肠管。鉴别食管裂孔疝时,可以进行食管吞钡或钡灌肠,当横结肠向上成角时说明疝内容物为结肠。

六、治疗

由于 Morgagni 疝存在梗阻的可能,因此建议手术修补。但修补的方式、方法仍有争论。

目前主流的手术入路分两种,一种是经腹腔入路,另一种是经胸腔入路。采用胸腔入路的手术方式通常是在右侧胸腔第 6 肋的肋间隙后外侧进胸。这种方法的优点是可以更准确地观察右侧缺损,并将疝囊与心包、纵隔和胸膜游离,减少周围脏器的损伤。缺点是无法观察左侧的缺损以及伤口过大。

经腹腔入路又可以分开放手术和腹腔镜手术。经腹腔入路的优点是可以观察是否合并双侧缺损,可以一并修补,同时能探查腹腔内的情况,如是否合并肠旋转不良等。开放手术通常适用于急诊病例或者不能耐受腹腔镜的患者(如严重脊柱侧弯、广泛腹腔粘连等)。开放手术通常采用上腹正中切口,并回纳疝内容物。但是对于是否应该切除疝囊还是存在争议的。

腹腔镜手术较为常用,方便腹腔探查,手术创伤小,恢复快,目前应用越来越广泛。

1997 年 Georgacopulo 首先报道了第一例儿童 Morgagni 疝腹腔镜修补术。腔镜 Morgagni 疝修补通常采用反 Trendelenburg 体位,主刀位于两腿之间。观察孔位于脐下,两个操作孔分别位于左右上腹锁骨中线处。根据疝缺损的大小,切开肝镰状韧带以利于良好暴露。回纳疝内容物后可切除疝囊。通常缺损的横径比前后径要大,可贯穿腹壁缝合关闭缺损。用补片覆盖缺损位置后,以不可吸收线贯穿腹壁缝合或者钉合固定。对于不需要用补片修补的缺损,可以 U 形贯穿缝合关闭缺损横径,把膈肌缺损后缘固定于腹壁,并皮下打结。这种缝合方法对膈肌前缘缺失的患者非常有利,而且比腹腔内缝合更容易操作。这类患者一般术后恢复较好,术后三天即可出院。机器人修补 Morgagni 疝也有报道。

七、鉴别诊断

如果胸部 X 线片发现疝内容物为肠管,则需与心包囊肿、局限性气胸或食管裂孔疝等鉴别。如果是大网膜的一部分或肝脏为疝内容物,胸部 X 线片表现为实性占位,应与肺不张、肺炎、心包脂肪垫、胸腔内脂肪瘤、支气管癌、胸膜间皮瘤或非典型纵隔肿瘤等鉴别。胸部侧位 X 线或 CT 扫描进一步成像可确认 Morgagni 缺损。

八、预后

Morgagni 疝修补的效果确切,复发率低。死亡的危险因素与早产危险因素相关,如出生体重低、胎龄小、APGAR 评分低等。

九、并发症

Morgagni 疝发生嵌顿的概率约为 10%,可能导致肠梗阻、肠扭转、绞窄或坏死,因此即使是无症状的患者也应该进行手术。术后常见的并发症是伤口感染、切口疝或者 Trocar 孔疝、缝线脓肿或者肠梗阻,但发生率都较低。Morgagni 疝的复发率为 2%~42%,复发的危险因素包括:张力缝合且不用补片、疝囊不切除、使用可吸收线缝合、唐氏综合征等。

参考文献

[1] PAPANIKOLAOU V, GIAKOUSTIDIS D, MARGARI P, et al. Bilateral Morgagni Hernia: Primary Repair without a Mesh [J]. Case Rep Gastroenterol, 2008, 2 (2): 232-237.

[2] NASR A, FECTEAU A. Foramen of Morgagni hernia: presentation and treatment [J]. Thorac Surg

Clin, 2009, 19 (4): 463-468.

[3] SIMSON J N, ECKSTEIN H B. Congenital diaphragmatic hernia: a 20 year experience [J]. Br J Surg, 1985, 72 (9): 733-736.

[4] LIM L, GILYARD S M, SYDORAK R M, et al. Minimally invasive repair of pediatric Morgagni hernias using transfascial sutures with extracorporeal knot tying [J]. Perm J, 2019, 23: 18. 208.

[5] GARRIBOLI M, BISHAY M, KIELY E M, et al. Recurrence rate of Morgagni diaphragmatic hernia following laparoscopic repair [J]. Pediatr Surg Int, 2013, 29 (2): 185-189.

[6] LATIF AL-ARFAJ A. Morgagni's hernia in infants and children [J]. Eur J Surg, 1998, 164 (4): 275-279.

[7] AL-SALEM A H. Congenital hernia of Morgagni in infants and children [J]. J Pediatr Surg, 2007, 42 (9): 1539-1543.

第三节　Bochdalek 疝

Bochdalek 疝又称胸腹膜疝,是常见的先天性膈疝之一,最早是由 1754 年 McCauley 医师描述,随后由捷克病理学家 Bochdalek(1801—1883 年)进行研究并命名。缺损的部位通常位于腰肋三角处,其中左后方的缺损最常见(约占 85%),如果用笛卡尔数学坐标表示,主要位于第二象限。右后方由于肝脏的阻挡,发病率较低(约 15%)。

一、病因

Bochdalek 疝常见于婴幼儿,在胚胎发育过程中横膈不完全与腰肋部融合导致的缺损。胚胎发育第 7~10 周时,横膈开始发育,同时,食管、胃、小肠等消化器官也在形成。当横膈发育不全无法与腰肋部融合时,会形成一个先天性的缺损,腹腔内容物在胸腔负压的吸引下,容易跑进胸腔。也有一种可能是消化器官由于发育时间先后问题,未完全下降至腹腔,被横膈封闭在胸腔内而形成先天性膈疝。

约有 30% Bochdalek 疝是由于基因异常导致的,包括染色体异常、基因拷贝数或者序列异常。这些基因的异常,通常合并其他器官发育异常,如心、肺发育缺陷。

二、流行病学

先天性膈疝(CDH)是一种先天性膈肌异常,发病率为 1/2 000~1/3 000。其中,70%~75% 是后外侧缺陷(第二象限),也就是 Bochdalek 疝。在美国犹他州对全州先天性膈疝诊断的基于人群的队列研究中,3 156 例新生儿中就有 1 例发生 CDH。有男性倾向,男女比例为 1.72∶1。其中,64% 的病例为孤立病例,23% 为多发病例,13%

为综合征病例。

成人有症状的 Bochdalek 疝相对罕见，大多数病例是偶然发现的。据估计，成人无症状 Bochdalek 疝的总体发病率低至 0.17% 和高达 6%。

三、病理生理

Bochdalek 疝气是一种先天性疝气，原因是膈肌发育缺陷。在胚胎第 4 周的时候，横膈膜开始从几个皱褶处形成。在前方，原始横膈形成膈肌中心腱。膈肌后外侧则由胸腹膜形成。胸腹膜管，即胸膜腔和腹膜腔的通道，通过横膈后外侧的 Bochdalek 孔相连，但这个通道通常在妊娠第 8 周左右关闭，否则会导致膈肌缺损。由于右侧胸腹膜管比左侧胸腹膜管早关闭，因此大多数 Bochdalek 疝气 (85%) 是左侧。

腹腔内容物突出进入胸腔会干扰肺部的正常发育，并可能导致不同程度的肺发育不良和持续性肺动脉高压 (PPH)。因此，大多数有症状的 Bochdalek 疝在很小的时候就被诊断出来。而成年后出现的 Bochdalek 疝相对罕见，通常表现为与疝入器官相关的症状。

四、临床表现

该类型疝在婴幼儿常见，通常表现为呼吸困难、心率加快等，有时还会伴有嘴唇发绀等缺氧的表现，患侧胸腔也会比健侧饱满。出生 6 小时内出现呼吸困难症状常被称为高危先天性膈疝，因肺严重发育不良，生存率为 40%~60%。有报道指出，10%~50% 的 Bochdalek 疝合并其他畸形，最多的心脏畸形。肺发育不良、肺动脉高压和术后并发症是先天性膈疝死亡的主要原因。

成人的 Bochdalek 疝一般没有症状，如果有症状，一般与胃肠道相关，比如肠梗阻等。

五、诊断

Bochdalek 疝的诊断不会太难，超声检查、胸部 X 线片和薄层 CT 可诊断 Bochdalek 疝。胸部线片或者 CT 扫描有助于鉴别诊断。产前超声可以提示先天性膈疝的特征，例如疝入的内容物。出生后，可通过超声检查扫描整个膈肌，评估不连续性，以及疝入的内脏情况。在胸部 X 线片中，通过评估膈肌水平上方是否存在肠内充气袢或软组织肿块来诊断 Bochdalek 疝。但胸部 X 线片的敏感性低，先天性膈疝可能与其他胸部疾病相混淆。因此，为提高该疾病诊断的敏感性，薄层 CT 已成为诊断的金标准。胸部 CT 可以更准确地评估膈肌缺损。据报道，CT 对左侧疝的敏感性为 78%，对右侧疝的敏感性为 50%。此外，产前 MRI 评估也陆续有单位开展。当然还可以进行染色体检测来判断是否属于遗传。

六、治疗

目前治疗方式主要是手术治疗,主要是腹腔镜下的手术。

Bochdalek 疝的第一次成功手术修补是在 1901 年进行的。这些患者大部分是通过开腹或开胸手术治疗的。但随着腹腔镜和胸腔镜技术的进步,微创已成为主流。然而,有几个问题尚无定论:①是否所有 Bochdalek 疝患者都应进行手术? 无论他们是有症状还是无症状(偶然发现);②采用开放或腹腔镜/胸腔镜手术;③是否应切除疝囊;④是否应使用补片修补? 如果使用,何时使用;⑤补片的固定方法。

大多数专家认为无论患者有无症状,都应该接受手术修复。因为这部分患者有可能出现急性严重并发症,例如肠梗阻等。

Bochdalek 疝的修复方式取决于病情的紧急程度。对于紧急情况,剖腹探查术是首选的方法,使用中线或肋下,或在困难的情况下胸腹联合切口,这样可以更好地显示左右两侧的膈肌。剖腹探查术的优点是在回纳疝内容物后,确定内脏的位置并修复旋转不良(如果有)。剥离疝囊可能会损伤胸膜,因此大多数外科医师不愿意剥离疝囊。残留疝囊可能会出现血清肿,一般保守治疗后可消失。

缺损通常沿膈肌横轴缝合,无污染的情况下可使用补片。当前还没有数据支持间断缝合优于连续缝合、不可吸收线缝合优于可吸收线缝合或者两层缝合优于单层缝合。根据缺损的大小和位置,提倡采用间断或连续的不可吸收编织缝合线。缝合缺损对于恢复胸腔和腹腔之间的解剖结构很重要。

是否使用补片取决于缺损的尺寸。有人建议缺损直径大于 20cm 使用补片,也有人缺损超过 8cm 或缺损面积大于 25cm^2 时使用。由于呼吸运动和心脏运动对膈肌造成持续压力,补片的指征可适当放宽,大部分膈疝都可以用补片。

聚丙烯网具有提供无限支撑组织生长的好处,但也可能会侵犯周围器官,目前多采用防粘连补片。补片的固定可以是缝合或者钉合。使用钉枪固定网片时应格外小心,因膈肌相对较薄且靠近心包。

随着腔镜技术的进步,越来越多的患者选择腹腔镜手术。大多数采用仰卧位以及反 Trendelenburg 位。对于孕妇,可采用侧卧位的。一般平卧位后,再向健侧倾斜 30° 或 45°,可充分暴露膈肌和缺损部位。虽然,以前疝内容物存在绞窄的情况下尽量避免腹腔镜手术,但现在越来越多报道使用腹腔镜探查、横向打开膈肌缺损、回纳疝内容物,若有肠坏死,还可切除肠段并进行重建。腔镜手术可降低复发率,有利于止血和腹腔粘连松解,缩短住院时间。

也有用胸腔镜进行修补的。这种方法的显著优点是微创,并可在直视下松解疝内容物与纵隔结构之间的粘连,然后使疝内容物回纳至腹腔,并可以在复位前详细检查胸腔和疝入器官是否有缺血、坏死或穿孔。此外,对于右侧 Bochdalek 疝的修复相对容易,因为肝脏不会遮挡视野。缺点就是将疝入的器官还纳到腹部可能很困难,尤其是脾脏,很容易出血。

由于缺乏比较胸部入路、腹部入路、开放入路、微创入路的随机对照研究,因此修补方式可由外科医师根据自己的经验决定。

婴幼儿的 Bochdalek 疝会比较凶险:一方面,需要维持患儿的呼吸通畅,必要时使用呼吸机支持。另一方面,危重患者可能需要 ECMO 的支持。待一般状态调整好后,可择期行手术处理。

七、鉴别诊断

若产前筛查发现 Bochdalek 疝,要注意与先天性膈肌外翻、膈肌麻痹和叶外肺隔离症等鉴别。先天性膈肌外翻是继发于膈肌肌肉组织发育缺陷以及随后的局部变薄。而叶外肺隔离症是具有独立胸膜和血管供应的肺实质。

成人的 Bochdalek 疝还要跟膈肌破裂或获得性膈疝等相鉴别。

八、预后

婴幼儿 Bochdalek 疝死亡率很高,为 20%~60%。主要是因为肺不张、呼吸功能衰竭导致的。因此,要尽早进行呼吸功能支持治疗,争取早日手术。

成人的 Bochdalek 疝死亡率相对较低,手术风险也不大。

九、并发症

未进行手术治疗的 Bochdalek 疝患者可能会出现慢性肺病、神经认知延迟、胃食管反流病(GERD)、胸壁畸形、生长不良等并发症。

进行手术治疗的 Bochdalek 疝患者也可能存在一定的复发风险。复发风险与缺损面积密切相关。一般来说,初次修补复发率为 4%~13%,复发后再次修补的复发率为 27%~41%。

参考文献

[1] WYNN J, YU L, CHUNG W K. Genetic causes of congenital diaphragmatic hernia [J]. Semin Fetal Neonatal Med, 2014, 19 (6): 324-330.

[2] SLAVOTINEK A M. The genetics of common disorders-congenital diaphragmatic hernia [J]. Eur J Med Genet, 2014, 57 (8): 418-423.

[3] KEIJZER R, PURI P. Congenital diaphragmatic hernia [J]. Semin. Pediatr. Surg, 2010, 19 (3): 180-185.

第四节 创伤性膈疝

创伤性膈疝（traumatic diaphragmatic hernia，TDH）是腹部或胸部创伤的严重并发症，是膈肌因外伤导致的病理性撕裂，腹腔内容物移位到胸腔内形成的疝，这类型的疝不一定有疝囊。TDH 最早由 Ambroise Paré 于 1579 年在一名法国炮兵上尉身上发现，该上尉死前 8 个月曾被子弹击中。Paré 通过尸检发现了遭受钝器和穿透性创伤导致的膈肌破裂。Petit 是第一个鉴别后天性和先天性膈疝的人。1888 年，Naumann 将因创伤导致疝入左胸腔的胃回纳至腹腔。

外伤患者 TDH 的发生率为 0.8%~5%，男性多于女性。TDH 主要发生在钝性创伤中，在穿透性损伤中较少发生，由于右侧有肝脏阻挡，因此左侧 TDH 发病率较右侧高。

TDH 主要表现为呼吸道和腹部症状和体征，如呼吸困难（86%）、腹痛（17%）和患侧呼吸音减弱（73%）。胸部 X 线片和 CT 等影像学检查通常具有诊断意义。

对于诊断明确的 TDH，必须通过手术修补膈肌，回纳疝内容物。一般情况下，急性膈肌损伤常常合并肝、肺或脾等胸腹合并伤，需要紧急手术，并采用开胸或胸腹联合切口探查。慢性膈肌损伤形成的 TDH，可根据疝内容物的情况选择经胸或者经腹。一般情况下，可选择腹腔镜探查，松解粘连、还纳疝内容物后，修补膈肌。

（李英儒　曾 兵　周太成　马 宁　陈 双）

参考文献

[1] WADHWA R, AHMAD Z, KUMAR M. Delayed traumatic diaphragmatic hernia mimicking hydro-pneumothorax [J]. Indian J Anaesth, 2014, 58: 186-189.

[2] BEIGI A A, MASOUDPOUR H, SEHHAT S, et al. Prognostic factors and outcome of traumatic diaphragmatic rupture [J]. Ulus Travma Acil Cerrahi Derg, 2010, 16: 215-219.

[3] KITADA M, OZAWA K, SATOH K, et al. Recurrent diaphragmatic hernia 3 years after initial repair for traumatic diaphragmatic rupture: a case report [J]. Ann Thorac Cardiovasc Surg, 2010, 16: 273-275.

[4] CHUGHTAI T, ALI S, SHARKEY P, et al. Update on managing diaphragmatic rupture in blunt trauma: a review of 208 consecutive cases [J]. Can J Surg, 2009, 52: 177-181.

[5] COOLEY J C, ROGERS J C T. Traumatic Diaphragmatic Hernia [J]. AMA Arch Surg, 1959, 79 (4): 581-587.

第十五章　手术并发症及防治

导读　有些并发症的出现,其严重性大于原先的疾病。从理论上,无论是HH还是GERD,抑或两者皆有之,它们的治疗是针对症状的,属于功能性的改善范畴。因此,对手术质量和细节有更重要的要求。

　　HH手术的并发症包括:出血、消化道瘘、气胸、胸腔或纵隔腔积液、吞咽困难、复发、补片移位、补片侵蚀等。相关报道的并发症发生率差异较大,可能与裂孔疝的类型、大小,是否应用补片,患者的人口统计学差异,研究随访的时间长短以及不同技术间的差异等因素有关。

　　GERD抗反流手术的目的是从解剖学上恢复抗反流屏障,从而减少胃食管反流的发生。这并非易事,因为抗反流机制是复杂而动态的,要做到从结构到功能的统一是外科医师常面临的困难和挑战。腹腔镜胃底折叠术的成功率为67%~95%,这在很大程度上取决于外科专业知识、充分的术前评估和适当的患者选择。抗反流手术的主要并发症包括:出血、食管穿孔、吞咽困难、胸痛、气胀综合征、复发等。

第一节　术后吞咽困难的防治

导读　外科抗酸反流手术或多或少都会产生术后一过性吞咽困难,预防的最好方法是术前全面了解食管的功能、选择正确的术式及正确的健康教育。

一、发生率

　　吞咽困难以及其导致的嗳气是食管裂孔疝修补加胃底折叠术后的最常见并发症之一。其发生率为10%~50%,这可能和各医疗机构的评价标准不一样有关系。

大部分学者认为吞咽困难与胃底折叠的方式有关系,Nissen 术后吞咽困难发生率为 13%~20%,Toupet 术后吞咽困难发生率为 5%~11%,Dor 术后吞咽困难发生率为 1.5%~7%。但也有文献认为与手术方式无关。

二、发生原因

术后早期的吞咽困难有时很难避免,可能与手术过程解剖分离造成的局部炎症、组织水肿有关,也可能与食管动力不足有关。术中分离过多、食管下段钳夹或牵拉过度、电热器械使用过多或功率过大均可增加其发生率。

术后持续的吞咽困难则可能与以下因素相关。

1. 长期的胃食管反流导致食管黏膜损伤,引起局部瘢痕和狭窄,导致食管下端括约肌的运动能力降低。

2. 食管裂孔缝合过窄,压迫食管导致食管下段狭窄。

3. 抗反流活瓣对远端食管的包裹过紧或过度牵拉导致远端食管扭曲,进而影响食物的排空。较多学者也认为,Nissen 手术的 360° 包绕较 Toupet 和 Dor 手术更容易发生术后吞咽困难。

4. 补片选择不当(PTFE/ePTFE 补片吞咽困难发生率较高)或术中补片包绕食管过紧,导致食管局部瘢痕增生、食管狭窄。

5. 心理因素,如焦虑等情绪也会加重吞咽困难的主观感受。

> ■ 食管下段的术后水肿和胃底折叠后水肿是引起吞咽困难的最常见原因。

三、临床表现

吞咽困难主要表现为吞咽食物,甚至液体时有梗阻感,患者主诉难以下咽或下咽时反流,会引起呕吐、气体嗝逆等。吞咽困难是影响患者术后主观感受、进食的主要因素,会导致患者营养不良,根据 Saeed 评分,将术后吞咽程度分为以下 6 种。

0 分:完全不能吞咽进食任何食物;

1 分:吞咽液体有困难,完全不能吞咽固体;

2 分:吞咽液体困难,不能吞咽固体;

3 分:偶尔对固体会有吞咽困难;

4 分:很少对固体食物吞咽困难;

5 分:正常吞咽进食食物。

四、防治

(一) 评估

上消化道造影和内镜检查是诊断和评估术后吞咽困难主要方法。

上消化道造影简单、便捷、创伤少,可以明确食管是否存在狭窄,以及狭窄的部位、程度等(图 15-1-1)。同时可以动态观察食管的蠕动情况,明确是否有食管动力不足、食管扩张或反流复发等情况。内镜检查除了可判断狭窄以外,还可以观察食管黏膜的病变,包括炎症、水肿、瘢痕等。若内镜可通过狭窄段,可进一步观察胃底折叠瓣的情况。

上消化道造影和内镜检查基本可以明确术后吞咽困难的诊断,若需进一步了解食管的动力以及食管下段是否存在异常的高压带,可行食管压力测定。

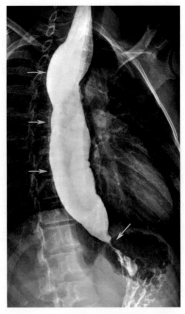

图 15-1-1 食管下段狭窄造影征象
患者男,39 岁,Nissen 术后吞咽困难半年。上消化道造影可见胃食管结合部(EGJ)狭窄(黄色箭头所示),近段食管呈不同程度扩张(蓝色箭头所示)。

(二)处理

1. 早期吞咽困难的处理 术后早期吞咽困难多因局部组织水肿所致,通常经营养支持及饮食调整 4 周后症状可逐渐缓解,并且随着时间的延长而逐渐改善。然而,术后早期出现显著吞咽困难的患者通常由于胃底折叠包绕食管过紧或食管裂孔关闭过小,以及术前伴有食管运动功能障碍或狭窄,此类情况多数需要内镜扩张或者再手术治疗。

2. 持续吞咽困难的处理 术后持续或远期发生吞咽困难多有机械性因素存在,通过饮食调节往往难以奏效。需要完善上消化道造影、内镜检查、食管测压等检查,并给予内镜扩张或者再手术治疗。

(三)预防

可通过以下措施预防术后早期和持续吞咽困难的发生。

1. 术后局部组织水肿有时在所难免,术前应加强患者宣教和沟通,术后坚持进食流质 2 周,同时消除患者的疑虑和焦虑情绪。

2. 术中避免关闭左右膈肌脚过紧,通常以保留食管前后壁与膈肌之间的距离为 0.5~1.0cm 为宜。

3. 充分游离胃底部,采用"颈肩领带"技术,折叠不宜太深,既可减少折叠的胃底对食管下段牵拉,进而影响食管运动功能,又能避免胃底包绕食管下段太紧,导致术后吞咽困难。

4. 对于食管蠕动力差或反流表现不重者,应选择 Toupet 270° 或 Dor 前 180° 部分胃底折叠术。

5. 合理选择补片,避免用 Keyhole 补片包绕食管过紧。

■ 关于手术并发症,有人说,产生术后并发症可归纳为两点,一是没有选择好患者,二是没有把握好手术细节。

食管裂孔疝和胃食管反流病外科治疗

［1］ WILLS V L, HUNT D R. Dysphagia after antireflux surgery [J]. Br J Surg, 2001; 88 (4): 486-499.

［2］ BESSELL J R, FINCH R, GOTLEY D C, et al. Chronic dysphagia following laparoscopic fundoplication [J]. Br J Surg, 2000, 87 (10): 1341-1345.

［3］ DE BEAUX A C, WATSON D I, O'BOYLE C, et al. Role of fundoplication in patient symptomatology after laparoscopic antireflux surgery [J]. Br J Surg, 2001, 88 (8): 1117-1121.

［4］ HÅKANSON B S, LUNDELL L, BYLUND A, et al. Comparison of laparoscopic 270° posterior partial fundoplication vs total fundoplication for the treatment of gastroesophageal reflux disease: a randomized clinical trial [J]. JAMA Surg, 2019, 154 (6): 479-486.

［5］ WATSON D I, JAMIESON G G, LALLY C, et al. Multicenter, prospective, double-blind, randomized trial of laparoscopic nissen vs anterior 90 degrees partial fundoplication [J]. Arch Surg, 2004, 139 (11): 1160-1167.

［6］ CHANG T H. The benefits of laparoscopic antireflux surgery for the treatment of gastroesophageal reflux disease [J]. W V Med J, 1997, 93 (5): 256-259.

第二节　术后复发的防治

对于术后复发要提出和回答几个问题：

1. 为什么复发？是结构的问题，还是功能方面的问题？

2. 多长时间复发，是逐步加重，还是突然加重？

3. 手术技术还是学习曲线？

一、发生率

（一）GERD 术后复发率

GERD 抗反流手术术后复发一般分两种情况：若术后早期即出现与术前相似的症状，其间未有症状缓解期，可视为手术失败；若术后有数月（一般 3 个月以上）或数年的症状缓解期，之后再出现 GERD 的症状，则视为复发。有文献报道，Nissen、Toupet、Dor 的术后复发率分别为 7.0%、8.6% 和 17.5%，Dor 手术的复发率更高，这种分析也不十分合理。

（二）HH 术后复发率

HH 术后复发通常指解剖学复发，即再次出现食管裂孔增宽及胃底或其他腹腔脏器经食管裂孔疝入胸腔。据文献报道，单纯缝合修补 HH 的复发率为 26%~42%，采用不可吸收材料修补复发率为 0~22.7%，部分文献显示采用生物补片修补的复发率较不可吸收材料稍高，但也有文献显示二者比较差异无统计学意义。当然，复发率的高低与疝的类型、大小、术者熟练程度、随访时间等也密切相关。HH 复发的平均时间为 1.5 年,其中食管前复发约占 72%,食管后复发占 13%,环周复发占 15%。

二、发生原因

(一) GERD 术后复发原因

GERD 手术早期失败的常见原因是术后恶心呕吐或其他创伤(如跌倒腹部受压) 导致腹压骤然增加。腹压骤然增加可引起缝线或组织撕裂,使折叠瓣破裂或移位,或者膈肌脚撕裂,导致食管裂孔疝短期迅速形成。早期失败的另一种较少见的原因是术中技术应用不当,如折叠瓣位置不正确、折叠瓣过于松散等,往往与学习曲线有关。

晚期复发的常见原因包括折叠瓣撕裂或松弛、折叠瓣移位、食管裂孔疝形成或复发等。

(二) HH 术后复发原因

HH 手术复发率较高的主要原因在于其修补的独特性,不同于一般的疝修补可以完全关闭缺损再放置补片,HH 修补仅是缩小食管裂孔至合适的大小以容纳食管通过,而且食管是不断垂直于修补平面活动的,因此容易出现食管裂孔的再次增宽和缺损。有点类似造口旁疝的修补,后者复发率同样较高。HH 术后复发的其他原因包括膈肌脚缝合过松、膈肌脚撕裂、补片皱缩或移位等。

■ 作者的经验,减少术后并发症要在术前检查各方面完成一整套的"work up"

三、防治

(一) 评估

当患者术后症状无缓解或经过一段时间缓解期后症状又再次出现时,应进行相关辅助检查评估是否手术失败或复发或存在其他导致症状的因素。

内镜检查有助于评估胃底折叠瓣的位置、方向和完整性。正常情况下,胃底折叠的胃皱褶应位于膈肌的正下方,并垂直于内镜,平行于膈肌(图 15-2-1)。若膈上有胃皱襞表示食管裂孔疝的存在,表明胃可能从折叠瓣滑脱或折叠瓣破裂。若完全看不到折叠瓣的胃皱褶,说明胃底折叠可能完全破裂。通过内镜的 U-turn 观察胃底(详见第五章),还可以了解胃底抗反流瓣和抗反流"气门芯"结构的恢复情况及存在的异常。

影像学检查如上消化道造影、CT 扫描等能进一步提供有价值的信息,如胃底折叠瓣的解剖和位置、有无食管裂孔疝、食管排空和反流的信息等。另外,一些功能学上的检查,如食管 pH 值监测、食管测压等,有助于了解术后食管的功能状况。

(二) 处理

1. GERD 复发的处理　抗反流手术早期失败若发生在术后 3~5 天,应立即完善相关检查予以评估,若发现解剖异常可考虑立即再手术治疗。因为 3~5 天内,手术部位组织水肿或粘连尚不严重,无论是将疝出的折叠瓣回纳腹腔,或对撕裂或移位的折叠瓣进行重做,相对较为容易。若早期失败发生在 5 天以后,最好在 6~12 周后再尝试手术纠正,否则很可能会遇到致密粘连和极其困难的解剖,容易造成副损伤。

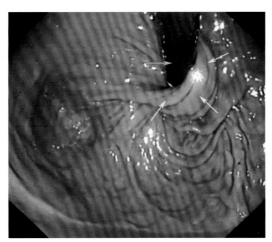

图 15-2-1　内镜下胃底折叠瓣图像

图为 Nissen 术后复查胃镜的图像,正常情况下折叠瓣(黄色箭头所示)应对镜身(蓝色箭头所示)包裹良好,无明显间隙。

对于晚期复发者,则根据症状的严重程度和相关检查的评估结果,决定处理方案。若症状较术前已有改善,仅未如理想,可考虑先行 PPI 等药物治疗观察,不一定急于再手术。若症状与术前相仿或加重,或合并食管裂孔疝,则首选再手术治疗。

2. HH 复发的处理　若复发形成 Ⅰ 型 HH,无合并 GERD 表现或其他并发症如吞咽困难、补片侵蚀等,考虑到再手术的复杂性和困难性,可暂时观察。若复发形成 Ⅱ~Ⅳ 型 HH,或合并明显 GERD 表现,或合并其他并发症,宜再手术修补。一般情况下再手术仍首选腹腔镜手术,但若情况复杂腹腔镜手术无法完成,可中转开放手术,甚至胸腹联合切口手术。

(三) 预防

1. GERD 复发的预防　要降低抗反流手术的复发率,需注意以下几点:①患者选择方面,要完善好术前评估,把握好手术指征,否则会影响手术的效果。②根据术前食管测酸测压结果,合理选择抗反流术式。③掌握抗反流手术的核心理念和步骤,如腹段食管的游离长度、"颈肩领带"动作、胃底折叠瓣的缝合要点等,这是改善手术效果和降低复发率的关键。④ GERD 若合并 HH,应对食管裂孔同时修补,并合理选择应用补片。

2. HH 复发的预防　以下措施有助于降低 HH 术后复发率:①自食管后方(背侧)对食管裂孔进行缝合缩小(图 15-2-2),在食管前方缝合容易复发。②食管裂孔缝

■ 对 GERD 患者,掌握好手术适应证尤为重要。

合修补至合适大小,一般距离食管后壁 0.5~1.0cm 为宜,距离过大容易复发,包绕食管太紧容易引起吞咽困难。③缝合膈肌脚时尽量采用不可吸收线间断缝合,针距不超过 1cm。缝合时注意张力,避免膈肌脚肌纤维撕裂。若间断缝合张力较大,可先采用倒刺线做连续缝合,再用不可吸收线间断加固。④合理应用补片加强(图 15-2-3)。虽然 HH 修补是否应该使用补片尚存争议,但越来越多文献表明,使用补片加强可显著降低术后复发率。一般认为缺损大于 3cm 宜用补片加强,有文献则认为缺损大于 5cm 为宜。

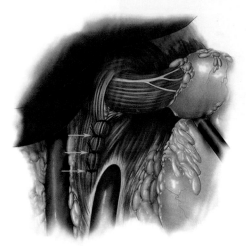

图 15-2-2　缝合缩小食管裂孔
自食管后方(背侧)对食管裂孔进行缝合缩小,如蓝色箭头所示。

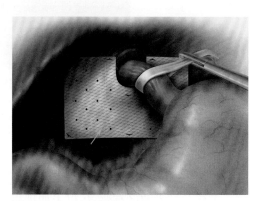

图 15-2-3　补片加强
一般认为缺损大于 3cm 宜用补片加强(蓝色箭头所示),可显著降低术后复发率。

参考文献

［1］ MARET-OUDA J, WAHLIN K, EL-SERAG H B, et al. Association between laparoscopic antireflux surgery and recurrence of gastroesophageal reflux [J]. JAMA, 2017, 318 (10): 939-946.

［2］ VILAR A, PRIEGO P, PUERTA A, et al. Redo surgery after failure of antireflux surgery [J]. Am Surg, 2018, 84 (11): 1819-1824.

［3］ GROVER B T, KOTHARI S N. Reoperative antireflux surgery [J]. Surg Clin North Am, 2015, 95 (3): 629-640.

［4］ SOBRINO-COSSÍO S, SOTO-PÉREZ J C, COSS-ADAME E, et al. Post-fundoplication symptoms and complications: Diagnostic approach and treatment [J]. Rev Gastroenterol Mex, 2017, 82 (3): 234-247.

［5］ PATTI M G, SCHLOTTMANN F. Recurrence of reflux after laparoscopic antireflux surgery [J]. JAMA, 2018, 319 (1): 82-83.

［6］ PATTI M G, ALLAIX M E, FISICHELLA P M. Analysis of the causes of failed antireflux surgery and the principles of treatment: a review [J]. JAMA Surg, 2015; 150 (6): 585-590.

食管裂孔疝和胃食管反流病外科治疗

第三节　补片相关并发症

一、发生率

尽管补片的使用能够有效降低食管裂孔疝的复发率,但是存在补片相关并发症,如炎性反应、补片移位、脏器侵蚀等。其中侵蚀食管,造成穿孔、食管纤维化或狭窄是最严重的并发症。目前大宗的长期随访资料不多,而且一些补片相关并发症的报道也比较少,大部分学者认为补片侵蚀属于罕见的并发症,但也有文献报道其发生率为1.3%~10%,一般发生在术后3年以上。虽然补片相关并发症的总体发生率不高,但其造成的危害极大,而且处理起来比较棘手,需要外科医师重视。

> 请记住:
> ■ 人工材料——补片对患者和医师而言,永远都是一把双刃剑。

二、发生原因

(一) 补片选择不当

HH修补只可以选用防粘连补片,如人工合成防粘连补片、生物补片等,否则必然会造成严重粘连、补片侵蚀等后果。PTFE/ePTFE虽然是防粘连材料,但远期观察发现其容易变僵硬,可造成吞咽困难、补片侵蚀等并发症。

(二) 补片铺放不当

在放置补片时,从食管后方向前包绕,环绕食管不超过270°,避免Keyhole的铺放方式。并且补片不宜距食管过近,以避免造成食管狭窄和侵蚀。现在有专用的U型补片,可用于HH的修补。

(三) 补片固定不当

补片固定通常采用钉枪或缝合的方式。由于食管裂孔周围邻近下腔静脉、腹主动脉、心包等重要的结构,钉合固定时一般不采用钛钉,可选用可吸收钉。而且,在重要血管、脏器周围,尽量采用缝合固定,通常使用不可吸收缝线。补片固定过少、螺旋钉脱落、使用可吸收线缝合等因素,容易造成补片移位和侵蚀周围脏器。

三、临床表现

补片相关并发症的临床症状主要由于补片侵蚀周围脏器引起,最常见的是侵蚀食管。患者常表现为顽固性胸痛,可向背部放射,同时由于食管炎症水肿、瘢痕狭窄或补片侵入食管的原因,可造成持续、严重的吞咽困难。另外,食管纵隔瘘可导致反复感染,甚至纵隔脓肿而危及生命。

四、防治

补片如侵蚀食管,胃镜可见食管腔局部狭窄、糜烂,补片侵蚀入食管腔内(图 15-3-1)。结合 CT 等影像学检查,明确诊断不难。

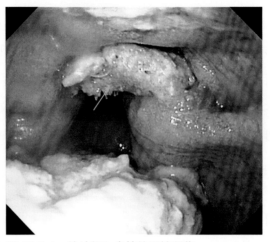

图 15-3-1　补片侵入食管的胃镜图像
患者男,45 岁,食管裂孔疝修补术后 5 年,胸痛伴吞咽困难 6 个月。胃镜下可见侵蚀进入食管腔内的补片(蓝色箭头所示)。

■ 补片侵蚀食管、胃底对患者而言就是一场灾难,要注意指征的把握和补片的选择。

(一) 处理

对于补片侵蚀必须通过手术治疗。一般可通过再次腹腔镜手术,术中仔细分离粘连,取出侵蚀脏器的补片,修补受累器官。如果补片累及胃底折叠瓣,需拆除折叠瓣,取出补片后重做。如果腹腔镜手术困难,可中转开放手术,必要时可采用胸腹联合切口。若由于补片侵蚀或食管瘢痕收缩导致短食管,可施行 Collis 胃成形术。

(二) 预防

补片相关并发症,尤其是补片侵蚀的处理比较棘手,应以预防为主。上文在分析发生原因时已提及,主要措施包括:①合理把握补片使用的指征。并非所有 HH 修补都需要应用补片,一般巨大食管裂孔疝(缺损面积>5.6cm^2、裂孔直径 ≥ 5cm 或者超过 1/3 胃体进入胸腔)或膈肌脚薄弱或术中膈肌脚出现撕裂等情况使用补片加强较为合适。对于食管裂孔疝复发患者,在二次手术修补时也建议放置补片。②选择防粘连补片。其中,合成补片的强度较高,对于巨大食管裂孔疝的修补具有一定优势,但可能会导致侵蚀或食管狭窄等并发症;可吸收补片发生侵蚀的概率较低,但复发率高于不可吸收补片。③避免补片对食管包绕过紧,一般补片边缘距离食管壁 0.5~1.0cm 为宜。④补片宜尽量展平,采用可吸收钉枪或不可吸收线缝合固定。

［1］ ANALATOS A, HÅKANSON B S, LUNDELL L, et al. Tension-free mesh versus suture-alone cruro-plasty in antireflux surgery: a randomized, double-blind clinical trial [J]. Br J Surg, 2020, 107 (13): 1731-1740.

［2］ SORICELLI E, BASSO N, GENCO A, et al. Long-term results of hiatal hernia mesh repair and anti-reflux laparoscopic surgery [J]. Surg Endosc, 2009, 23 (11): 2499-2504.

［3］ BRAGHETTO I, KORN O, ROJAS J, et al. Hiatal hernia repair: prevention of mesh erosion and migration into the esophagogastric junction [J]. Arq Bras Cir Dig, 2020, 33 (1): e1489.

［4］ LI J, CHENG T. Mesh erosion after hiatal hernia repair: the tip of the iceberg？[J]. Hernia, 2019, 23 (6): 1243-1252.

［5］ DE MOOR V, ZALCMAN M, DELHAYE M, et al. Complications of mesh repair in hiatal surgery: about 3 cases and review of the literature [J]. Surg Laparosc Endosc Percutan Tech, 2012, 22 (4): e222-225.

［6］ ANTONIOU S A, MÜLLER-STICH B P, ANTONIOU G A, et al. Laparoscopic augmentation of the diaphragmatic hiatus with biologic mesh versus suture repair: a systematic review and meta-analysis [J]. Langenbecks Arch Surg, 2015, 400 (5): 577-583.

第四节　其他并发症

 导读　掌握正确的手术方法获取更多的手术经验是减少并发症的有效方法。

一、术中并发症

（一）出血、血管损伤

以下操作较容易引起出血：

1. Nissen 和 Toupet 手术需要游离胃大弯偏左后方,切断 1~2 支胃短血管,在处理胃脾韧带、分离和处理胃短血管时,若操作不慎容易导致出血。术中要注意操作层面,动作轻柔,术野显露充分,合理运用超声刀、LigaSure 等动力器械,较粗的血管应提前夹闭或结扎。

2. 分离食管裂孔周围时也易发生出血,操作时应从较易显露的右侧膈肌脚入手向左侧膈肌脚分离。另外,食管两侧的分离相结合,容易贯通食管后方的层面,避免从一侧分离过深而损伤膈肌或纵隔血管,必要时应夹闭或切断该间隙周围的胃短和膈肌血管分支。

3. 术中注意避免过分或粗暴牵拉肝脏和脾脏,以防止肝脾裂伤,最好使用无创牵开器牵引。大部分肝脾出血可通过直接压迫或局部使用止血药物、纱布等止血。

术中要注意避免以下血管的损伤：

1. 肝左动脉损伤　打开肝胃韧带寻找右侧膈肌脚时,有 10%~15% 的病例可发现变异的肝左动脉,注意不要损伤。

2. 下腔静脉损伤　下腔静脉位于肝尾状叶和右膈肌脚之间,在食管裂孔较大的情况下,下腔静脉距离右膈肌脚及食管较近,在分离食管周围间隙、修补裂孔、固定补片时都有可能损伤下腔静脉。因此,术中应注意辨认和保护下腔静脉。

3. 腹主动脉损伤　腹主动脉位于食管背侧、膈肌脚深部,有时在游离食管背侧、缝合裂孔、钉枪固定补片时会造成腹主动脉的损伤,尤其是在体型较瘦小、膈肌脚较薄弱的患者。因此,在游离食管下段时要注意层面,缝合时要注意进针的深度,固定补片时尽量不要使用钛钉。

（二）消化道穿孔

食管、胃穿孔是该手术较为严重的并发症,发病率为 1%~3%。通常由于术中解剖辨认不清或操作粗暴导致食管或胃底损伤、穿孔。因此,术中应常规检查操作区域消化道（食管、胃底）有无渗漏,若有可疑可行术中胃镜检查。可以在胃镜直视下观察食管、胃底的黏膜有无破损;可以通过调暗腹腔镜光源,观察胃镜的光线有无外泄;还可通过胃镜在局部注气,同时在腹腔镜下对食管、胃底周围操作区域注水,观察有无气泡溢出,这样可以从多角度检查局部有无渗漏。如术中发现消化道的渗漏,应及时在腹腔镜下进行修补。对可疑情况应留置腹腔引流管,以便术后进行观察和处理。

（三）气胸

气胸的发生率为 1%~5%,主要是由于在纵隔内分离食管时不慎分破胸膜所致,因此术中在纵隔内操作时尽量贴近食管进行。由于术中正压通气的气压高于腹压,因此术中气胸患者常能耐受。CO_2 可迅速吸收,所以没有必要放置胸腔引流管,只需在手术结束时请麻醉医师有效膨肺以尽可能地排出胸腔积气即可。

二、术后并发症

吞咽困难、复发、补片相关并发症均属于术后并发症范畴,前文已重点讲述,这里不再重复,下面讲述其他较常见的术后并发症。

（一）气顶综合征

气顶综合征（gasbloat syndrome,GBS）发生率为 2%~5%。可表现为腹胀、不能打嗝、餐后饱胀、恶心、腹痛等。Nissen 胃底折叠术比部分胃底折叠术更常见。GBS 的机制尚不明确,多数认为是由于无法将气体从胃排放到食管中所致,可能与重建的食管胃连接阀松弛受损有关。目前缺乏指导治疗 GBS 的数据,通常建议改变生活方式,包括避免进食产生气体的食物和碳酸饮料,缓慢进食,戒烟,以及使用促胃动力药物。

　食管裂孔疝和胃食管反流病外科治疗

虽然翻修手术从完全性胃底折叠转变为不完全性胃底折叠可能是有益的,但缺乏支持性数据。

临床医师须注意区分气顶综合征与机械性小肠梗阻、消化性溃疡和胃排空延迟。在迷走神经损伤的情况下,固体的胃排空可能延迟,在这种情况下,可以考虑旨在松弛幽门的治疗,如幽门成形术、肉毒素注射或胃镜下肌肉切开术等。

（二）胃轻瘫

因术中迷走神经损伤引起,单侧损伤多影响不大,双侧损伤则可引起胃淤滞。如在术中能发现有此情况,除了胃底折叠术之外,可加做幽门成形术或幽门肌层切开术,后者较少产生术后十二指肠胃反流。迷走神经损伤还可以引起术后顽固性腹泻,称为迷走神经切断后腹泻（post vagotomy diarrhea）,颇难纠正。因此,在游离下段食管时要注意保护迷走神经,避免术后胃潴留和胃肠功能紊乱。

（江志鹏　周太成　李英儒　陈 双）

参考文献

［1］ YADLAPATI R, HUNGNESS E S, PANDOLFINO J E. Complications of antireflux surgery [J]. Am J Gastroenterol, 2018, 113 (8): 1137-1147.

［2］ WANG Y R, DEMPSEY D T, RICHTER J E. Trends and perioperative outcomes of inpatient antireflux surgery in the United States, 1993-2006 [J]. Dis Esophagus, 2011, 24 (4): 215-223.

［3］ FURNÉE E J, DRAAISMA W A, BROEDERS I A, et al. Surgical reintervention after failed antireflux surgery: a systematic review of the literature [J]. J Gastrointest Surg, 2009, 13 (8): 1539-1549.

［4］ KLAUS A, HINDER R A, DEVAULT K R, et al. Bowel dysfunction after laparoscopic antireflux surgery: incidence, severity, and clinical course [J]. Am J Med, 2003, 114 (1): 6-9.

［5］ RANTANEN T K, OKSALA N K, OKSALA A K, et al. Complications in antireflux surgery: national-based analysis of laparoscopic and open fundoplications [J]. Arch Surg, 2008, 143 (4): 359-365.

［6］ PESSAUX P, ARNAUD J P, DELATTRE J F, et al. Laparoscopic antireflux surgery: five-year results and beyond in 1340 patients [J]. Arch Surg, 2005, 140 (10): 946-951.

［7］ MCKINLEY S K, DIRKS R C, WALSH D, et al. Surgical treatment of GERD: systematic review and meta-analysis [J]. Surg Endosc, 2021, 35 (8): 4095-4123.

第十六章　手术疗效与随访

胃底折叠及抗反流手术的疗效除了与术者的操作有关外,还与很多因素有关,包括患者的病情严重程度、病程长短、心理状态,以及术后的处理、随访等。

对于胃食管反流疾病内镜射频治疗、随访的方案和评估,有许多临床研究进行了探索,每个方案之间都有所不同(表 16-0-1)。

表 16-0-1　胃食管反流病射频治疗术后随访方案及评估指标示例

研究者、年份和国家	随访时间/年	例数	随访方案	评估指标	研究类型
Reymunde 等;2007;美国	4	80 例	术后 1 年、3 年、4 年	症状评分、生活质量评分、药物使用情况	前瞻性
Coron 等;2008;法国	1	14 例对照 20 例 Stretta 射频治疗	术后 0.5 年、1 年	症状评分、生活质量评分、药物使用情况、内镜检查、食管测压、pH 值监测	随机对照
Azix 等;2010;美国及埃及	1	12 例对照、12 例单次治疗、12 例双次治疗	术后 0.5 年、1 年	健康相关生活质量评分、药物使用情况、pH 值监测、内镜检查、食管下端括约肌静息压	随机对照
Dughera 等;2014;意大利	8	26 例	术后 4 年、8 年	健康相关生活质量评分、SF-36、药物使用情况、pH 值检测、食管测压	单中心回顾性
Liang 等;2014;中国	5	122 例	术后 0.5 年、1 年、5 年	各个症状评分、药物使用情况	前瞻性
Noar 等;2014;美国	10	99 例	术后 0.5 年、1 年、2 年、3 年、4 年、10 年	健康相关生活质量评分、治疗满意度、药物使用情况	前瞻性
Yan 等;2015;中国	3	47 例 Suretta 射频治疗 51 例 Toupet 胃底折叠术	术后 1 年、3 年	各个症状评分、药物使用情况	非随机对照
Kalapala 等;2017 年;印度	1	10 例对照 10 例 Stretta 射频治疗	术后 0.25 年、1 年	症状评分、生活质量评分,食管测压	随机对照

食管裂孔疝和胃食管反流病外科治疗

抗反流手术术后如何随访,如何判定其长期疗效,随访时应采用哪些检查方法等都尚无统一标准,不同研究采用的随访方案和检测指标也不尽相同,但术后随访的主要目的包括评估治疗手段的疗效、有无胃食管反流等并发症发生、及时发现复发征象等。

第一节　早期疗效

疗效是指除了手术的抗反流效果,还包括术后出现的一系列躯体、心理变化。其中术后早期、一个月之内可能会发生的改变、治疗的效果主要有以下几个。

一、胃肠功能紊乱

术后部分患者会出现以腹泻(18%~33%)、腹胀(1%~85%)、呃逆(10%~30%)、胃痉挛(1%~10%)、消瘦(30%~40%)等为表现的胃肠功能紊乱。可能与术中迷走神经损伤、术后肠道菌群紊乱、胃肠动力改变以及营养吸收改变有关。大部分可以通过饮食调整、改善胃肠动力、促消化、止泻、调理肠道菌群等措施缓解。

二、体重变化

术后大部分患者可能出现一过性的体重减轻,幅度可达 5kg 左右。可能原因是术后饮食习惯、结构的改变,胃底折叠后胃腔容积缩小,肠道菌群的变化导致胃肠道吸收功能的暂时性改变等。但这个体重减轻是一过性的。1 个月后,随着饮食的逐步恢复正常、胃肠道结构和消化功能的代偿,这些患者体重会逐步恢复。随着困扰多年症状的解除,患者往往在生活质量改善后,会过度摄入导致营养过量,这个时候要注意叮嘱患者不能暴饮暴食,防止超重引起的腹压增高、复发。

三、吞咽困难

吞咽困难是食管裂孔疝、胃食管反流疾病术后最常出现的症状,发生率为 17%~50%。多发生在术后 1~2 周。多为术后手术部位水肿、胃排空障碍所致,嘱其注意饮食,给予消肿等措施,吞咽困难可逐渐缓解。术中裂孔缝合过紧、胃底折叠过紧也可能会导致吞咽困难,如果保守治疗效果欠佳,则属于术后并发症的范畴,需要在胃镜下行气囊扩张。少部分扩张治疗失败的患者,需要再手术、重做折叠。

四、食管、胃穿孔

食管或胃穿孔是较严重的并发症,发生率约1%,可能导致患者腹膜炎、感染性休克甚至死亡,需要引起注意。可能是术中游离食管、胃的过程中,产生了损伤未发现或者是热损伤后发生的迟发性穿孔。术后患者如果出现腹膜炎表现或者引流液为消化液,则高度怀疑并发胃或食管穿孔。进一步的消化道造影可明确诊断。此时需要再手术探查,修补穿孔,甚至是行空肠造口。

五、气胸、液气胸

气胸的发生率为2%~3%,多发生于疝囊较大或与胸膜粘连致密情况下,因术中损伤胸膜,气体进入胸膜腔所致。如术中发现肺叶萎陷,主麻醉医师可在缝合好膈肌脚后加正压使肺膨胀。如术后患者出现呼吸困难、呼吸音减弱等症状,体查发现呼吸音减弱,往往提示气胸、液气胸可能。胸部X线检查或CT可确诊。少量气胸或液气胸大部分可自行吸收,大量或严重影响患者呼吸时则需行胸腔闭式引流。

第二节　长期疗效

术后长期疗效,除了通过观察患者停药或者药物减量来判断抗反流效果以外,还需要进一步检查了解有无复发、有无补片侵蚀,以及LES的状态。

长期疗效差的患者,可能需要进一步翻修手术。由于大多数患者(42%)反复反流,腹腔镜胃底折叠术后需要进行翻修手术。

一般情况下,建议在每次重做程序之前进行整个术前检查。然而,正如专家所知,大多数术后持续或新发症状的患者并没有在一开始就接受完整的诊断检查。

一、复发

术后症状复发率为10%~62%。症状或解剖学明显复发的患者,排除心理因素、经过完善检查等确诊后,二次手术后大多数仍可获得满意的疗效,再手术率为0%~15%。

（一）再手术指征

食管裂孔疝、胃底折叠术后再手术需要慎重,对于比较明确的严重并发症,再手术指征一般明确;对于功能性的复发,或术后症状缓解不明显的患者,一定要先排除心理因素,再考虑进一步手术治疗。总结起来,再手术指征主要存在以下几方面。

1. 术后出现严重并发症　不可控制的出血、消化道穿孔,以及保守治疗无效的吞咽困难、补片感染或侵蚀;

2. 功能性复发　再次出现反流症状,同时测酸测压证实功能性复发,不能耐受药物治疗;

3. 术后复查发现ⅠA、ⅠB、Ⅱ型解剖学复发合并功能性复发,如折叠圈松脱、滑脱等;

4. 解剖学复发　Ⅲ型以上的解剖学复发,或出现脏器或肠管嵌顿等。

（二）再手术原则

1. 按照病因处理并发症　妥善止血、修补穿孔、取出补片等;

2. 功能性复发　重做折叠或进一步折叠(如 Dor 改为 Toupet 或 Nissen, Toupet 改为 Nissen 等);

3. 解剖性复发　恢复食管裂孔解剖、放置合成防粘连补片并妥善固定;

4. 在有经验的中心进行再手术。

（三）再手术前的评估

再手术之前,除了按照前一节的关键评估指标进行评估以外,还需要常规评估患者的手术耐受能力,比如心肺肝肾功能,结合病情,综合评估以选择急诊/择期、经胸/经腹、开放/腹腔镜手术等。

（四）再手术操作指引

往往因为前次手术粘连、补片使用、折叠等情况,让再手术难度大为提高,除了对解剖的把握以外,还需要明确几个关键解剖。

1. 明确食管位置　食管没有浆膜面,在粘连严重的情况下,比较容易被分破甚至切断。在分离前或术中有疑问时,可申请术中胃镜,通过镜头的光亮来辨别食管的位置。同时可以了解食管肌层有无损伤,甚至是有无穿孔的存在。

2. 明确折叠位置　再手术中,折叠圈的位置有时难以辨别。有可能滑入膈肌上方,有可能完全松脱,也有可能滑至胃体部位。一般通过前次折叠使用的不可吸收线、术中胃镜可以找到。

3. 明确补片位置　如果前次手术使用了合成防粘连补片,一般都可以找到,一般位于食管的后方。有些产生感染的情况,往往粘连成团、包裹;如果产生侵蚀,补片有可能完全进入食管。但对于补片的处理,除了感染、侵蚀或影响本次补片摆放的情况下,一般不完整取出,可以重新在原补片的基础上使用新补片,或去除部分补片摆放新补片。对于与重要结构粘连长入的情况,一般不强求强行分离。

二、补片感染或侵蚀

发生率小于1%,由合成补片距离食管过近、补片不牢靠或卷曲造成。术后较长一段时间后,补片与器官粘连,并逐渐侵入食管或胃,导致局部炎症包裹、感染。通过MR、胃镜可确诊。如果发生补片感染或侵蚀,后果往往非常严重,需要再手术取出补片,甚至进行食管的部分切除等。

第三节　关键指标

与消化道肿瘤的随访一样,抗反流手术后随访时间多采用先紧后松的策略,如术后3个月、6个月、1年、3年、5年等。一般通过以下几个方面进行疗效评估,包括GERD症状评分、生活质量评分、PPI用量、食管测压、pH值监测、内镜检查等。GERD症状评分下降、生活质量评分提高、PPI停用或较术前减量、pH值监测观察食管酸暴露时间较术前降低、内镜发现食管炎改善,提示治疗效果较好。LES是抗反流屏障中的重要组成部分,食管测压评估LES压力是否提高为疗效提供客观评价指标。

胃镜、上消化道造影、腹部CT、食管高分辨率压力测定、pH值阻抗测定也是比较重要的疗效评估、随访手段。评估之前一般需要停用抑制胃酸分泌的药物1~2周。

除了以上依靠仪器的评估,对于有些症状持续的患者,还需要进行反流严重情况、心理状态的评估,以全面、准确了解患者生理和心理状态。评估是否需要再手术治疗、药物治疗或心理治疗等。

一、症状评估

GerdQ量表是症状调查问卷中最为常用的,该量表以自我评估的方式对GERD进行诊断,要求患者反映就诊前1周内出现的症状。仅对症状的频度进行分级评分,使用GerdQ量表诊断GERD的准确性与胃肠专科医师类似,且能评估疾病对患者生活的相关影响,有助于衡量手术治疗效果、选择下一步治疗等。

二、术后生理状态评估

(一) 胃镜

胃镜检查主要是为了明确控制胃酸反流术后食管黏膜损伤修复的程度、胃底折叠术后胃食管阀瓣的状态,以及是否有食管狭窄、裂孔疝的存在等,并与术前情况进行对比。

(二)上消化道造影

上消化道造影可以实时、动态了解术后食管和胃排空情况,有无存在折叠部位狭窄、胃肠动力障碍,有无胃酸反流复发,还可以直接观察折叠瓣和 EGJ 的情况,有无松脱、滑入胸腔、扭转等。

(三)胸腹部 CT

胸腹部 CT 可以了解食管裂孔缝合后的大小、有无复发及复发后裂孔缺损内疝入的器官或组织,有助于食管裂孔疝术后复发的分型。CTA 成像还可以了解有无胃肠扭转等。

(四)食管高分辨率测压

食管高分辨率测压可了解术后食管的动力、食管下端括约肌功能,并与术前结果进行对比。如需再手术,可为再次胃底折叠方式的选择提供依据。

(五)24 小时 pH 值阻抗

24 小时 pH 值阻抗可了解术后食管内 24 小时的 pH 值情况及反流的缓解程度,如仍然存在反流症状,可为再手术的选择提供依据。

三、术后心理状态评估

精神心理疾病(如焦虑、抑郁等)可具有某些 GERD 症状表现,或加重原有 GERD 症状并导致 PPI、手术等疗效不佳,并形成恶性循环。对痛苦程度高、睡眠和工作能力明显受损、PPI 治疗效果不佳,而 GERD 相关检查阴性的患者,应筛查精神心理疾病并及时进行相应干预。

对于症状重、生活质量和工作能力明显下降的难治性 GERD 患者,若证实存在内脏高敏感或精神心理疾病,可使用神经调节剂进行治疗(如氟哌噻吨美利曲辛、三环类抗抑郁药或 5- 羟色胺再摄取抑制剂等),必要时与精神心理专科联合诊治。

(周太成 江志鹏 李英儒 陈 双)

[1] 2020 年中国胃食管反流病内镜治疗专家共识 [J]. 中华消化内镜杂志, 2021, 38 (1): 1-12.
[2] AYE R W, REHSE D, BLITZ M, et al. The Hill antireflux repair at 5 institutions over 25 years [J]. Am J Surg, 2011, 201 (5): 599-604.
[3] SCHIETROMA M, COLOZZI S, ROMANO L, et al. Short-and long-term results after laparoscopic floppy Nissen fundoplication in elderly versus non-elderly patients [J]. J Minim Access Surg, 2020,

16 (3): 256-263.

［4］汪忠镐, 吴继敏, 胡志伟, 等. 中国胃食管反流病多学科诊疗共识 [J]. 中华胃食管反流病电子杂志, 2020, 7 (1): 1-28.

［5］GOCKEL I, RABE S M, NIEBISCH S. Before and after Esophageal Surgery: Which Information Is Needed from the Functional Laboratory？[J]. Visc Med, 2018, 34 (2): 116-121.

图书在版编目（CIP）数据

食管裂孔疝和胃食管反流病外科治疗 / 陈双主编
. —北京：人民卫生出版社，2023.8
ISBN 978-7-117-35208-6

I. ①食… II. ①陈… III. ①食管裂孔疝 －诊疗②胃
疾病 －诊疗 IV. ①R573

中国国家版本馆 CIP 数据核字（2023）第 160499 号

| 人卫智网 | www.ipmph.com | 医学教育、学术、考试、健康，购书智慧智能综合服务平台 |
| 人卫官网 | www.pmph.com | 人卫官方资讯发布平台 |

食管裂孔疝和胃食管反流病外科治疗
Shiguan Liekongshan he Wei-Shiguan Fanliubing Waike Zhiliao

主　　编：陈　双
出版发行：人民卫生出版社（中继线 010-59780011）
地　　址：北京市朝阳区潘家园南里 19 号
邮　　编：100021
E - mail：pmph @ pmph.com
购书热线：010-59787592　010-59787584　010-65264830
印　　刷：天津善印科技有限公司
经　　销：新华书店
开　　本：889×1194　1/16　印张：17
字　　数：404 千字
版　　次：2023 年 8 月第 1 版
印　　次：2023 年 10 月第 1 次印刷
标准书号：ISBN 978-7-117-35208-6
定　　价：198.00 元

打击盗版举报电话：**010-59787491**　**E-mail：WQ @ pmph.com**
质量问题联系电话：**010-59787234**　**E-mail：zhiliang @ pmph.com**
数字融合服务电话：**4001118166**　**E-mail：zengzhi @ pmph.com**